Thieme

Hepatitis B

Infektion – Therapie – Prophylaxe

Herausgegeben von
Tobias Heintges
Dieter Häussinger

Mit Beiträgen von
W. O. Böcher
A. Erhardt
A. Funk
D. Häussinger
T. Heintges
C. Niederau
M. Oette
M. Roggendorf
R. S. Ross
A. Sagir
H. Sirma
A. Tannapfel
H. Will

39 Abbildungen
20 Tabellen

Georg Thieme Verlag
Stuttgart · New York

Bibliographische Information -
Der Deutschen Nationalbibliothek

Die Deutsche Nationalbibliothek verzeichnet diese Publikation in der Deutschen Nationalbibliographie; detaillierte bibliographische Daten sind im Internet über http://dnb.ddb.de abrufbar

Wichtiger Hinweis: Wie jede Wissenschaft ist die Medizin ständigen Entwicklungen unterworfen. Forschung und klinische Erfahrung erweitern unsere Erkenntnisse, insbesondere was Behandlung und medikamentöse Therapie anbelangt. Soweit in diesem Werk eine Dosierung oder eine Applikation erwähnt wird, darf der Leser zwar darauf vertrauen, dass Autoren, Herausgeber und Verlag große Sorgfalt darauf verwandt haben, dass diese Angabe **dem Wissensstand bei Fertigstellung des Werkes entspricht**.
Für Angaben über Dosierungsanweisungen und Applikationsformen kann vom Verlag jedoch keine Gewähr übernommen werden. **Jeder Benutzer ist angehalten**, durch sorgfältige Prüfung der Beipackzettel der verwendeten Präparate und gegebenenfalls nach Konsultation eines Spezialisten festzustellen, ob die dort gegebene Empfehlung für Dosierungen oder die Beachtung von Kontraindikationen gegenüber der Angabe in diesem Buch abweicht. Eine solche Prüfung ist besonders wichtig bei selten verwendeten Präparaten oder solchen, die neu auf den Markt gebracht worden sind. **Jede Dosierung oder Applikation erfolgt auf eigene Gefahr des Benutzers**. Autoren und Verlag appellieren an jeden Benutzer, ihm etwa auffallende Ungenauigkeiten dem Verlag mitzuteilen.

Rüdigerstraße 14
D-70469 Stuttgart
Telefon: + 49/0711/8931 – 0
Unsere Homepage: http://www.thieme.de

Printed in Germany

Zeichnungen: Heike Hübner, Berlin
Umschlaggestaltung: Thieme Verlagsgruppe
Umschlaggrafik: Martina Berge, Erbach
Satz: Druckerei Sommer, Feuchtwangen
gesetzt in: 3B2, Vers. 7.51f/W
Druck: Druckhaus Götz, Ludwigsburg

ISBN 3-13-142021-9 1 2 3 4 5 6
ISBN 978-3-13-142021-3

Vorwort

Die Hepatitis B ist mit 300 bis 420 Millionen chronischen Trägern eine der wichtigsten Infektionskrankheiten weltweit. Leberzirrhose und Leberzellkarzinom als Folgen einer Infektion sind nicht nur in Endemiegebieten, sondern auch in Deutschland häufig und tragen zu erheblichen Kosten für das Gesundheitswesen bei. Obwohl schon seit vielen Jahren Gegenstand intensiver Forschung sind die Replikation des Virus und der molekulare Mechanismus der Karzinogenese nicht vollständig verstanden. Eine Reihe serologischer Parameter steht zur Verfügung, um die Prognose der Infektion und das Risiko der Entstehung von Spätschäden abzuschätzen. Neue Entwicklungen durch die Bestimmung der HBV-Genotypen und ihre Relevanz für die Therapie haben erhebliche Bedeutung erlangt. Die Entscheidung für die Einleitung einer Therapie und die Auswahl der optimalen Substanz sind durch die bereits erfolgte Zulassung verschiedener Medikamente und die auch in naher Zukunft zu erwartende Zulassung von weiteren Substanzen auf der einen Seite immer Erfolg versprechender, auf der anderen Seite aber auch immer schwieriger geworden. So stehen neben Alpha-Interferon mehrere Nukleos(t)idanaloga zur Verfügung, die teilweise auch als Kombinationstherapien miteinander gegeben werden können. Auch Koinfektionen mit anderen Viren, wie z. B. Hepatitis-C-Virus, Hepatitis-D-Virus und HIV erfordern jeweils ein anderes Vorgehen mit unterschiedlicher Prognose für den Patienten. Das vorliegende Buch versucht in für die Praxis relevanter Weise eine Hilfestellung für diese Situationen zu geben.

Düsseldorf, im Juni 2006

Priv.-Doz. Dr. Tobias Heintges
Prof. Dr. Dieter Häussinger

Anschriften

Priv.-Doz. Dr. med. Wulf O. Böcher
1. Medizinische Klinik u. Poliklinik
Klinikum der Johannes-Gutenberg-Universität
Langenbeckstr. 1
55131 Mainz

Priv.-Doz. Dr. med. Andreas Erhardt
Klinik für Gastroenterologie,
Hepatologie und Infektiologie
Universitätsklinikum Düsseldorf
Moorenstr. 5
40225 Düsseldorf

Dr. rer. nat. Anneke Funk
Heinrich-Pette-Institut
für Experimentelle Virologie und Immunologie
Martinistr. 52
20251 Hamburg

Prof. Dr. med. Dieter Häussinger
Klinik für Gastroenterologie,
Hepatologie und Infektiologie
Universitätsklinikum Düsseldorf
Moorenstr. 5
40225 Düsseldorf

Priv.-Doz. Dr. med. Tobias Heintges
Klinik für Gastroenterologie,
Hepatologie und Infektiologie
Universitätsklinikum Düsseldorf
Moorenstr. 5
40225 Düsseldorf

Priv.-Doz. Dr. med. Tobias Heintges (seit 1.6.2006)
Medizinische Klinik II
Lukaskrankenhaus GmbH
Preussenstr. 84
41464 Neuss

Prof. Dr. med. Claus Niederau
Katholische Kliniken Oberhausen gGmbH
St. Josef-Hospital
Klinik für Innere Medizin
Mülheimer Str. 83
46045 Oberhausen

Dr. med. Mark Oette
Klinik für Gastroenterologie,
Hepatologie und Infektiologie
Universitätsklinikum Düsseldorf
Moorenstr. 2
40225 Düsseldorf

Prof. Dr. med. Michael Roggendorf
Institut für Virologie
Universitätsklinikum Essen
Hufelandstr. 55
45122 Essen

Priv.-Doz. Dr. med. R. Stefan Ross
Institut für Virologie
Universitätsklinikum Essen
Hufelandstr. 55
45122 Essen

Dr. med. Abdurrahman Sagir
Klinik für Gastroenterologie,
Hepatologie und Infektiologie
Universitätsklinikum Düsseldorf
Moorenstr. 2
40225 Düsseldorf

Priv.-Doz. Dr. med. Hüseyin Sirma
Heinrich-Pette-Institut
für Experimentelle Virologie und Immunologie
Martinistr. 52
20251 Hamburg

Prof. Dr. med. Andrea Tannapfel
Institut für Pathologie
Ruhr-Universität Bochum
Bürkle-de-la-Camp-Platz 1
44789 Bochum

Prof. Dr. rer. nat. Hans Will
Heinrich-Pette-Institut
für Experimentelle Virologie und Immunologie
Martinistr. 52
20251 Hamburg

Inhaltsverzeichnis

1 Molekulare Virologie von Hepatitis-B- und -D-Viren

Hüseyin Sirma, Anneke Funk und Hans Will

1.1 Historischer Hintergrund

Die erste, gut dokumentierte Beschreibung einer Hepatitis-B-Infektion datiert man auf das Jahr 1883, als von einer Gelbsuchtepidemie nach Pockenimpfungen berichtet wurde. Der Ethnologe B. S. Blumberg konnte dann im Jahre 1967 den ersten Schritt zur Identifizierung des Erregers tun. Er untersuchte im Serum verschiedener ethnischer Gruppen Polymorphismen von Plasmaproteinen und konnte bei australischen Ureinwohnern das sog. Australien-Antigen (australia antigen) nachweisen, welches zuerst irrtümlich mit Leukämie assoziiert wurde. Später jedoch wurde dieses Antigen von ihm mit einer Hepatitis in Verbindung gebracht [1]. 1968 zeigten Forscher, dass das Australien-Antigen spezifisch im Serum von Hepatitis-B-Patienten nachweisbar ist. Die Entdeckung und Charakterisierung dieses Antigens, später HBsAg (Hepatitis B surface antigen) genannt, waren bedeutende Meilensteine in der Hepatitis-B-Forschung. Sie bahnten den Weg zu intensiven Studien der Natur des infektiösen Agens und der assoziierten Krankheit, obwohl das Virus selbst zu diesem Zeitpunkt noch nicht identifiziert war. 1970 gelang es Dane dann erstmals, das infektiöse Virion (heute Dane-Partikel genannt) abzubilden [2]. Als erkannt wurde, dass Antikörper, die gegen das HBsAg gerichtet sind, neutralisierend auf das Virus wirken, wurden schon 1975 die ersten Impfstudien mit hochgereinigten, inaktivierten HBsAg-Partikeln aus Seren infizierter Patienten durchgeführt.

Mitte der 1970er-Jahre entdeckte M. Rizzetto ein bislang unbekanntes Antigen im Zellkern von HBV-infizierten Leberzellen. Dieses wurde Delta-Antigen genannt und zuerst mit dem Hepatitis-B-Virus in Verbindung gebracht. In den frühen 1980er-Jahren wurde jedoch erkannt, dass es das Protein eines neuen Virus darstellt, welches eng mit dem Hepatitis-B-Virus assoziiert ist und als Hepatitis-Delta-Virus (HDV) bezeichnet wurde [3]. Nachkommen des HDV können in Leberzellen nur dann produziert werden, wenn diese gleichzeitig mit HBV infiziert sind, da sie für ihre Ausschleusung aus den Hepatozyten die Hüllproteine von HBV benötigen.

1.2 Epidemiologie

Die Virusinfektion durch Hepatitis B stellt nach wie vor ein globales Gesundheitsproblem dar. Weltweit sind mehr als 2 Milliarden Menschen mit HBV infiziert; von diesen sind etwa 350 Millionen chronische Träger des Virus. Die Zahl der chronisch infizierten Patienten steigt trotz der Möglichkeit einer effizienten Impfung jährlich. Dies hat zur Folge, dass ungefähr eine Million Menschen im Jahr an einer mit der chronischen Hepatitis B assoziierten Leberkrebserkrankung sterben. Hepatitis B stellt auch heute noch die dritthäufigste meldepflichtige Krankheit nach Geschlechtskrankheiten wie Gonorrhö und Windpocken dar [4].

Das Hepatitis-B-Virus (HBV) wird vor allem durch Blut, Blutprodukte und Sexualverkehr übertragen und ist 50- bis 100fach infektiöser als HIV (humanes Immundefizienzvirus). In endemischen Gebieten wie Ostasien und Afrika erfolgt die Übertragung meist perinatal von der Mutter auf das Kind und führt so in über 90 % der Fälle zu einer chronisch persistierenden Infektion. Hier sind je nach Region 20 bis 80 % der Bevölkerung mit HBV infiziert. Im Gegensatz dazu wird das Virus in den Industrieländern vorwiegend durch Sexualkontakte und intravenösen Drogenmissbrauch übertragen. Die Infektion kommt nur sporadisch vor, hier sind etwa 0,5 % bis 1 % der Bevölkerung chronisch infiziert. Neuinfektionen können in diesen Ländern durch prophylaktische Immunisierung effizient verhindert werden, bei ca. 5 % versagt die Impfung jedoch. Besonders die relativ hohen Kosten behindern die systematische Einführung der Impfung in den Ländern der Dritten Welt mit der höchsten Durchseuchung [4].

1.3 Immunpathogenese

Das Virus repliziert in seinen Wirtszellen, vorwiegend Hepatozyten, und führt im Normalfall zu keiner Zellschädigung. Die hepatozellulären Verletzungen beginnen vielmehr nach der Antigen-Erkennung der infizierten Zellen durch HBV-spezifische, zytotoxische T-Lymphozyten, was zum Absterben der infizierten Zellen führen kann [5–7]. Diese T-Zellen können dann inflammatorische Zellen wie z. B. Makrophagen und Neutrophile rekrutieren, deren Aktivität zur Bildung nekroinflammatorischer Herde in der Leber und zu einer Erhöhung der Aminotransferasen im Serum Infizierter führt (Näheres in Kap. 3).

Kurz gefasst: Bereits 1883 wurden die ersten Hepatitis-B-Infektionen beschrieben. Weltweit sind mehr als 2 Milliarden Menschen infiziert und mehr als eine Million Menschen sterben jährlich an den Folgen dieser Infektion.

1.4 Hepadnaviren und Deltaviren

Das humane Hepatitis-B-Virus ist der Prototyp einer ganzen Virusgruppe, den sog. Hepadnaviren (*Hepa*titis-*DNA*-Viren). Neben dem humanen Virus wurden auch natürlich vorkommende HBV-ähnliche Viren in verschiedenen Primaten, Nagetier- und Vogelspezies entdeckt. Aufgrund ähnlicher biologischer und pathogener Eigenschaften bilden diese Viren die Familie der so genannten *Hepadnaviridae*. Das Vorkommen des Virus in verschiedenen Spezies deutet auf eine weite Verbreitung des Virus in phylogenetisch wenig verwandten Organismen hin. Zu den Wirten, bei denen natürlich vorkommende HBV-Infektionen gefunden wurden, zählen u. a. Schimpansen, Waldmurmeltiere und Enten [40 und Zitate darin]. Im Gegensatz dazu gehört das assoziierte Hepatitis-D-Virus als einziges Mitglied zur Gruppe der Deltaviren. In Tieren wurde bisher kein verwandtes Virus gefunden.

Hepadnaviren sind gekennzeichnet durch:

- einen ausgeprägten Lebertropismus (Hepatotropismus),
- ein enges Wirtsspektrum,
- die Fähigkeit, eine chronisch-persistierende Infektion hervorzurufen,
- eine sehr ähnliche Replikationsstrategie mit reverser Transkription eines RNA-Intermediates,
- einen ähnlichen Genomaufbau und ähnliche Genorganisation [8].

1.5 Aufbau viraler Partikel

Im Serum HBV-infizierter Patienten findet man in der Regel drei verschiedene Formen viraler Partikel: die infektiösen Viruspartikel (Virionen, Dane-Partikel) mit ca. 42 nm Durchmesser sowie kugelförmige und filamentöse Partikel unterschiedlicher Länge und einem Durchmesser von ca. 20 nm (Abb. 1.**1 a**: schematische Darstellung, Abb. 1.**1 b**: elektronenmikroskopische Aufnahmen). Die sphärischen Partikel und Filamente werden auch subvirale Partikel (SVP) genannt, da sie weder ein Nukleokapsid noch ein virales Genom enthalten und deshalb auch nicht infektiös sind. Die SVPs entsprechen Lipidpartikeln mit in die Membran eingelagerten viralen Oberflächenproteinen. Im Serum von infizierten Patienten kommen in der Regel auf ein infektiöses Virion 1000 bis 10 000 SVP.

Im Inneren der kompletten Virionen befindet sich ein ikosaedrisches Nukleokapsid, das ca. 25 nm Durchmesser hat und bei der Mehrzahl der Core-Partikel aus 240 Einheiten des HBcAg (Core-Protein) besteht. Das Kapsid enthält das partiell doppelsträngige, zirkuläre DNA-Genom und die daran gebundene virale Polymerase. Das Genom der infektiösen Partikel hat einen sehr ungewöhnlichen Aufbau (Abb. 1.**2**). Der so genannte DNA-Minusstrang des Genoms ist ca. 3200 Basenpaare lang. An einem Ende trägt er ein kovalent gebundenes virales Protein (die Polymerase), das verschiedene Funktionen bei der Vermehrung des Genoms hat. Der komplementäre DNS-Plusstrang ist mit 40 – 85 % der Gesamtlänge des DNA-Genoms kürzer als der DNA-Minusstrang. Wegen der kleinen Genomgröße ist die virale Genorganisation überaus kom-

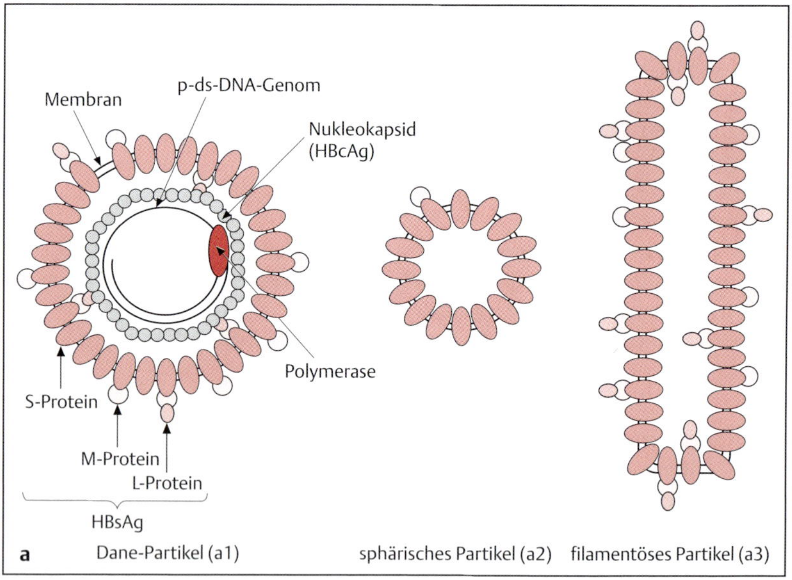

Abb. 1.**1** Schematische (**a**) und elektronenmikroskopische (**b**) Darstellung der unterschiedlichen HBV-Partikelentitäten. p-ds-DNA-Genom, partiell doppelsträngiges DNA-Genom. (Elektronenmikroskopische Aufnahmen mit frdl. Erlaubnis von S. Urban und S. Seitz, Universität Heidelberg.)

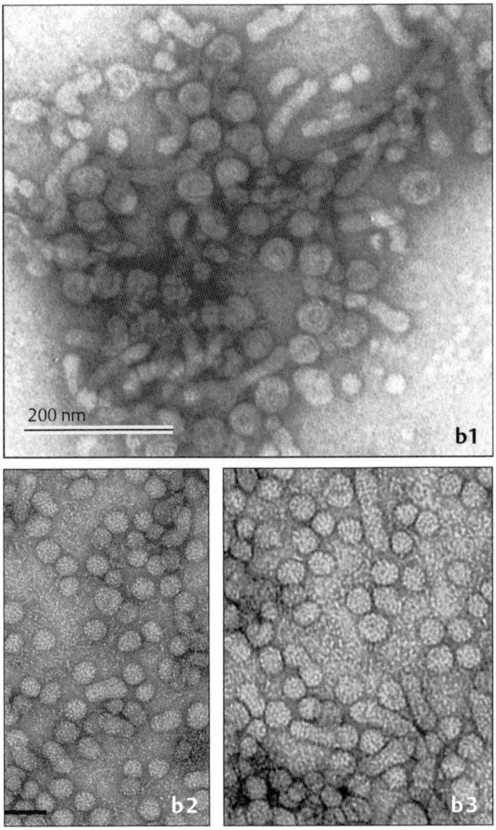

Abb. 1.**1 b** (Fortsetzung)

pakt; alle Nukleotide besitzen eine kodierende Funktion in mindestens einem der vier offenen Leserahmen (open reading frame, ORF, Gen); die regulatorischen Sequenzen wie z. B. Promotoren und Enhancer überlappen damit auch zwangsweise mit kodierenden Regionen. Einer der vier Leserahmen kodiert für die drei verschiedenen, miteinander verwandten Formen des Oberflächenproteins (HBsAg), der zweite sowohl für das Kapsidprotein (HBcAg, core) als auch für das sezernierte Protein HBeAg (e-Antigen). Der dritte Leserahmen kodiert für die virale Polymerase und der vierte für das regulatorische X-Protein, dem kokarzinogene Eigenschaften zugeschrieben werden.

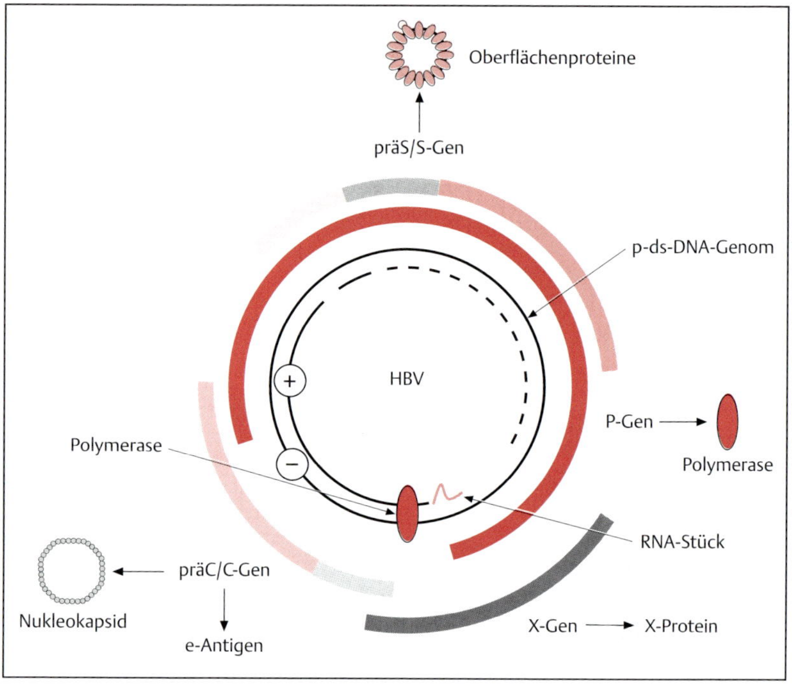

Abb. 1.**2** Schematische Darstellung des HBV-Genoms mit den offenen Leserahmen und den von ihnen kodierten Proteinen/Strukturen.

Die Partikel des Hepatitis-D-Virus (Hepatitis-Delta-Virus) haben einen Durchmesser von 34–36 nm und sind kugelförmig. Das Virus besitzt ein RNA-Genom, das von ca. 70 Kopien des virusspezifischen Nukleokapsidproteins (Hepatitis-Delta-Antigen, HDAg) umgeben ist. Dieses Nukleokapsid wird von einer Lipidmembran umhüllt, welche die Oberflächenproteine des HBV enthält. HBV führt durch die Bereitstellung dieser Proteine eine Helferfunktion für das HDV aus [9]. Es gibt Indizien dafür, dass die Koinfektion mit HBV und HDV das Auftreten einer fulminanten oder chronisch-aktiven Hepatitis fördert (siehe Kap. 6).

1.5.1 Virale Proteine

Hüllproteine

In die Hülle der Hepadnaviren sind verschiedene virale Oberflächenproteine eingelagert, bei HBV sind dies das sog. kleine S-Protein, das mittlere M-Protein (auch PräS2-Protein genannt; kann bei Mutanten fehlen) und das große L-Protein (auch PräS1-Protein genannt). Diese sind aufgrund ihres relativ komplexen Aufbaus und ihrer Topologie verglichen mit den Hüllproteinen anderer Viren einzigartig. Sie sind mithilfe von mehreren Transmembrandomänen in der Virushülle verankert und mit Zuckerresten modifiziert. Alle drei Hüllproteine sind koterminal am Carboxyterminus; L und M sind jedoch gegenüber S aminoterminal verlängert. Die Synthese der 3 viralen Hüllproteine von einem durchgehenden ORF ist nur möglich, weil 2 Promotoren für die Transkription von geeigneten mRNA mit 5′-Enden vor den entsprechenden Translationsstartstellen sorgen. Die Oberflächenproteine L und S sind für die Bildung und Infektiosität von Nachkommensviren essenziell, das M-Protein dagegen nicht.

Die viralen Oberflächenproteine des HDV werden nicht vom Virus selbst kodiert oder hergestellt, sondern stammen von dem Hepatitis-B-Virus.

Nukleokapsid

Das Nukleokapsid formiert sich durch sog. Self-Assembly eines einzigen Proteins mit einem Molekulargewicht von 22 kDa, dem viralen Core-Protein (HBc oder HBcAg). Es wird durch eine oder mehrere zelluläre Kinasen an verschiedenen Serinresten phosphoryliert (Abb. 1.**3**). Ort und Zeitpunkt der Phosphorylierung beeinflussen wahrscheinlich den intrazellulären Transport des Kapsids und dessen Desintegration während der Virusaufnahme. Sie bestimmen vermutlich auch mit über die Verpackung des RNA-Prägenoms in das Kapsid während der Kapsidassemblierung zum Zeitpunkt der Bildung neuer Virionen. Über die Core-Phosphorylierung werden Mehrschrittprozesse wie Synthese der viralen DNA im Kapsid, der nukleäre „Re-Infektionszyklus“, die Umhüllung bzw. Desintegration der Kapside zeitlich und räumlich koordiniert und kontrolliert. Am carboxyterminalen Ende des Core-Proteins befindet sich eine Region mit basischen Aminosäuren, die mit dem viralen RNA-Prägenom interagiert. Außerdem enthält es ein NLS (nuclear localization signal, nukleäres Lokalisationssignal) und ein nukleäres Exportsignal. Die Core-Proteine haben die autonome Fähigkeit, sich in infizierten Zellen konzentrationsabhängig zu

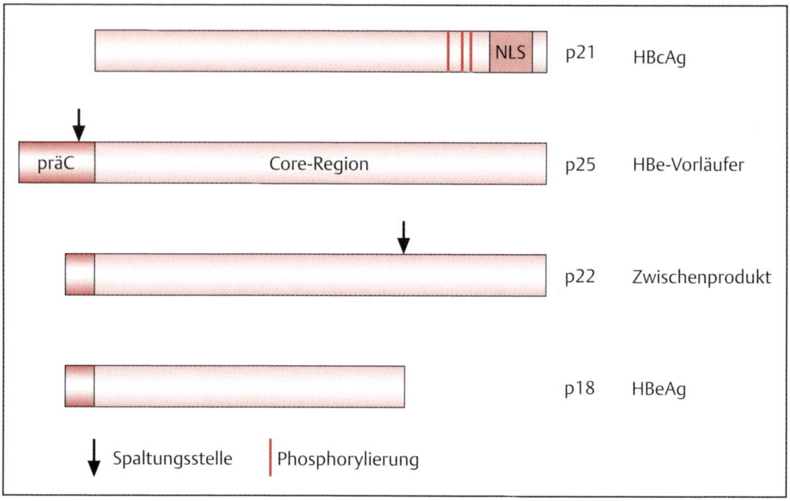

Abb. 1.**3** Schematische Darstellung des HBcAg und der verwandten Proteine. Spaltungs- und Phosphorylierungsstellen von HBcAg sind durch Pfeile bzw. Balken dargestellt.

partikulären Strukturen zusammenzulagern, die unter Vermittlung der viralen Polymerase und des sog. Epsilon-Signals auf der prägenomischen RNA das RNA-Prägenom verpacken.

Das HDV besitzt zwei Nukleokapsidproteine von 24 und 27 kDa Größe, HDAg-S und HDAg-L genannt. Dies sind die einzigen Genprodukte des Virus. Im Gegensatz zu den Oberflächenproteinen des HBV besitzen sie einen gemeinsamen Aminoterminus, aber einen unterschiedlichen Carboxyterminus. HDAg-S wird bei der HDV-Replikation benötigt, während HDAg-L die Replikation unterdrückt und für die Bildung von Nachkommensviren verantwortlich ist.

HBV-Polymerase

Die virale Polymerase ist ein multifunktionelles Protein mit einem Molekulargewicht von ca. 90 kDa. Es enthält folgende Domänen, welche homolog zu denen anderer bekannter Proteine sind: terminales Protein, Spacer, reverse Transkriptase (RT) und eine RNaseH-Domäne [10]. Das Protein besitzt eine reverse Transkriptase-Aktivität, die während der Replikation für die Synthese des

DNA-Minusstranges mit dem RNA-Prägenom als Substrat zuständig ist [11]. Dabei verdaut die RNaseH-Domäne selektiv RNA aus einem DNA-RNA-Hybridmolekül. Die DNA-abhängige DNA-Polymerase-Aktivität des Proteins synthetisiert dann den inkompletten DNA-Plusstrang des viralen Genoms. Die RT-Domäne von HBV zeigt starke Ähnlichkeit mit der HIV-Polymerase und hat die Form einer „rechten Hand" mit Fingern, Daumen und Handinnenfläche [10, 12]. Die Primärstruktur der palmaren Subdomäne aller bisher bekannten Polymerasen ist stark konserviert. Die zwei konservierten Asparaginsäurereste im sog. YMDD-Motiv (YMDD = Aminosäureabfolge Tyrosin, Methionin, Asparaginsäure, Asparaginsäure) sind Teil einer konservierten Struktur und bilden zusammen mit den beiden Asparaginsäureresten der eng benachbarten A-Domäne das aktive Zentrum des Enzyms. Mutationen in diesem Sequenzmotiv alleine und in anderen Regionen der RT-Domäne führen zur Resistenz gegenüber dem derzeit therapeutisch eingesetzten Nukleosidanalogon Lamivudin. Lamivudin und Emtricitabin zeigen dasselbe Kreuzresistenzprofil und führen zur Selektion der Polymerase-Mutanten M204V und M204I, welche sensitiv gegenüber Adefovir sind. Adefovirbehandung andererseits führt zur Selektion der Polymerasemutanten A181V und N236T, welche weiterhin empfindlich sind für Lamivudin [13]. Die erwähnten Mutationen führen dazu, dass das Nukleosidanalogon nicht mehr von der viralen Polymerase gebunden wird oder die Priming-Reaktion der Polymerase nicht mehr gestört wird. Folglich kann virale DNA-Synthese auch in Gegenwart der antiviralen Substanz fortschreiten und das mutierte Virus seine Genome replizieren. Allerdings ist die Replikationskompetenz der Mehrzahl der Virusmutanten mit verändertem YMDD-Motiv gegenüber der des Wildtypvirus *in vitro* vermindert [14]. Diese verminderte Effizienz ist wahrscheinlich durch eine ineffiziente reverse Transkription der prägenomischen RNA bedingt.

Das HDV nutzt für seine Replikation keine eigene Polymerase, sondern die RNA-Polymerase II der Wirtszelle.

Präcore-/Coreprotein

Zusätzlich zu den angeführten Proteinen wird von den infizierten Zellen das virale e-Antigen (HBeAg) gebildet und sekretiert (Abb. 1.**3**). Die biologische Funktion dieses Nicht-Strukturproteins ist bis heute nicht genau bekannt. Im Tiermodell wurde gezeigt, dass es für die virale Replikation zwar entbehrlich, aber für eine erfolgreiche natürliche Infektion *in vivo* benötigt wird. Es spricht viel dafür, dass das Protein eine immunmodulatorische Rolle spielt und so zur Entstehung und Erhaltung einer chronischen Infektion beiträgt [15]. Es wird schon vor der Geburt vom Blutstrom der infizierten Mutter durch die Plazenta auf das Kind übertragen, dies trägt wahrscheinlich zu der Ausbildung einer pränatalen Immuntoleranz bei. Kinder HBeAg-negativer, HBsAg-positiver Mütter entwickeln häufiger eine akute Hepatitis und weniger wahrscheinlich eine chronische [16]. Kodiert wird das HBeAg von dem präC/C-Gen, das auch für das HBcAg kodiert. Die Konservierung dieser Region könnte also eine virale Strategie darstellen, um eine Persistenz nach vertikaler Transmission zu induzieren. Die präC-Region des Gens kodiert für eine hydrophobe Signalsequenz, die das HBe-Vorläuferprotein (Präcore-Protein genannt) zu dem endoplasmatischen Retikulum dirigiert. Dort wird ein Teil der Signalsequenz des Proteins abgespalten. Nach weiteren proteolytischen Schnitten am carboxyterminalen Ende dieses Vorläuferproteins während des Sekretionsvorgangs entsteht das reife HBeAg, das im Blut Infizierter häufig nachweisbar ist.

X-Protein

Die Funktion des stark konservierten X-Proteins ist nur ansatzweise verstanden [17]. Es spielt möglicherweise als viraler Kofaktor bei der HBV-assoziierten Karzinogenese eine Rolle. Phylogenetisch ist der X-ORF viel jünger als das übrige virale Genom und seine Kodonverwendung ähnelt dem der Eukaryoten. Es war sehr lange Zeit nicht möglich, das X-Protein im natürlichen Verlauf einer HBV-Infektion direkt nachzuweisen. Die häufige Präsenz von Antikörpern gegen dieses Protein in Seren Infizierter sowie die heutzutage verfügbaren sensitiven histologischen und Immunblot-Nachweissysteme einschließlich guter monoklonaler Antikörper lassen keinen Zweifel mehr an der Expression dieses Proteins zu bestimmten Phasen einer HBV-Infektion. Obwohl die Primärsequenz des X-Proteins keinen Anhaltspunkt auf seine mögliche Funktion bietet, wurden aufgrund der analogen Lage von Genen mit transaktivierenden Eigenschaften bei Retroviren ähnliche Funktionen sehr früh vermutet. Nachfolgend wurde die X-Protein-vermittelte Transaktivierung einer Vielzahl von zellulären und viralen Genen experimentell nachgewiesen. Während das X-Protein als Ko-Aktivator der nukleären Transkriptionsmaschinerie agieren kann, induziert es auch verschiedene zytosolische Signaltransduktionskaskaden, welche bestimmte Promotoren aktivieren. Die interessante Beobachtung, dass das X-Protein zelluläre Gene transaktiviert, welche das Zellwachstum regulieren, führte daher zu der Annahme, dass es als Kokarzinogen fungiert. Ähnliche Funktionen vermutet man für das HBV-Hüllprotein L sowie das carboxyterminal verkürzte M-Protein, die beide transkriptionsaktivierende Eigenschaften haben [4, 6, 17].

1.6 Viraler Lebenszyklus

1.6.1 Aufnahme in die Hepatozyten

Während die späten Phasen des hepadnaviralen Lebenszyklus zum Teil recht detailliert verstanden sind, bleiben die frühen Schritte der HBV-Infektion weitgehend unverstanden [18]. So warten z. B. die Determinanten der Spezies- und Leberspezifität sowie die damit eng verknüpfte Natur des Rezeptors/der Rezeptoren weiterhin auf ihre molekulare Aufklärung. Die Aufklärung der molekularen Vorgänge während der initialen Interaktion zwischen Virus und Hepatozyten ist wegen des Fehlens einer infizierbaren Zelllinie bis vor kurzem und der geringen Virusmenge, die mit den Hepatozyten interagiert, eine wissenschaftliche Herausforderung. Trotz dieser Beschränkungen gelang es durch die Verwendung primärer Hepatozytenkulturen und Modellsysteme verschiedene zelluläre Proteine zu identifizieren, die als Rezeptorenkandidaten des humanen Virus gelten.

Der Lebenszyklus des HBV beginnt mit der Bindung des Virus an seinen Rezeptor an der Oberfläche der Hepatozyten (Abb. 1.**4**). Diese Hepatozyten-spezifische Bindung wird über das große virale Oberflächenprotein L vermittelt, das an bis heute unbekannte, zelluläre Rezeptormoleküle auf der Zelloberfläche bindet. Experimentelle Evidenzen liegen dafür vor, dass auch die Wirtsspezifität der Hepatitis-B-Viren insbesondere durch die Interaktion der preS-Region des L-Proteins mit zellulären Faktoren vermittelt wird. Für HBV und verwandte Primatenviren konnten die L-Protein-abhängige Bindung an Hepatozyten und deren Aufnahme gezeigt sowie die daran beteiligten PreS-Domänen eingegrenzt werden [19]. Die aminoterminale Myristylierung des L-Proteins scheint hierbei eine besondere Rolle zu spielen, da sie auch für die Infektiosität notwendig ist [20]. Für DHBV (duck hepatitis B virus, Enten-Hepatitis-B-Virus) konnten unabhängige Gruppen ein zelluläres Glykoprotein, gp180, als Rezeptorkandidaten isolieren, welches mit hoher Affinität an das L-Protein bindet. Keines der HBV- und DHBV-Rezeptorkandidatenproteine alleine oder in Kombination (soweit getestet) ist jedoch ausreichend, nicht-infizierbare Zelllinien oder primäre Zellen permissiv für eine produktive Infektion zu machen, obwohl diese kompetent sind, nach Transfektion Virusnachkommen zu produzieren. Die Existenz eines primären Rezeptors sowie eines oder mehrerer Korezeptoren sind mögliche Gründe für das bisherige Scheitern bei der Herstellung permissiver Zelllinien durch rekombinante Expression des Rezeptorkomplexes.

Nach Bindung des Virus an den Rezeptor folgt dessen spezifische Aufnahme in die Wirtszelle. Die Schritte nach der Rezeptorbindung sind noch we-

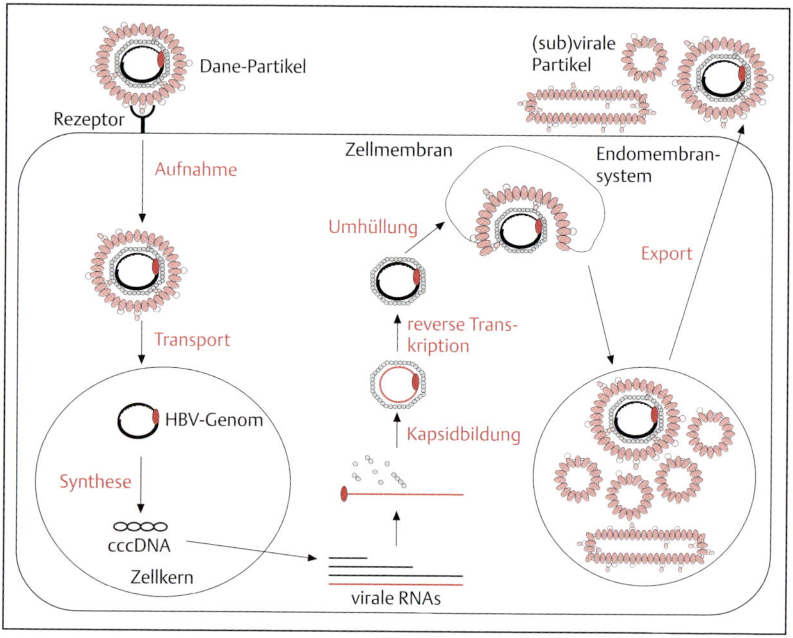

Abb. 1.**4** Schematische Darstellung des viralen Lebenszyklus.

niger gut charakterisiert als die der viralen Bindung. Es zeigte sich jedoch schon in frühen Studien, dass die Kinetik der hepadnaviralen Aufnahme ungewöhnlich ist, denn die Bindung an die Wirtszelle und die Aufnahme scheinen sehr langsam zu erfolgen. Für eine maximale Infektionseffizienz müssen die Zellkulturen bis zu 16 h inokuliert werden. Nach der Aufnahme werden die Viren und mit ihnen das virale Genom aktiv von der Zelle zum Zellkern transportiert, um eine produktive Infektion zu etablieren [8, 21, 22].

Die ersten Schritte einer HDV-Infektion laufen wahrscheinlich ähnlich denen einer HBV-Infektion ab, da diese von der viralen Hülle bestimmt wird. Auch HDV wird nach der Aufnahme über einen unbekannten Mechanismus in den Zellkern transportiert. Dort erfolgt dann die virale Replikation.

1.6.2 Replikation

Im Zellkern wird die offene Form des viralen Genoms (rcDNA, relaxed circular) durch zelluläre Enzyme in die kovalent geschlossene Form (cccDNA, covalently closed circular) überführt. Diese cccDNA wird normalerweise nicht in das Wirtsgenom eingebaut, sondern liegt in interchromosomalen Territorien des Zellkerns als virales Minichromosom mit Nukleosomen und zellulären Nicht-Histonproteinen assoziiert vor [23]. Ein geringer Teil der viralen DNA inseriert jedoch in die chromosomale DNA und ist damit nicht mehr in der Lage, Nachkommensviren zu produzieren, weil so mindestens einer der kodierenden Bereiche des Genoms unterbrochen wird. Dieser Vorgang kann durch insertionale Mutagenese zur Entartung infizierter Zellen beitragen, wenn das integrierte virale Genom wichtige regulatorische zelluläre Gene in ihrer Funktion, Lokalisation oder Expression verändert.

Nach Synthese der cccDNA erfolgt im Zellkern die Transkription des Virusgenoms durch zelluläre Polymerasen. Hierbei entstehen mehrere Klassen von Transkripten, von denen hier nur die dominanten und gut charakterisierten Spezies genannt werden. Die beiden längsten mRNA haben ihr 5′-Ende kurz vor und innerhalb der PräC-Region des Genoms und sind 3′-seitig koterminal. Von der RNA mit dem 5′-Ende innerhalb der präC-Region wird sowohl das HBcAg als auch die Polymerase translatiert. Außerdem fungiert sie zusätzlich als Matrize für die reverse Transkription des viralen Genoms in DNA und wird deshalb auch als prägenomische RNA bezeichnet. Die RNA mit 5′-Ende beginnend oberhalb der PräC-Region dient als Matrize für die Synthese des Vorläuferproteins des viralen e-Antigens (PräC); diese RNA wird nur bei Vorhandensein von Mutationen in der PräC-Region, welche die Translation verhindern, in Nukleokapside eingepackt und führt dann zur Synthese von linearen, nicht funktionellen doppelsträngigen Virusgenomen, die wegen der freien DNA-Enden vermutlich ein erhöhtes Potenzial für die Integration in Wirtschromosomen haben. Neben diesen ungespleißten Transkripten wurde eine dominierende Form und eine Vielzahl von minoren Spezies an gespleißten Transkripten beschrieben [24]. Obwohl die genaue Funktion des Spleißens der hepadnaviralen RNA nicht bekannt ist, spielt die dominierende gespleißte mRNA bei DHBV eine essentielle Rolle bei der viralen Replikation [25]. Von der am besten bei HBV charakterisierten und stark exprimierten Spleiß-mRNA wird ein Fusionsprotein exprimiert, das im Verdacht steht, von pathogenetischer Bedeutung zu sein [26].

Eine zweite ungespleißte Klasse von mRNA beginnt vor dem Leserahmen für das große Oberflächenprotein (L-Protein) und dient als Matrize für die Synthese dieses Proteins. Die dritte Klasse von mRNA, welche mengenmäßig am meisten produziert wird, hat sehr heterogene 5′-Enden, die sowohl vor dem Translationsstartkodon für das mittlere M-Protein als auch danach und damit vor dem des kleinen Oberflächenproteins (S-Protein) beginnen.

Die Identität der mRNA, von der das X-Protein translatiert wird, ist bis heute nicht entgültig geklärt. Neben den oben genannten Transkripten, von denen das X-Protein potenziell durch interne Translationsinitiation synthetisiert werden könnte, wurden auch mögliche X-mRNA mit 5′-Enden kurz vor und innerhalb der X-Protein kodierenden Region beschrieben. Wie bekannt für die zellulären mRNA werden auch die verschiedenen viralen RNA in das Zytoplasma exportiert und dort translatiert. Beim Kernexport der viralen Transkripte scheint ein spezifisches regulatorisches Sequenzelement, das so genannte PRE (posttranscriptional regulatory element), welches auf allen Transkripten vorhanden ist, eine wichtige Rolle zu spielen [27].

Die Replikation des HDV erfolgt mithilfe der zellulären RNA-Polymerase II. Diese produziert die viralen mRNA und das virale RNA-Genom. Dieses Genom wird nach seiner Herstellung noch durch verschiedene zelluläre Proteine und eine eigene Enzymfunktion verändert.

1.6.3 Virusassemblierung

Die viralen Hüllproteine werden bereits während ihrer Synthese in die intrazellulären Membransysteme des rauen endoplasmatischen Retikulums (rER) inseriert. Dort können sie entweder autonom subvirale Partikel bilden oder nach der Interaktion mit Kapsiden komplette Virionen formieren.

Im Zytosol komplexieren HBc-Proteine untereinander und bilden durch „self assembly" und Interaktion mit dem RNA-Prägenom das Nukleokapsid. Kurz bevor oder spätestens nachdem sich die prägenomische RNA im Kapsid befindet, beginnt die reverse Transkription der RNA in die virale DNA [11]. Die nun reifen Kapside interagieren mit den viralen Hüllproteinen an dem Endomembransystem und formen so komplette Virionen. Die umhüllten Viren werden dann wahrscheinlich über den konstitutiven Sekretionsweg der Zelle an die Zelloberfläche transportiert und dort freigesetzt [8]. Alternativ können die reifen Kapside auch zum Kern zurück transportiert werden und dies führt nach Freisetzen des viralen Genoms zur Vergrößerung der cccDNA-Kopienzahl. Nach einer erfolgreichen Infektion kommen dann bis zu 20 cccDNA-Moleküle pro Zellkern vor [28]. Dieser „Re-Infektionszyklus" erfolgt bevorzugt zu Beginn der Etablierung der Infektion, danach erfolgt bevorzugt die Produktion reifer Virionen. Wie am Entenvirusmodell gezeigt, werden diese Vorgänge durch die Menge des L-Proteins reguliert. Ist wie zu Beginn der Infektion wenig L-Protein in der Zelle vorhanden, so wird bevorzugt der Zellkern „re-infiziert“. Ist die Infektion etabliert und wird viel L synthetisiert, werden die Partikel bevorzugt sezerniert. Die Dysregulation dieses „Re-Infektionszyklus“ durch z. B. Mutationen im L-Protein hat zumindest im Tiermodell pathogenetische Bedeutung. Hier wurde mit einem Mutantenvirus gezeigt, dass eine aberrante Akkumulation der viralen cccDNA im Zellkern mit hepatopathologischen Veränderungen assoziiert sein kann [29].

Nach der ko-translationalen Insertion des L-Proteins in die ER-Membran kommt es bei einem Teil der Proteine zu einer Änderung der Topologie, die dazu führt, dass ungefähr die Hälfte der L-Proteine mit dem Aminoterminus zur zytosolischen Seite, die andere Hälfte zur luminalen Seite gerichtet ist. Diese duale Topologie des L-Proteins entspricht zwei sehr unterschiedlichen Funktionen im viralen Lebenszyklus: im viralen Partikel nach außen gerichtet kann es mit dem Rezeptor der Zielzelle und nach innen gerichtet mit dem Kapsid interagieren. Aufgrund der von anderen viralen Proteinen unabhängigen Knospungsaktivität der viralen Oberflächenproteine kommt es zur Bildung von SVP. Die Oberflächenproteine scheinen sich nach ihrer Synthese und Reifung in Membrandomänen zu sammeln. Wenn sie dort eine bestimmte Dichte erreicht haben, kommt es in Abwesenheit reifer Kapside zur spontanen Einstülpung der Membran und der Knospung in das ER-Lumen [8, 30, 31].

Das HDV-Partikel entsteht nach der Assoziation der genomischen RNA mit der großen und kleinen Form des Delta-Antigens. Diese Ribonukleoproteinpartikel interagieren dann am ER mit den Oberflächenproteinen des HBV und können so umhüllt und sezerniert werden.

Kurz gefasst: Die verschiedenen Schritte der Aufnahme des Virus in die Zelle, Replikation, Virusassemblierung und -ausschleusung sind umfangreich untersucht, aber in vielen Details noch nicht vollständig verstanden. Die Blockade der reversen Transkription der viralen RNA durch eine Polymerase in DNA ist das Wirkprinzip der meisten therapeutisch eingesetzten Nukleosidanaloga. Die cccDNA ist die ruhende Form der viralen DNA und liegt im Zellkern als ein therapeutisch schwer erreichbares „Minichromosom“ vor.

1.7 HBV-Varianten

Die Erbinformation der meisten Organismen ist relativ stabil. Verschiedene zelluläre Kontrollmechanismen führen dazu, dass sich über die Zeit nur wenige Mutationen ansammeln. Im Vergleich dazu verändern Viren ihr Genom sehr schnell und auch drastisch. Als Antwort auf natürliche Abwehrmechanismen des Wirts oder auf eine Therapie mit Nukleosidanaloga oder Interferon sowie bei immunsupprimierten Patienten kann dies zur Selektion dominanter Populationen verschiedener Virusvarianten führen.

1.7.1 Genotypen

Der erste Hinweis auf eine Sequenzheterogenität des HBV war die Entdeckung verschiedener antigener Determinanten des HBsAg (Tab. 1.**1**). HBV kann aufgrund unterschiedlicher Antigendeterminanten des viralen Oberflächenproteins serotypisiert werden. Es wurden ursprünglich vier verschiedene serologische Subtypen beschrieben, die sich durch einzelne Aminosäuren an bestimmten Stellen des HBsAg unterscheiden: adw, adr, ayw und ayr. Die a-Determinante ist bei allen HBsAg-Serotypen vorhanden, während sich die Determinanten d und y sowie w und r gegenseitig ausschließen. Bis heute ist unklar, ob und wie der Genotyp den Verlauf der Infektion beeinflusst.

Die Einteilung der humanen Hepatitis-B-Viren durch unterschiedliche Antigendeterminanten reflektiert jedoch die phylogenetische Verwandtschaft der Genome nicht vollständig. In neuerer Zeit werden daher HBV-Stämme durch Sequenzähnlichkeiten des Genoms kategorisiert [32]. Diese sog. Genotypen A bis H unterscheiden sich in ihrer Sequenz um bis zu 15 % der Nukleotide, während die Variation innerhalb einer Gruppe nur bis zu 4,2 % beträgt. Genotyp A ist prävalent in den USA, Mittel- und Nordeuropa sowie Südafrika, B und C im Nahen Osten, E in Afrika und F in Lateinamerika. Genotyp D ist in Europa, Afrika und Asien nachweisbar. Die geographische Verteilung der Genotypen G und H ist noch unbekannt.

Diese Genotypen gewinnen mit zunehmender Forschung und weit reichenderen Erkenntnissen an klinischer Bedeutung. Es scheint, dass der HBV-Genotyp nicht nur den Verlauf einer Infektion beeinflussen kann, sondern auch das Ansprechen auf antivirale Therapien. Verschiedene Studien weisen zum Beispiel darauf hin, dass eine Infektion mit dem Genotyp C schwerwiegendere

Tabelle 1.**1** Beziehung zwischen HBV-Genotypen und -Subtypen

Genotyp	A	B	C	D	E	F	G
Assoziierte Subtypen	adw2 (ayw1)	adw2 ayw1	adr adrq- ayr	ayw2 ayw3 ayw4	ayw4 (adw2)	adw4q	adw

Symptome einer chronischen Hepatitis verursacht als eine Infektion mit Genotyp B [33]. Auch bestimmte Mutationen in der Prä-Core-Region kommen bei bestimmten Genotypen häufiger vor als bei anderen (Genotyp B zeigt sie häufiger als Genotyp C) [34]. Bei Patienten, die mit dem Genotyp A infiziert waren, wurde außerdem eine bessere Antwort auf eine Interferon-Behandlung als bei Genotyp D oder E festgestellt [16, 35]. Lamivudin scheint dagegen nicht differenziell zu wirken [36] (s. Kapitel Therapie).

1.7.2 HBV-Varianten und Mutanten

Die Entstehung von HBV-Varianten ist wahrscheinlich auf verschiedene Mechanismen zurückzuführen, Virusreplikation ist jedoch meist die Voraussetzung. Der viralen reversen Transkriptase fehlt die Fähigkeit, falsch eingebaute Nukleotide während der Replikation zu erkennen und auszutauschen. Dasselbe gilt für ein zelluläres Enzym (die RNA-Polymerase II), das die prägenomische RNA herstellt. Da während der Replikation und Transkription immer Fehler auftreten und diese nicht korrigiert werden können, entstehen Viren, die Punktmutationen im Genom enthalten. Nimmt man eine Fehlerrate von einem Fehler pro 10^4 bis 10^5 Basen bei einem Infizierten an, der einen Titer von 10^{11} viralen Partikeln im Blut hat, von denen pro Tag 25 – 50 % ersetzt werden, so könnten bis zu 10^{10} Genome mit neuen Mutationen pro Tag entstehen. Diese theoretisch errechnete Zahl könnte sich in Wirklichkeit jedoch als viel niedriger erweisen, da die HBV-RT in der Lage ist, durch Pyrophosphorolyse schon in den DNA-Strang eingebaute Nukleotide auszutauschen.

Ein anderer Mechanismus, der Punktmutationen in das virale Genom einfügen kann, ist die Aktivität der zellulären Cytidin-Deaminase APOBEG3G [37]. Dieses Protein verändert bestimmte Basen der viralen DNA so, dass eine andere Sequenz entsteht. Die daraus meist resultierende Hyper-GA-Mutation wurde häufig für HIV-I beschrieben, selten auch für HBV-Genome aus Seren von akut und chronisch infizierten Patienten [26, 38].

Zusätzlich zu den Punktmutationen können Deletionen und Insertionen auftreten. Diese können durch Spleißen der prägenomischen RNA, nicht-homologe Rekombination linearer DNA-Genome oder Wechsel der Matrize während der reversen Transkription entstehen.

Eine bestimmte Variante kann dann entweder autonom replizieren, von einem anderen Virus komplementiert werden oder replikationsdefekt sein. Generell kommen in der Leber infizierter Patienten oft verschiedene Varianten des HBV nebeneinander vor, wobei die klinische Relevanz der wenigsten Varianten endgültig geklärt ist [39 – 41]. Die Mutationen können in jedem Bereich des viralen Genoms entstehen, wobei sich nicht jede Mutation in Form von Virusgenomvarianten in Nachkommensviren wiederfindet. So sind einzelne Bereiche vermutlich vorrangig sehr stark konserviert, weil entsprechende Mutation(en) in diesen Regionen zu defekten, nicht komplementationsfähigen Viren führen.

Die am besten untersuchten Varianten besitzen Mutationen in der präC-Region ihres Genoms, die die Bildung des HBeAg verhindern [42 – 45]. Bei Patienten, die mit diesen Varianten infiziert sind, ist kein HBeAg im Serum und den Hepatozyten nachweisbar. PräC-defektes HBV ist selten bei HBeAg-positiven Patienten mit minimalen histologischen Zeichen einer Leberentzündung und normalen ALT-Werten nachzuweisen. Im Gegensatz dazu ist es bei einem signifikanten Anteil HBeAg-positiver Patienten mit biochemischen oder histologischen Anzeichen einer Leberentzündung nachweisbar. Das präC-defekte Virus tritt oft nach der Aktivierung der Hepatitis auf, stellt dann jedoch meist nur einen geringen Prozentsatz der Viruspopulation. Das Auftreten einer dominanten Viruspopulation von präC-defekten Varianten ist oft mit der Serokonversion zu anti-HBe assoziiert. Diese Serokonversion ist meist mit dem Verschwinden der biochemischen Marker einer Hepatitis und einem drastischen Abfall der Virämie verbunden [46]. Bei einem Teil der Patienten ist dies jedoch nicht der Fall. PräC-defekte Varianten werden sehr häufig bei Patienten mit fulminanter Hepatitis B gefunden, ein kausaler Zusammenhang mit dem Auftreten dieser Varianten und der Erkrankung wurde bisher aber nicht nachgewiesen.

Andere Varianten haben Mutationen in der C-Region des Genoms. Diese führen meist zu Aminosäureaustauschen im HBc und/oder HBe und sind auf einen kleinen Bereich des Leserasters beschränkt [39, 40, 47]. Auch diese Mutationen treten meist erst dann vermehrt auf, wenn erste Zeichen einer Leberentzündung sichtbar werden. Bei immunsupprimierten Patienten scheint eine zunehmende Akkumulation von Core-Deletionsmutanten bis hin zu einer dominanten Viruspopulation mit schweren Hepatitiden und Leberversagen assoziiert zu sein [48]. Punktmutationen und Deletionen in den Regionen, die für die viralen Oberflächenproteine kodieren, können zum völligen Verlust eines oder mehrerer Oberflächenproteine führen oder dessen Expression stark verändern. Varianten des HBV, die aufgrund von Deletionen oder Punktmutationen kein M-Hüllprotein mehr synthetisieren können, wurden als dominante Viruspopulationen in Patienten gefunden. Zusätzlich wurde gezeigt, dass die Synthese des M-Proteins auch in Zellkultur weder für die Virusbildung noch für die Infektiösiät der Viren notwendig ist. Dies schließt jedoch eine bisher nicht bekannte Funktion des M-Proteins in vivo nicht aus. Insbesondere die intrahepatische Akkumulation von aberrant hohen Mengen an L-Protein scheint sowohl *in vitro* als auch *in vivo* hepatotoxisch zu sein

[49–51]. Eine Assoziation mit der Entstehung von cholestatisch-fibrosierender Hepatitis *in vivo* und mit der Entstehung von Leberkarzinomen wurde beschrieben. Einzelne oder eine Kombination von Mutationen könnten auch die Erkennung des Virus durch das Immunsystem einschränken. Hierdurch bekommen die entsprechenden Mutanten einen Selektionsvorteil. HBsAg-Varianten mit Mutationen in antigenen Bereichen sind von besonderer Bedeutung für den diagnostischen Nachweis von HBsAg im Serum Infizierter. Dieser Nachweis erfolgt mit Antikörpern, die gegen bestimmte Regionen der Oberflächenproteine des Virus gerichtet sind. Sind Regionen verändert, die von dem Antikörper erkannt werden, so kann es zu falsch negativen Ergebnissen kommen [52]. Die meisten kommerziellen Diagnostikahersteller haben dieses Problem erkannt und inzwischen ihre Testsysteme entsprechend angepasst. Auch für den Impfschutz sind die HBsAg-Varianten von Bedeutung. Sind Bereiche des Oberflächenproteins so mutiert, dass sie durch neutralisierende Antikörper nicht mehr erkannt werden, so ist ein sicherer Impfschutz vor einer Infektion mit dieser Variante nicht mehr gewährleistet. Eine Reihe von Immun-Escape-Varianten mit Mutationen im HBs sind bereits in Patienten nachweisbar. Deren Verbreitung scheint nach derzeitigen Erkenntnissen jedoch durch unbekannte Faktoren begrenzt zu sein.

Kurz gefasst: Durch fehlerhafte Replikation entsteht eine Vielzahl von Virusvarianten. Verschiedene HBV-Genotypen kommen unterschiedlich häufig in bestimmten geographischen Regionen vor. Andere Mutanten können zu unterschiedlichen klinischen Verläufen oder zum Verlust eines Impfschutzes führen. Mutationen im Bereich der RT-Domäne der HBV-Polymerase wie z. B. im so genannten YMDD-Motiv bedingen eine Resistenz gegen verschiedene antiviral eingesetzte Therapeutika.

Literatur

1. Blumberg BS, Gerstley BJ, Hungerford DA, London WT, Sutnick AI. A serum antigen (Australia antigen) in Down's syndrome, leukemia, and hepatitis. Ann Intern Med 1967; 66:924–931.
2. Dane DS, Cameron CH, Briggs M. Virus-like particles in serum of patients with Australia-antigen-associated hepatitis. Lancet 1970; 1:695–698.
3. Rizzetto M, Hoyer B, Canese MG, Shih JW, Purcell RH, Gerin JL. delta Agent: association of delta antigen with hepatitis B surface antigen and RNA in serum of delta-infected chimpanzees. Proc Natl Acad Sci USA 1980; 77:6124–6128.
4. WHO. Fact Sheet Hepatitis B. Fact Sheets 2000; 204.
5. Ferrari C, Missale G, Boni C, Urbani S. Immunopathogenesis of hepatitis B. J Hepatol 2003; 39:S36–42.

6. Rehermann B, Nascimbeni M. Immunology of hepatitis B virus and hepatitis C virus infection. Nat Rev Immunol 2005; 5:215 – 229.
7. Chisari FV, Ferrari C. Hepatitis B virus immunopathogenesis. Annu Rev Immunol 1995; 13:29 – 60.
8. Ganem D, Schneider RJ: Hepadnaviridae: The viruses and their replication. In: Knipe DM, Howley PM, eds. Fields Virology. Volume 2. Philadelphia: Lippincott, Williams & Wilkins, 2001; 2923 – 2969.
9. Gerin JL, Casey JL, Purcell RH: Hepatitis Delta Virus. In: Knipe DM, Howley PM, eds. Fields Virology. Volume 2. Philadelphia: Lippincott, Williams & Wilkins, 2001; 3037 – 3050.
10. Bartholomeusz A, Tehan BG, Chalmers DK. Comparisons of the HBV and HIV polymerase, and antiviral resistance mutations. Antivir Ther 2004; 9:149 – 160.
11. Summers J, Mason WS. Replication of the genome of a hepatitis B-like virus by reverse transcription of an RNA intermediate. Cell 1982; 29:403 – 415.
12. Torresi J. The virological and clinical significance of mutations in the overlapping envelope and polymerase genes of hepatitis B virus. J Clin Virol 2002; 25:97 – 106.
13. Zoulim F. Combination of nucleoside analogues in the treatment of chronic hepatitis B virus infection: lesson from experimental models. J Antimicrob Chemother 2005; 55:608 – 611. Epub 2005 Apr 2006.
14. Ono-Nita SK, Kato N, Shiratori Y, Masaki T, Lan KH, Carrilho FJ, Omata M. YMDD motif in hepatitis B virus DNA polymerase influences on replication and lamivudine resistance: A study by in vitro full-length viral DNA transfection. Hepatology 1999; 29:939 – 945.
15. Chen MT, Billaud JN, Sallberg M, Guidotti LG, Chisari FV, Jones J, Hughes J, et al. A function of the hepatitis B virus precore protein is to regulate the immune response to the core antigen. Proc Natl Acad Sci U S A 2004; 101:14913 – 14918. Epub 12004 Oct 14915.
16. Terazawa S, Kojima M, Yamanaka T, Yotsumoto S, Okamoto H, Tsuda F, Miyakawa Y, et al. Hepatitis B virus mutants with precore-region defects in two babies with fulminant hepatitis and their mothers positive for antibody to hepatitis B e antigen. Pediatr Res 1991; 29:5 – 9.
17. Bouchard MJ, Schneider RJ. The enigmatic X gene of hepatitis B virus. J Virol 2004; 78:12725 – 12734.
18. Nassal M. Hepatitis B virus replication: novel roles for virus-host interactions. Intervirology 1999; 42:100 – 116.
19. Glebe D, Urban S, Knoop EV, Cag N, Krass P, Grun S, Bulavaite A, et al. Mapping of the hepatitis B virus attachment site by use of infection-inhibiting preS1 lipopeptides and tupaia hepatocytes. Gastroenterology 2005; 129:234 – 245.
20. Bruss V, Hagelstein J, Gerhardt E, Galle PR. Myristylation of the large surface protein is required for hepatitis B virus in vitro infectivity. Virology 1996; 218:396 – 399.
21. Funk A, Mhamdi M, Lin L, Will H, Sirma H. Itinerary of hepatitis B viruses: delineation of restriction points critical for infectious entry. J Virol 2004; 78:8289 – 8300.
22. Kann M. Nucleoprotein transport of HBV capsid particles. Methods Mol Med 2004; 95:213 – 226.
23. Bock CT, Schwinn S, Locarnini S, Fyfe J, Manns MP, Trautwein C, Zentgraf H. Structural organization of the hepatitis B virus minichromosome. J Mol Biol 2001; 307:183 – 196.

24. Sommer G, van Bommel F, Will H. Genotype-specific synthesis and secretion of spliced hepatitis B virus genomes in hepatoma cells. Virology 2000; 271:371 – 381.
25. Obert S, Zachmann-Brand B, Deindl E, Tucker W, Bartenschlager R, Schaller H. A splice hepadnavirus RNA that is essential for virus replication. Embo J 1996; 15: 2565 – 2574.
26. Soussan P, Garreau F, Zylberberg H, Ferray C, Brechot C, Kremsdorf D. In vivo expression of a new hepatitis B virus protein encoded by a spliced RNA. J Clin Invest 2000; 105:55 – 60.
27. Brechot C. Pathogenesis of hepatitis B virus-related hepatocellular carcinoma: old and new paradigms. Gastroenterology 2004; 127:S56 – 61.
28. Zhang YY, Zhang BH, Theele D, Litwin S, Toll E, Summers J. Single-cell analysis of covalently closed circular DNA copy numbers in a hepadnavirus-infected liver. Proc Natl Acad Sci U S A 2003; 100:12372 – 12377. Epub 12003 Oct 12373.
29. Lenhoff RJ, Luscombe CA, Summers J. Acute liver injury following infection with a cytopathic strain of duck hepatitis B virus. Hepatology 1999; 29:563 – 571.
30. Funk A, Hohenberg H, Mhamdi M, Will H, Sirma H. Spread of hepatitis B viruses in vitro requires extracellular progeny and may be codetermined by polarized egress. J Virol 2004; 78:3977 – 3983.
31. Bruss V. Envelopment of the hepatitis B virus nucleocapsid. Virus Res 2004; 106: 199 – 209.
32. Norder H, Courouce AM, Coursaget P, Echevarria JM, Lee SD, Mushahwar IK, Robertson BH, et al. Genetic diversity of hepatitis B virus strains derived worldwide: genotypes, subgenotypes, and HBsAg subtypes. Intervirology 2004; 47:289 – 309.
33. Kao JH, Chen PJ, Lai MY, Chen DS. Hepatitis B genotypes correlate with clinical outcomes in patients with chronic hepatitis B. Gastroenterology 2000; 118:554 – 559.
34. Li JS, Tong SP, Wen YM, Vitvitski L, Zhang Q, Trepo C. Hepatitis B virus genotype A rarely circulates as an HBe-minus mutant: possible contribution of a single nucleotide in the precore region. J Virol 1993; 67:5402 – 5410.
35. Zhang X, Zoulim F, Habersetzer F, Xiong S, Trepo C. Analysis of hepatitis B virus genotypes and pre-core region variability during interferon treatment of HBe antigen negative chronic hepatitis B. J Med Virol 1996; 48:8 – 16.
36. Kao JH, Liu CJ, Chen DS. Hepatitis B viral genotypes and lamivudine resistance. J Hepatol 2002; 36:303 – 304.
37. Turelli P, Mangeat B, Jost S, Vianin S, Trono D. Inhibition of hepatitis B virus replication by APOBEC3G. Science 2004; 303:1829.
38. Noguchi C, Ishino H, Tsuge M, Fujimoto Y, Imamura M, Takahashi S, Chayama K. G to A hypermutation of hepatitis B virus. Hepatology 2005; 41:626 – 633.
39. Gunther S, Fischer L, Pult I, Sterneck M, Will H. Naturally occurring variants of hepatitis B virus. Adv Virus Res 1999; 52:25 – 137.
40. Baumert TF, Barth H, Blum HE. Genetic variants of hepatitis B virus and their clinical relevance. Minerva Gastroenterol Dietol 2005; 51:95 – 108.
41. Wai CT, Fontana RJ. Clinical significance of hepatitis B virus genotypes, variants, and mutants. Clin Liver Dis 2004; 8:321 – 352, vi.
42. Milich D, Liang TJ. Exploring the biological basis of hepatitis B e antigen in hepatitis B virus infection. Hepatology 2003; 38:1075 – 1086.
43. Tong SP, Li JS, Vitvitski L, Trepo C. Active hepatitis B virus replication in the presence of anti-HBe is associated with viral variants containing an inactive pre-C region. Virology 1990; 176:596 – 603.

44. Funk ML, Rosenberg DM, Lok AS. World-wide epidemiology of HBeAg-negative chronic hepatitis B and associated precore and core promoter variants. J Viral Hepat 2002; 9:52 – 61.
45. Brunetto MR, Stemler M, Bonino F, Schodel F, Oliveri F, Rizzetto M, Verme G, et al. A new hepatitis B virus strain in patients with severe anti-HBe positive chronic hepatitis B. J Hepatol 1990; 10:258 – 261.
46. Maruyama T, Kuwata S, Koike K, Iino S, Yasuda K, Yotsuyanagi H, Moriya K, et al. Precore wild-type DNA and immune complexes persist in chronic hepatitis B after seroconversion: no association between genome conversion and seroconversion. Hepatology 1998; 27:245 – 253.
47. Liu Z, Luo K, He H, Hou J. Hot-spot mutations in hepatitis B virus core gene: eliciting or evading immune clearance? J Viral Hepat 2005; 12:146 – 153.
48. Preikschat P, Gunther S, Reinhold S, Will H, Budde K, Neumayer HH, Kruger DH, et al. Complex HBV populations with mutations in core promoter, C gene, and pre-S region are associated with development of cirrhosis in long-term renal transplant recipients. Hepatology 2002; 35:466 – 477.
49. Chisari FV, Filippi P, Buras J, McLachlan A, Popper H, Pinkert CA, Palmiter RD, et al. Structural and pathological effects of synthesis of hepatitis B virus large envelope polypeptide in transgenic mice. Proc Natl Acad Sci USA 1987; 84:6909 – 6913.
50. Bock CT, Tillmann HL, Maschek HJ, Manns MP, Trautwein C. A preS mutation isolated from a patient with chronic hepatitis B infection leads to virus retention and misassembly. Gastroenterology 1997; 113:1976 – 1982.
51. Foo NC, Ahn BY, Ma X, Hyun W, Yen TS. Cellular vacuolization and apoptosis induced by hepatitis B virus large surface protein. Hepatology 2002; 36:1400 – 1407.
52. Chiou HL, Lee TS, Kuo J, Mau YC, Ho MS. Altered antigenicity of 'a' determinant variants of hepatitis B virus. J Gen Virol 1997; 78:2639 – 2645.

2 Epidemiologie und Übertragung des Hepatitis-B-Virus

Claus Niederau

2.1 Epidemiologie

2.1.1 Inzidenz

Die Daten zur Inzidenz der chronischen Hepatitis B sind weltweit sehr unterschiedlich und selbst für dasselbe Land werden oft unterschiedliche Daten gefunden, da die Meldezahlen die wahren Neuerkrankungen oft nur unzureichend widerspiegeln. Da nur ein kleiner Teil der Neuerkrankungen gemeldet wird und die symptomatischen Infektionen nur einen Teil aller HBV-Infektionen ausmachen, müssen die Meldezahlen mit einem Faktor zwischen 4 und 30 multipliziert werden, um die echte Inzidenz an Infektionen abzuschätzen [1]. Anhand der in Deutschland gemeldeten HBV-Erkrankungen (1993 etwa 6000) sowie der unvollständigen Meldungen wurde für 1993 eine Zahl von 14 000 – 27 000 HBV-Erkrankungen und zwischen 27 000 – 55 000 HBV-Infektionen errechnet [2]. Da inzwischen weniger als 3000 Erkrankungen an Hepatitis B gemeldet werden und davon nur etwa 50 % wirklich einer akuten Infektion entsprechen, liegen die Inzidenz-Daten in Deutschland heute sicherlich niedriger als 1993. In den USA wird heute pro Jahr mit 21 000 HBV-Neuerkrankungen gerechnet [3]; auch hier ist die Zahl der gemeldeten Erkrankungsfälle deutlich niedriger als die der geschätzten Erkrankungen und weitaus niedriger als die aller Neuinfektionen, die auf 73 000 geschätzt werden (Abb. 2.**1**). Die Inzidenz der Hepatitis B ist in den USA und in Europa (Abb. 2.**2** zeigt die Daten aus Italien) seit Mitte der 1980er-Jahre kontinuierlich zurückgegangen, wahrscheinlich aufgrund von Präventionsmaßnahmen und Impfprogrammen [3 – 5].

Die Meldedaten über Hepatitis-B-Infektionen in Deutschland sind mit besonderer Vorsicht zu interpretieren. Erst seit 2001 erfolgen die Fallmeldungen einer akuten Hepatitis B nach dem Infektionsschutzgesetzt (IfSG) auf der Basis eindeutiger Falldefinitionen. Das RKI geht davon aus, dass die Fallmeldungen gemäß dem alten Bundesseuchengesetz (BseuchG) vor Einführung der Falldefinitionen einen nicht näher bestimmbaren, aber wesentlichen Anteil (bis etwa 50 %) von Fällen chronischer Hepatitis B enthielten [6]. Ein Vergleich der Fallmeldungen seit 2001 mit Vordaten kann wegen der Änderungen im Meldesystem nur bedingt erfolgen.

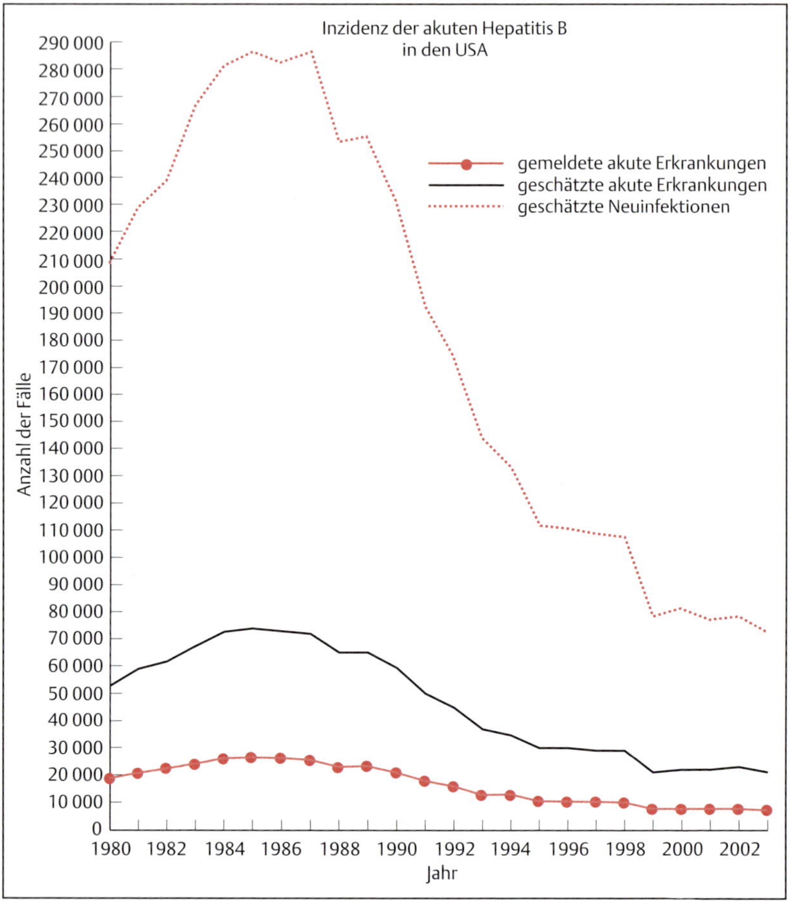

Abb. 2.**1** Inzidenz der akuten Hepatitis B in den USA (Quelle: www.cdc.org). 2003 wurden nur 7500 Erkrankungsfälle gemeldet, man rechnet aber mit etwa 21 000 akuten Erkrankungen, wobei die Zahl der Neuinfektionen sogar auf 73 000 geschätzt werden, da viele Infektionen asymptomatisch verlaufen.

Nach den Angaben des RKI lässt sich aber seit 1997 ein rückläufiger Trend an Meldungen der akuten Hepatitis B beobachten (Abb. 2.**3**) [6]. Für das Jahr 2003 wurden insgesamt 2681 Fälle von akuter Hepatitis B an das RKI übermittelt. Hiervon erfüllten nur 1304 (49 %) die Referenzdefinition. Im Vergleich

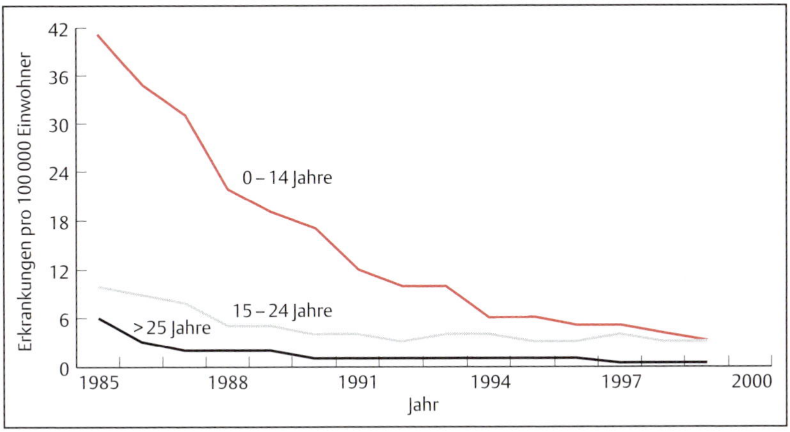

Abb. 2.**2** Inzidenz der akuten Hepatitis B in Italien (Quelle: www.simi.iss.it). Man sieht einen starken Rückgang in der Gruppe der Personen im Alter bis zu 14 Jahren, also einen Effekt der Impfprogramme bei Kindern.

dazu waren im Jahr 2002 insgesamt 2882 Fälle übermittelt worden, von denen 1425 (49 %) der Referenzdefinition entsprachen. Die Inzidenzrate betrug im Jahr 2003 1,6 Erkrankungen pro 100 000 Einwohner und lag damit etwas niedriger als die des Jahres 2002 (1,7/100 000) [6] (Abb. 2.**4**).

Auch in Deutschland ist die Inzidenz (und Prävalenz) der Hepatitis B regional unterschiedlich: Die Inzidenzraten variierten im Jahr 2003 zwischen 0,5/100 000 in Brandenburg und 2,5/100 000 in Berlin [6[. Ursachen für diese regionalen Unterschiede könnten Unterschiede in der Häufigkeit von Risikogruppen, von Personen aus Endemiegebieten und von Personen mit intravenösem Drogenkonsum sein. In Deutschland ist die Inzidenz der akuten Hepatitis B bei Männern mit 2,2/100 000 mehr als doppelt so hoch wie bei Frauen (1,0/100 000), wobei bei beiden Geschlechtern der Häufigkeitsgipfel in der Altersgruppe der 25- bis 29-Jährigen liegt [6] (Abb. 2.**4**).

In Deutschland und den meisten anderen Industrieländern gipfelt die Inzidenz der HBV-Infektion im jüngeren Erwachsenenalter, also zur Zeit der intensivsten sexuellen Aktivität; in diesen Altersgruppen sind allerdings auch die meisten Drogenabhängigen zu finden [7 – 10]. Schätzungen zufolge ist die sexuelle Übertragung in Deutschland für 60 – 70 % der Neuinfektionen verantwortlich [6]. Die angegebene Zahl der Neuerkrankungen von Kindern, die über keinen Impfschutz verfügen, ist allerdings eher zu niedrig, weil sie häufig asymptomatisch verlaufen. Eine Analyse von Risikofaktoren durch das RKI er-

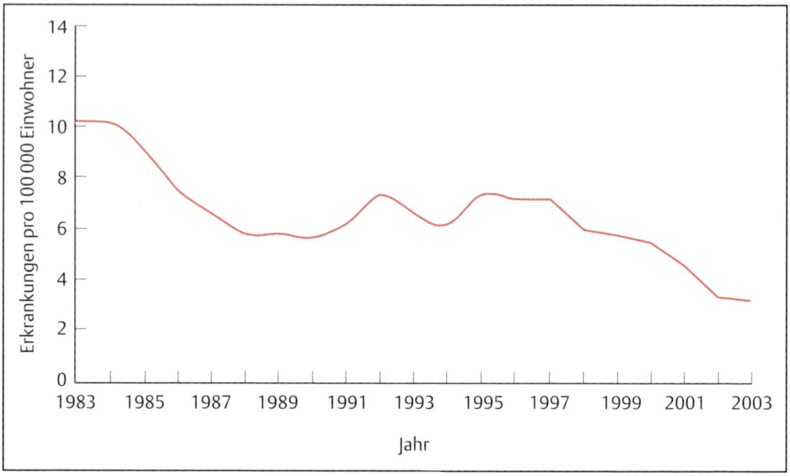

Abb. 2.**3** Gemeldete Fälle mit akuter Hepatitis B in Deutschland (Quelle: www.rki.de). Das RKI geht davon aus, dass die Fallmeldungen gemäß dem alten Bundesseuchengesetz (BseuchG) vor Einführung der Falldefinitionen einen nicht näher bestimmbaren, aber wesentlichen Anteil (bis etwa 50 %) von Fällen chronischer Hepatitis B enthielten. Nach der Einführung von Falldefinitionen entsprachen 2002 und 2003 nur etwa 50 % der gemeldeten Fälle wirklich akuten Infektionen. Zum Vergleich ist für die letzten Jahre die Gesamtzahl aller Meldungen angegeben.

gab, dass sexuelle Expositionen (hetero- oder homosexuelle Kontakte, Geschlechtsverkehr mit Virusträgern oder mit wechselnden Partnern) an erster Stelle angegeben wurden [6]; an zweiter Stelle wurden operative bzw. invasiv-diagnostische Eingriffe und an dritter Stelle intravenöser Drogengebrauch und Wohngemeinschaft mit Virusträgern genannt. Der auf diese Weise ermittelte Stellenwert von operativen bzw. invasiv-diagnostischen Eingriffen in der Übertragung der Hepatitis B muss allerdings kritisch hinterfragt werden, weil aufgrund hoher Hygienestandards nosokomiale Übertragungen von HBV in Deutschland heute eher selten sind [6]. Die Tatsache, dass bei homosexuellen Kontakten und i. v. Drogengebrauch Männer überrepräsentiert sind, erklärt die höhere Inzidenz bei Männern im Vergleich zu Frauen.

Auch in Ländern mit niedriger HBV-Endemie spielt die perinatale und frühkindliche Infektion eine wichtige Rolle, meist in Familien, die aus Gebieten mit hoher HBV-Endemie stammen [11 – 13]. Die systematische HBV-Untersuchung in der Spätschwangerschaft mit der Möglichkeit, das Neugeborene sofort passiv und aktiv zu immunisieren, hat dieses Risiko in vielen Ländern

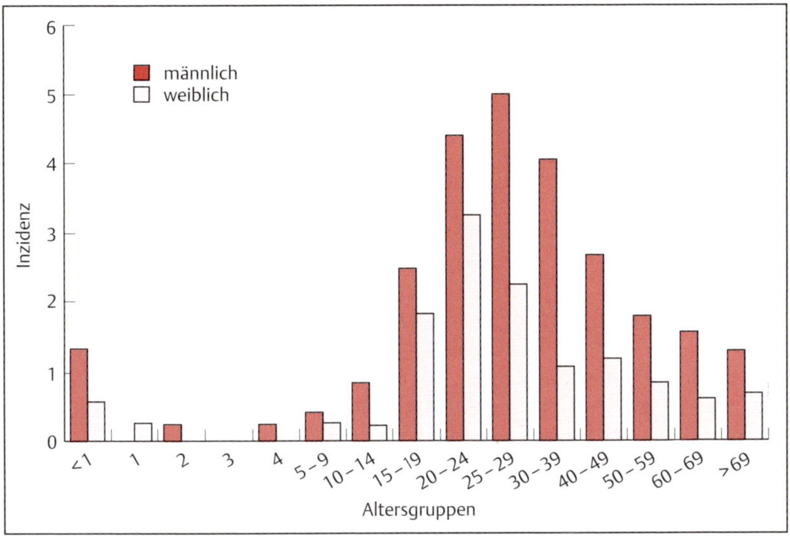

Abb. 2.**4** Inzidenz der akuten Hepatitis B nach Alter und Geschlecht in Deutschland 2002 (Quelle: www.rki.de).

schon erheblich reduziert. Da etwa 90 % der perinatalen und frühkindlichen HBV-Infektionen zunächst asymptomatisch verlaufen, wird die wahre Zahl dieser Infektionen in vielen Erhebungen unterschätzt.

In den westlichen Industriestaaten sind darüber hinaus Angehörige bestimmter Risikogruppen besonders gefährdet (z. B. i. v. Drogenabhängige, homosexuell aktive Männer, Prostituierte). Von Bedeutung für die HBV-Morbidität werden auch künftig aus Endemie-Ländern einreisende Personen sein, ebenso wie Urlaubsreisende mit sexuellen Hochrisiko-Kontakten im Ausland. Das Risiko einer HBV-Infektion steigt nach 5-jährigem Drogenmissbrauch auf bis zu 100 % [14]. Genaue Daten zur Inzidenz in den einzelnen Risikogruppen existieren für Deutschland nicht. Man rechnet aber damit, dass die jährliche Inzidenz einer Hepatitis B beim Krankenhauspersonal gegenüber der Allgemeinbevölkerung 1979 etwa 20fach erhöht war [15]. Es ist nicht bekannt, ob dies nach mehreren Impfkampagnen heute auch noch der Fall ist. Etwa 3 % aller HBV-Infektionen in den USA sollen auf berufbedingte Ursachen bei Mitarbeitern im Gesundheitswesen zurückgehen. Bei ⅓ aller Infizierten lässt sich in den USA und in Deutschland kein Risikofaktor identifizieren [16 – 17].

Kurz gefasst: Die Inzidenz einer HBV-Infektion wird auf 1,6 pro 100 000 Einwohner und Jahr geschätzt. Die Neuinfektionen scheinen auch in den letzten Jahren, wahrscheinlich bedingt durch verschiedene Präventionsmaßnahmen und die zunehmende Impfung der Säuglinge und Kleinkinder weiter leicht abzunehmen.

2.1.2 Prävalenz

5–7 % der Weltbevölkerung, also 300–420 Millionen Menschen haben eine chronische HBV-Infektion, wobei die Häufigkeit selbst in Europa sehr unterschiedlich ist (Abb. 2.**5**): in Nordwest-Europa sind < 0,1 % betroffen, in Ost- bzw. Südeuropa bis zu 8 % der Bevölkerung [18]. In einer Studie der Mayo-Klinik wurde die Häufigkeit der chronischen HBV-Infektion bei verschiedenen ethnischen Gruppen untersucht. Bei den weißen Patienten betrug die Präva-

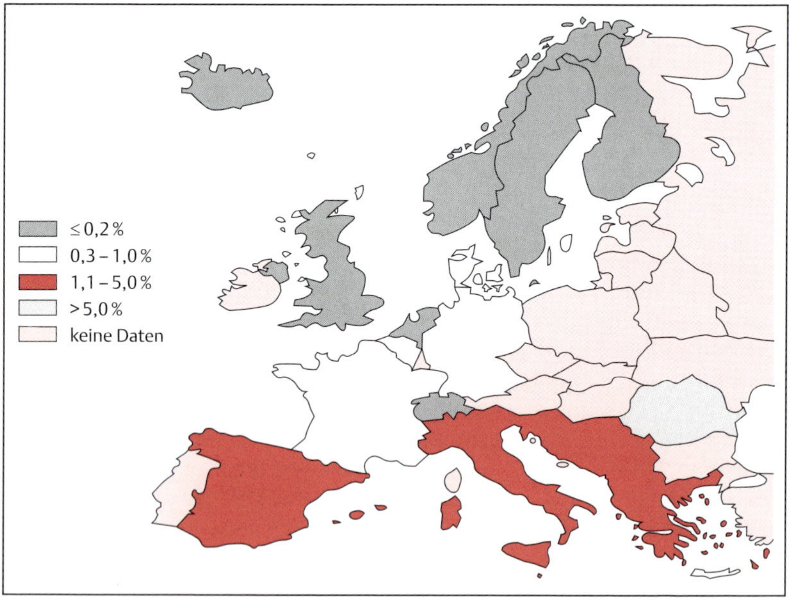

Abb. 2.**5** Prävalenz HBsAg-positiver Personen in Europa im Jahr 2002 (Quelle: www.who.org).

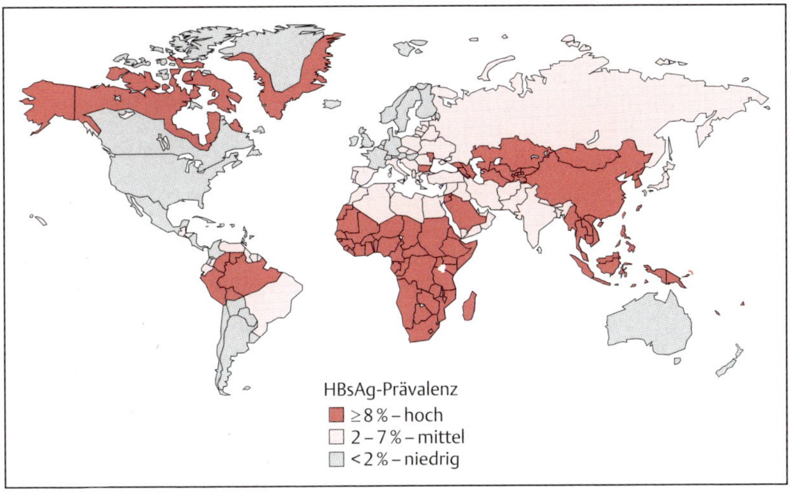

Abb. 2.**6** Geographische Verteilung der Prävalenzen HBsAg-positiver Personen im Jahre 2002 (Quelle: www.who.org).

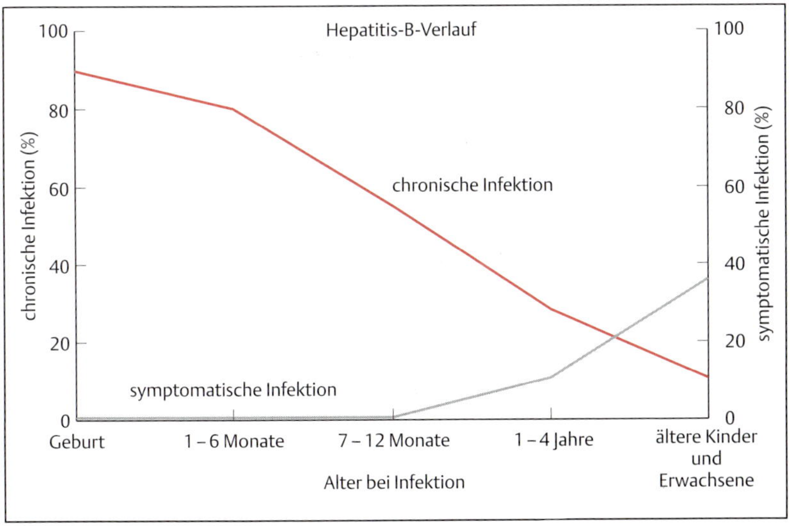

Abb. 2.**7** Verlauf der Hepatitis-B-Infektion in verschiedenen Altersgruppen.

lenz nur 0,02 %; 86 % aller Patienten mit chronischer HBV-Infektion waren außerhalb der USA geboren (etwa ⅔ aus Asien und ⅓ aus Afrika). Etwa ⅓ aller chronisch Infizierten hatten HBeAg und erhöhte Transaminasen [19]. Die Prävalenz der HBV-Infektion ist in verschiedenen Ländern der Welt teilweise sehr unterschiedlich, wobei die Häufigkeit im Wesentlichen mit dem Hygienestandard korreliert (Abb. 2.**6**) [13, 20]. In Ländern mit endemischer Verbreitung (> 8 – 10 % HBsAg-positive Personen) ist vor allem die perinatale und frühkindliche Infektion für die Häufigkeit der chronischen Infektion verantwortlich, da in diesem Alter etwa 90 % der HBV-Infektionen chronisch werden (Abb. 2.**7**) (Tab. 2.**1**). In Ländern, in denen mehr als 8 – 10% der Einwohner HBsAg-positiv sind, rechnet man mit dem serologischen Nachweis einer abgelaufenen HBV-Infektion bei 70 – 90 % der Bevölkerung. In Ländern mit endemischer Verbreitung der HBV-Infektion ist die Inzidenz des HCC wegen der langen Infektionszeit besonders hoch. In „Schwellen"-Ländern beträgt die Rate der HBsAg-positiven Personen 1 – 7 % und die Rate der Personen mit serologischem Nachweis einer abgelaufenen HBV-Infektion 10 – 60 % (Tab.2.**1**). In diesen Ländern gibt es neben der perinatalen oder frühkindlichen Infektion gehäuft auch Infektionen in der Jugend und im sexuell aktiven Alter. In den meisten Industrieländern liegt die Rate der HBsAg-positiven Personen < 1 % und die Rate der Personen mit serologischem Nachweis einer abgelaufenen Infektion bei 5 – 7 %. Hier treten die meisten Neuinfektionen bei Personen im

Tabelle 2.**1** Endemie-Charakteristika der HBV-Infektionen

Charakteristika	**Höhe der HBV-Endemie**		
	Niedrig	**Mittel**	**Hoch**
Prävalenz chronischer Infektionen	0,1 – 1 %	2 – 7 %	8 – 15%
Serologische Hinweise auf frühere Infektionen	4 – 15 %	16 – 55 %	40 – 90%
Perinatale Infektion	Selten (< 10 %)[1]	Häufig (10 – 60 %)[1]	Sehr häufig (> 20 %)[1]
Frühkindliche Infektion	Selten (< 10 %)[2]	Häufig (10 – 60 %)[2]	Sehr häufig (> 60 %)[2]
Infektion im Jugend-/Erwachsenenalter	Sehr häufig (70 – 90 %)	Häufig (20 – 50 %)	Selten (10 – 20 %)

Modifiziert nach [4]; [1] Alle chronischen Infektionen bei Kindern im Alter bis 1 Jahr.
[2] Alle chronischen Infektionen bei Kindern im Alter von 1 bis 5 Jahren.

sexuell aktiven Alter auf und ein wesentlicher Teil der Neuinfektionen wird bei Drogenabhängigen beobachtet.

In Deutschland rechnet man aufgrund verschiedener Studien damit, dass bei 5 – 8 % der Bevölkerung eine HBV-Infektion abgelaufen ist und 0,4 – 0,7 % Virusträger sind [6]. Der im Jahr 1998 durchgeführte Bundes-Gesundheitssurvey zeigte, dass HBc-Antikörper als Zeichen für eine abgelaufene Infektion bei 7,7 % aller Personen in den alten und bei 4,3 % in den neuen Bundesländern vorlagen [21]. Insgesamt liegen drei Studien vor, die anti-HBc in der deutschen Allgemeinbevölkerung bestimmt haben; alle drei Studien zeigen ähnliche Daten: Anti-HBc war bei 6,1 %, 7,0 % bzw. 8,7 % nachweisbar [21 – 23].

Daten von Blutspendern unterschätzen die Häufigkeit der Hepatitis B wahrscheinlich erheblich: Kürzlich wurde gezeigt, dass nur 0,16 % der Blutspender HBsAg hatten [24], während mehrere Studien in der Allgemeinbevölkerung zeigten, dass die Rate bei 0,6 % liegt [21 – 22]. Wahrscheinlich liegt die wirkliche Häufigkeit der HBsAg-positiven Personen in Deutschland noch höher, da bestimmte Risikogruppen wie Drogenabhängige, Inhaftierte, Aussiedler ohne deutsche Sprachkenntnisse etc. in den Studien eher unterrepräsentiert waren. In jedem Fall muss man mit mehr als 500 000 HBsAg-positiven Menschen in Deutschland rechnen. Es ist allerdings nicht genau bekannt, wie viele dieser Personen eine Hepatitis mit entzündlicher und replikativer Aktivität haben und wie viele nur HBsAg-Träger sind.

In Deutschland kann man bei 64 % der Drogenabhängigen anti-HBc nachweisen [25]. Etwa 5 % der Drogenabhängigen haben eine chronische HBV-Infektion [26]. Auch in Haftanstalten kann man eine chronische HBV-Infektion bei 6 – 17 % der Inhaftierten nachweisen [26 – 29]. Die Prävalenz der chronischen HBV-Infektion ist bei Dialyse-Patienten deutlich erhöht und kann in Schwellenländern bis > 10 % betragen [30, 31]. Bei Dialyse-Patienten findet man häufig auch bei negativem HBsAg nachweisbare HBV-DNA, sodass nach kürzlichen Untersuchungen aus den USA die Rate der chronischen HBV-Infektion um den Faktor 4 – 5 höher liegt als dies nach Bestimmungen des HBsAg anzunehmen ist [32].

Die Prävalenz der chronischen HBV-Infektion bei Mitarbeitern im Gesundheitswesen wird zum einen durch die HBV-Häufigkeit im jeweiligen Land und zum anderen durch die Art der Tätigkeit beeinflusst. Es bleibt überraschend, wie groß die Unterschiede in der HBV-Häufigkeit in dieser Personengruppe und wie unterschiedlich die Schutzmaßnahmen in verschiedenen Ländern Europas sind. So wurde in einer dänischen Studie kürzlich eine HBV-Prävalenz von 1,6 % aller Mitarbeiter eines Krankenhauses gefunden, wobei nur 23 % aller Mitarbeiter geimpft waren. Diese Prävalenz wurde als so niedrig angesehen, dass in Dänemark keine Empfehlung besteht, alle Krankenhaus-Mitarbeiter gegen HBV zu impfen [33]. Auf der anderen Seite wurde kürzlich eine Studie aus Nigeria publiziert, in der die ärztlichen Mitarbeiter einer Zahnklinik auf HBV-Marker untersucht wurde; obwohl nur 13,2 % der Mitarbeiter eine Krankenversicherung hatten, waren 68,4 % wirksam gegen HBV immunisiert [34]. In einer Untersuchung aus Sizilien [35] aus dem Jahre 2004 wurde gezeigt, dass ein positives HBsAg bei 1,3 % der Mitarbeiter einer Klinik neu entdeckt wurde; hier waren zwar 30,4 % der Krankenschwestern, aber nur 15 % der Chirurgen und 11,7 % der anderen Ärzte gegen HBV geimpft. Selbst in den Entwicklungsländern liegt die Prävalenz der chronischen HBV-Infektion (positives HBsAg) bei der Gesamtgruppe aller Mitarbeitern im Gesundheitsdienst nicht viel höher als in der Allgemeinbevölkerung (5 % versus 3,5 % in einer Studie aus Indien [36]. Bei Hoch-Risikogruppen, wie z. B. Herzchirurgen, liegt das HBV-Infektionsrisiko allerdings weit über dem der Allgemeinbevölkerung.

Kurz gefasst: Weltweit sind 300–420 Millionen Menschen, in Deutschland mehr als 500 000 Menschen chronisch mit HBV infiziert. Etwa 7 % der deutschen Bevölkerung haben serologisch Zeichen eines Viruskontaktes.

2.1.3 Morbidität, Mortalität und Folgekosten

Die HBV-Infektion ist ein weltweites Gesundheitsproblem mit hoher Morbidität und Mortalität. Etwa 15–30 % der Patienten mit chronischer Hepatitis B versterben an deren Folgen, vorwiegend an Leberzirrhose oder am hepatozellulären Karzinom (HCC) [37–39], weltweit jährlich über 1 Million Menschen [40]. Etwa ¾ aller HCC-Fälle sind HBV bedingt und aus diesem Grund ist das HCC weltweit eines der häufigsten Karzinome. Auf die klinischen Folgen wird an anderer Stelle im Detail eingegangen. Aufgrund der schweren Folgeerkrankungen ist die Hepatitis B ein gesundheitspolitisches und volkswirtschaftliches Problem mit hohen Kosten; nach Schätzungen entwickeln bis zu ⅓ aller Personen eine Zirrhose oder ein HCC, wenn die HBV-Infektion bereits in der Kindheit geschah [41]. Beim Erwachsenen liegen die Gesundheitskosten schon im ersten halben Jahr nach der Diagnose einer chronischen HBV-Infektion mehr als dreimal so hoch wie die in der Allgemeinbevölkerung [42]. Mit der Zeit steigen diese Kosten kontinuierlich: die Kosten für eine einzige Krankenhausaufnahme wegen chronischer Hepatitis betrugen 1999 in den USA 8464 $ [41], für einen Patienten mit Leberzirrhose sogar 14.063 $ [43]. Die direkten Gesundheitskosten für einen Patienten mit chronischer Hepatitis B (ohne Zirrhose) betrugen in Studien 1998–2001 aus New England über 2 Jahre 40.512 $ [41, 44]. Eine weitere US-Studie aus dem Jahr 1995 errechnete pro Jahr direkte Gesundheitskosten von 4175 $ für eine kompensierte Zirrhose, 22.072 $ für eine dekompensierte Zirrhose und 19.589 $ für ein HCC [45]. Die Kosten einer Lebertransplantation werden in den USA mit 89.076 $ angegeben [46]. In Südkorea wurden die Gesamt-Kosten für die Hepatitis B im Jahre 1997 mit 959,7 Millionen $ berechnet; 13,2 % wurden dabei für die Impfungen ausgegeben, 20,9 % für Begleit- und Folgekrankheiten, und die übrigen 632,3 Millionen $ waren direkte Gesundheitskosten [47]. Etwa 45 % der Kosten entfielen auf die Versorgung der Zirrhose-Patienten. Die Kosten für die HBV-Erkrankung machten 5 % des gesamten Gesundheitsbudgets aus. In Deutschland liegen die Kosten bei niedriger HBV-Endemie im Vergleich etwa zu Korea oder den USA niedriger [48]. Die direkten Gesundheitskosten für eine akute HBV-Infektion wurden mit 7702 DM berechnet, bei chronischer Infektion wurden pro Jahr Kosten von 4247 DM angenommen, wobei die Kosten mit dem Fortschreiten der Erkrankung zunehmen. Bei der Annahme von 30 000 Fällen einer akuten Hepatitis B und 420 000 Fällen einer chronischen HBV-Infektion im Jahre 1997 wurden Gesamtkosten für das deutsche Gesundheitssystem von 1200 Millionen DM pro Jahr errechnet. Zu den direkten Gesundheitskosten (z. B. Untersuchungen und Medikamente) kommen die Kosten für Arbeitsausfall, Berufsunfähigkeiten und Renten hinzu, die gerade in Ländern mit hoher HBV-Endemie sehr hoch sind. Genauere Berechnungen zu diesen Folgekosten liegen nicht vor.

Kurz gefasst: Etwa 15 – 30 % der HBV-Infizierten sterben an den Folgen ihrer Infektion. Die Gesundheitskosten durch HBV-Infektionen in Deutschland wurden 1997 auf 1200 Millionen DM pro Jahr geschätzt.

2.1.4 Epidemiologie der HBV-Genotypen

Die epidemiologisch-klinische Bedeutung der HBV-Genotypen ist noch nicht eindeutig geklärt. Die Entwicklung von Präcore-Mutanten (am häufigsten G1896A) verhindert über die Bildung eines Stop-Codons die Bildung von HBeAg. Diese Präcore-Mutationen kommen nur bei Nicht A HBV-Genotypen vor. In Regionen mit großer Häufigkeit des Genotypen A (wie Nordeuropa und Nordamerika) sind die HBeAg-negativen Hepatitisformen deshalb seltener als in Regionen, in denen der Genotyp A seltener ist (z. B. im Mittelmeerraum) [49 – 51]. Die Häufigkeit der HBeAg-negativen Patienten mit deutlicher Virusreplikation nimmt, vor allem in Relation zu den HBeAg-positiven, in den vergangenen Jahren in Europa zu [49, 51 – 52]. Der Genotyp C soll mit einer höheren Rate an Core-Promoter-Mutationen vergesellschaftet sein als der Genotyp

B [53] und schlechter auf Interferon ansprechen; der Genotyp A soll relativ gut auf Interferon ansprechen [53–54]. In Japan waren fast alle Patienten mit Genotyp D asymptomatische HBsAg-Träger, während 63,2% der Patienten mit Genotyp C eine chronische Hepatitis hatten. Die Genomsequenzen des Genotyp D waren denen in Europa ähnlich. Genotyp C-Patienten hatten häufiger HBeAg als Genotyp D-Patienten [54]. In einer weiteren japanischen Studie hatten Patienten mit Genotyp B zwar eine frühere HBe-Serokonversion als Genotyp C Patienten, das Zirrhose- und HCC-Risiko zwischen diesen Genotypen unterschied sich aber nicht wesentlich [55]. Die Wirkung von Adefovir auf die HBV-DNA scheint weitgehend unabhängig vom Genotyp zu sein [56].

Die geographische Verteilung der HBV-Genotypen ist sehr unterschiedlich (Tab. 2.**2**): Der Genotyp A wird vorwiegend in Nordwest-Europa und Nordamerika gefunden [57], aber z. B. auch auf den Philippinen [58], in Hongkong [59, 60] sowie in Süd- und Ost-Afrika [61, 62]. Die Genotypen B und C sind in Südost-Asien einschließlich Japan und China verbreitet [63, 64]. Der Genotyp C kommt gehäuft im Süd-Pazifik vor, einer Region mit sehr hoher Prävalenz von HBsAg-Trägern [65]. Der Genotyp D ist der weltweit am meisten verbreitete Genotyp und wird fast überall gefunden; seine höchste Prävalenz hat er in Süd-Europa, in Nord-Afrika, in Indien und in Südafrika [61]. Nahezu alle Hepatitis-B-Patienten aus der Türkei sind mit dem Genotyp D infiziert [66]. Weltweit wird der Genotyp D vor allem bei Drogenabhängigen gefunden [67]. Der Genotyp E ist dem Genotyp D genetisch recht ähnlich und wird vorwiegend in West- und Süd-Afrika gefunden [68]. Der Genotyp F findet sich nur in einigen Regionen, so z. B. in Mittel- und Südamerika [69]. Kürzlich wurden zwei neue HBV Genotypen beschrieben, der Genotyp G aus Frankreich [70] und der Genotyp H aus Mittelamerika [71]. In den USA wurden in einer landesweiten Studie alle 7 HBV Genotypen von A–G gefunden, wobei die Genotypen A und C mit 34,7 % und 30,8 % am häufigsten waren [72]. Der Genotyp A wurde besonders häufig bei weißen und schwarzen Patienten gefunden, während die Genotypen B und C bei asiatischen Patienten häufiger waren. Patienten, die in den USA geboren waren, hatten am häufigsten Genotyp A, Patienten aus Europa Genotyp D, Patienten aus dem Fernen Osten Genotyp C und Patienten aus Südostasien Genotyp B. HBeAg kam vor allem bei Patienten mit Genotyp A und C vor. Präcore-Varianten wurden bei 27 % der Patienten entdeckt, Core-Promotor Varianten bei 44 % der Patienten [73, 74].

Kurz gefasst: Die verschiedenen Genotypen haben möglicherweise unterschiedliche klinische Verläufe und sprechen unterschiedlich auf eine Interferontherapie an.

Tabelle 2.**2** Geographische Verteilung der HBV-Genotypen

Genotyp	Gebiete mit hoher Prävalenz
A	Nord-West-Europa, USA, Süd- und Zentralafrika
B	Indonesien, China, Japan, Vietnam
C	Ost-Asien, Korea, China, Japan, Polynesien, Vietnam
D	Süd-Europa, Nord-Afrika, Indien, Südafrika sowie weltweit bei Drogenabhängigen
E	West- und Süd-Afrika
F	Mittel- und Süd-Amerika, Polynesien
G	Frankreich, USA
H	Mittel-Amerika

(Literaturhinweise im Text)

2.2 Übertragungswege

Das HBV-Reservoir bilden insbesondere chronisch HBV-infizierte Personen (HBsAg-Positive). Vor allem symptomarm oder symptomlos chronisch Infizierte stellen eine Infektionsquelle dar. HBV wird vorwiegend perkutan oder durch Schleimhautkontakt mit infektiösem Blut oder bluthaltigen Körperflüssigkeiten übertragen. Die Inkubationszeit der Hepatitis B variiert zwischen 40 und 200 Tagen (im Mittel etwa 90 – 100 Tage), wobei die Dauer vor allem von der Erregerdosis abhängig ist. HBV kann im Blut eine hohe Konzentration bis zu 10^{11} Viruspartikel/ml Serum erreichen, sodass bereits kleinste Mengen Blut infektiös sein können, insbesondere wenn auch geringfügige Verletzungen von Haut oder Schleimhaut vorliegen. HBV ist zudem in Speichel, Tränenflüssigkeit, Sperma, Vaginalsekret, Menstrualblut und Colostrum nachgewiesen worden, wenngleich in wesentlich geringeren Konzentrationen als im Blut. Obwohl HBsAg in vielen Körperflüssigkeiten nachgewiesen werden konnte, wurde der Nachweis einer HBV-Infektion bisher nur über Serum, Samen und Speichel gezeigt [75, 76]. Der Nachweis von HBeAg im Serum ist meist assoziiert mit hohen HBV-DNA-Werten (bis zu 10^{10} Kopien/ml) und damit auch mit einer höheren Infektiösität [77 – 79]. In vielen Industrieländern überwiegen heute aber bei den chronischen Infektionen HBV-Stämme, die in der Präcore-Region eine Mutation haben, die die HBeAg-Expression verhindert [80] (Abb. 2.**8**); diese HBeAg-Minus-Mutanten sind zwar mit einer niedrigeren HBV-DNA im Vergleich zu HBeAg-positiven HBV-Stämmen verbunden, können in Abhängigkeit von der Höhe der HBV-DNA und vom Übertragungsweg aber ebenso infektiös sein wie HBe-Ag-negative Patienten.

In Ländern mit endemischer Verbreitung der HBV-Infektion (> 8–10% HBsAg-positive Personen) ist vor allem die perinatale und frühkindliche Infektion für Häufigkeit der chronischen Infektion verantwortlich, da in diesem Alter etwa 90% der HBV-Infektionen chronisch werden (Abb. 2.**7**). In „Schwellen"-Ländern beträgt die Rate der HBsAg-positiven Personen 1–7% und die Rate mit serologischem Nachweis einer abgelaufenen HBV-Infektion 10–60%. In diesen Ländern gibt es neben der perinatalen Infektion gehäuft auch Infektionen in der Jugend und im sexuell aktiven Alter. In den meisten Industrieländern liegt die Rate der HBsAg-positiven Personen < 1% und die Rate mit serologischem Nachweis einer abgelaufenen HBV-Infektion bei 5–7%. Hier treten die meisten Neuinfektionen bei Personen im sexuell aktiven Alter auf, ein wesentlicher Teil der Neuinfektionen wird außerdem bei Drogenabhängigen beobachtet. Die Infektionsrate ist zudem gehäuft bei Sexualpartnern von HBsAg-positiven Personen, bei Personen mit häufig wechselnden Sexualpartnern, bei homosexuellen Männern, Inhaftierten, Personen in anderen geschlossenen Einrichtungen und bei Mitarbeitern im Gesundheitswesen, wobei hier die Art der Tätigkeit das Risiko bestimmt. Bei 335 Patienten mit chronischer Hepatitis B aus der Hepatitis-Ambulanz der Heinrich-Heine-Universität Düsseldorf (Abb. 2.**9**) war die sexuelle Übertragung mit etwa 25% (homo- und heterosexuelle Daten addiert) der häufigste Risikofaktor gefolgt von der Abstammung aus Endemiegebieten (19%), der Gabe von Blutprodukten (13%) und dem Drogenmissbrauch (10%); bei 28% konnte kein Risikofaktor ermittelt werden; nur 5% der Patienten mit einer chronischen HBV-Infektion waren Mitarbeiter im Gesundheitswesen mit entsprechenden Risiken.

Die perkutane HBV-Übertragung geschah vor der Testung der Blutprodukte vor allem durch die Transfusion von Blut und Blutprodukten [81, 82]. Heute erfolgen die meisten perkutanen Übertragungen durch Injektion von kontaminiertem, also unzureichend behandeltem medizinischem Gerät [83–88], z. B. mit kontaminierten Nadeln Drogenabhängiger [88] und durch Nadelstichverletzungen bei medizinischem Personal [89]. Häufungen von HBV-Infektionen sind auch durch Anbringen von Tatoos und Piercings sowie durch Akupunkturbehandlung beschrieben worden [90, 91], wobei die Hygienestandards jeweils nicht eingehalten worden waren. Da HBV auf Oberflächen mehrere Tage stabil sein kann [22], ist eine HBV-Infektion auch über inokulierte Gegenstände möglich.

Die perinatale und sexuelle HBV-Übertragung erfolgt in der Regel durch Kontakt oder Verletzung von Schleimhäuten mit infektiösem Blut oder bluthaltigen Körperflüssigkeiten [93, 94]. Die Übertragbarkeit im alltäglichen Zu-

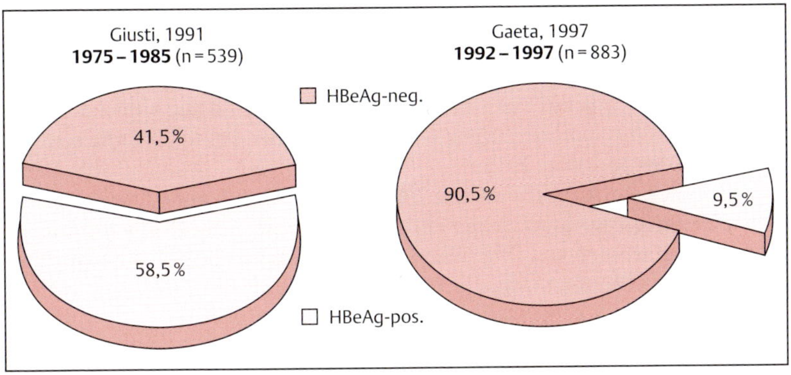

Abb. 2.**8** Zunahme der HBeAg-negativen chronischen Hepatitis B in Italien vom Zeitraum 1975 – 1985 (Giusti G, Galanti B, Gaeta GB, et al. Clinical presentation and natural history of chronic persistent hepatitis. A multicentre retrospective study on 1197 cases. Ital J Gastroenterol 1991:111 – 8) bis zum Zeitraum 1992 – 1997 (Gaeta GB, Stroffolini T, Chiaramonte M, et al. Chronic hepatitis D: a vanishing disease? An Italian multi-center study. Hepatology 2000; 32:824 – 7).

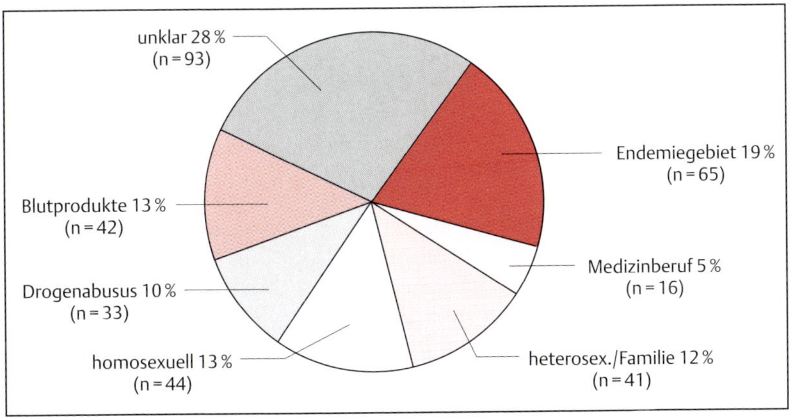

Abb. 2.**9** Mögliche Ursache für eine HBV-Infektion bei 335 konsekutiven Patienten der Hepatitis-Ambulanz der Heinrich-Heine-Universität in den Jahren 1997 – 1998.

sammenleben erfolgt praktisch immer nur durch engen Kontakt, Blutspuren und Hautverletzungen. Dies erfordert zumeist Virustiter über 10^6/ml, wie sie häufig bei HBeAg-positiven HBV-Trägern gegeben sind [95 – 97]. Bei größeren Eintrittspforten, z. B. bei Operationen, kann HBV durch einen HBV-infizierten Chirurgen auch dann übertragen werden, wenn der Chirurg HBeAg negativ, aber HBV-DNA positiv ist [96].

Bisher ist beim Menschen keine HBV-Infektion durch orale Exposition mit HBsAg-positivem Speichel dokumentiert worden; im Tiermodell konnte allerdings gezeigt werden, dass die subkutane Gabe von HBsAg-positivem Speichel zur HBV-Infektion führen kann [25, 26, 98, 99].

2.2.1 Übertragung durch Blut und Blutprodukte

Die Übertragung von HBV über Blut und Blutprodukte ist durch das Screening der Blutspender und die adäquate Aufbereitung der Blutprodukte heute in den industrialisierten Staaten nahezu eliminiert. Das Risiko einer HBV-Übertragung durch Blutprodukte wird auf 1:250 000 – 1:500 000 geschätzt [100]. Auch Plasmapräparate, einschließlich Faktor XIII, IX und PPSB, sind inzwischen virusfrei [6]. In vielen Ländern der Erde werden Blutkonserven aber bis heute nicht auf HBsAg untersucht, sodass hier das Risiko einer transfusionsbedingten HBV-Infektion sehr hoch ist, zumal in den entsprechenden Ländern die Rate der chronischen HBV-Träger hoch ist.

2.2.2 Perinatale Infektion

Das Risiko der perinatalen HBV-Infektion ist gut beschrieben: Das Risiko hängt im Wesentlichen von der Höhe der HBV-DNA der Mutter ab; es ist also bei HBeAg-positiven Müttern meist höher als bei HBeAg-negativen; bei hoher Viruslast der Mutter liegt das perinatale Transmissionsrisiko bei 70 – 90 %, wobei dann bei etwa 90 % der infizierten Kinder eine chronische Infektion die Folge ist [94]. Bei HBeAg-negativen Müttern liegt das Risiko mit 10 – 40 % niedriger und hier entwickeln nur 40 – 70 % der infizierten Kinder eine chronische Infektion [94, 101]. Kinder HBsAg-positiver Mütter, die nicht perinatal infiziert wurden, haben während der Kindheit ein hohes Risiko (40 % bis zum 5. Lebensjahr) doch noch mit HBV infiziert zu werden [101 – 104], wobei die genauen Mechanismen unbekannt sind [101].

2.2.3 Übertragung auf Personen im gleichen Haushalt

Es ist gut dokumentiert, dass HBV-Infektionen bei Personen, die über einen längeren Zeitraum im gleichen Haushalt mit einer HBV-infizierten Person leben, auch ohne sexuelle Kontakte gehäuft sind [105 – 108], wobei die genauen Mechanismen unbekannt sind; möglicherweise kommt es hier durch Kontakt von kontaminiertem Speichel oder Blut mit verletzter Haut oder mit Schleimhäuten zur Infektion [109]. Insbesondere bei Personen mit sehr hoher Viruslast im Blut können die HBV-Konzentrationen auch in anderen Körperflüssigkeiten recht hoch sein. Es ist außerdem bekannt, dass man auf vielen Oberflächen im Haushalt von HBV-Infizierten HBsAg nachweisen kann [109] und dass das HBV unter Umständen über mehrere Tage auf solchen Oberflächen infektiös bleiben kann.

2.2.4 Sexuelle Übertragung

Bei Personen im sexuell aktiven Alter ist der Sexualkontakt auch der häufigste Übertragungsweg, wobei das Risiko zum einen von der Viruslast des infizierten Partners und zum anderen von der Art der Sexualpraktiken abhängt. Homosexuell aktive Männer haben ein besonders hohes Risiko für eine HBV-Infektion, wobei hier das Risiko mit einem rezeptiven Analverkehr sowie mit der Zahl und dem Zeitraum solcher Sexual-Kontakte ansteigt. Ohne Impfung liegt das Risiko einer HBV-Infektion nach 5 Jahren homosexueller Aktivität bei Männern über 70 % [93]. Auch bei heterosexuellen Männern und Frauen steigt das HBV-Infektionsrisiko mit der Zahl der Partner und der zeitlichen Länge der Sexualkontakte an; in allen Gruppen ist die HBV-Infektion dann besonders häufig, wenn auch andere sexuell übertragbare Krankheiten auftreten [93].

2.2.5 Berufsbedingte Infektionen bei Mitarbeitern im Gesundheitswesen

Mitarbeiter im Gesundheitswesen haben ein erhöhtes Berufsrisiko für eine HBV-Infektion, wobei die Höhe des Risikos von der Art der Tätigkeit abhängt [110 – 111]. Die Empfehlung der HBV-Impfung und die Durchführung anderer Hygienemaßnahmen hat die berufsbedingten HBV-Infektionen in den vergangenen Jahren in vielen Ländern reduziert [112]. In Bereichen mit der Möglichkeit des direkten Kontaktes zu Blut und Körperflüssigkeiten wurden in Abhängigkeit von den Merkmalen und der Dauer der Tätigkeit HBV-Marker bei 15 –

25 % (und mehr) der ungeimpften Mitarbeiter festgestellt. Genaue Angaben zur Gesamtzahl der jährlich berufsbedingt erworbenen HBV-Erkrankungen liegen wegen der Bearbeitung durch verschiedene gesetzliche Unfallversicherer zurzeit nicht vor. Bei der Berufsgenossenschaft für Gesundheitsdienste und Wohlfahrtspflege, bei der etwa 40 % der im medizinischen Bereich Beschäftigten versichert sind, wurden in den vergangenen Jahren jährlich mehr als 100 Verdachtsmeldungen berufsbedingter HBV-Erkrankungen bearbeitet.

Vor der Impfung des Personals im Gesundheitswesen haben verschiedene Studien in den USA gezeigt, dass die Gesamtgruppe der Mitarbeiter ein 3- bis 5-fach erhöhtes Risiko für eine HBV-Infektion im Vergleich zur Allgemeinbevölkerung hatte [113]. Die Prävalenz der HBV-Infektion war bei Chirurgen mit 13 – 18 % besonders hoch; bei Kieferchirurgen wurden sogar Prävalenzdaten bis zu 27 % beschrieben (im Vergleich dazu hatten nur 4% aller Blutspender HBV-Marker) [114]. Das HBV-Infektionsrisiko steigt mit der Länge der Beschäftigung, mit der Häufigkeit von Blutkontakten und dem Ereignis einer Nadelstichverletzung [111]. So waren die HBV-Prävalenzdaten bei Gynäkologen, Kieferchirurgen und Pathologen viel höher als bei Kinderärzten und Psychiatern [115]. Invasive Tätigkeiten, bei denen eine Verletzungsgefahr für den Arzt besteht (z. B. bei Operationen in beengtem Operationsfeld, bei unterbrochener Sichtkontrolle, bei Operationen mit langer Dauer, bei Operationen, bei denen mit den Fingern in der Nähe scharfer/spitzer Instrumente gearbeitet wird, bei Operationen mit manueller Führung bzw. Tasten der Nadel oder beim Verschließen einer Sternotomie) sollten deshalb heute nur noch von Personen durchgeführt werden, die nachweislich eine Immunität gegen HBV besitzen, entweder als Folge einer ausgeheilten Infektion oder nach erfolgreicher Hepatitis-B-Schutzimpfung [116]. Bei möglichem Kontakt zu virushaltigen Körperflüssigkeiten müssen Schutzhandschuhe getragen werden. Mundschutz und Schutzbrille sind zu benutzen, wenn virushaltige Aerosole entstehen können. Scharfe oder spitze Gegenstände, die mit Blut oder anderen Körperflüssigkeiten in Berührung gekommen sind, sind sicher zu entsorgen. Weitere Präventionsmaßnahmen bestehen in einer wirksamen Desinfektion, am besten durch Erhitzen auf > 90 °C für > 5 Minuten. Daher sind zur Desinfektion von Instrumenten möglichst thermische Verfahren anzuwenden [www.rki.de/gesundheit/hygiene/anforderung.pdf].

2.2.6 Nosokomiale Übertragung

(Siehe auch Kap. 5.) Eine unzureichende Hygiene im Gesundheitswesen führt bis heute auch in den Industrieländern immer wieder zu HBV-Infektionen, wobei solche Infektionen u. a. aufgrund unzureichend sterilisierter Nadeln und anderer Instrumente, durch fehlerhafte Wiederbenutzung von Einmalmaterialien, durch Kontamination von Multi-Dose-Behältnissen (z. B. Heparin) und durch unzureichend aufbereitete Endoskope dokumentiert wurden [117]. HBV-kontaminierte Oberflächen waren wohl die häufigste Ursache für HBV-Infektionen bei Dialyse-Patienten [118]. Die meisten HBV-Übertragungen in Dialyseeinrichtungen waren letztlich darauf zurückzuführen, dass HBV-Infizierte und nicht Infizierte im gleichen Raum dialysiert wurden [119].

Grundsätzlich kann HBV auch von einem infizierten Mitarbeiter im Gesundheitswesen auf einen Patienten übertragen werden, wobei die meisten Infektionen bei Personen mit hoher Viruslast und einer invasiven chirurgischen, gynäkologischen oder kieferchirurgischen Tätigkeit dokumentiert wurden [120–143]. In anderen Fällen wurden nosokomiale HBV-Infektionen aber auch ohne invasive chirurgische Eingriffe dokumentiert [136, 137,144–146], wobei dann oft Hauterkrankungen bei den Mitarbeitern im Gesundheitswesen vorlagen (z. B. exsudative Dermatitis und blutende, nässende Hautveränderungen). Bei den meisten nosokomialen HBV-Infektionen durch Chirurgen aus dem letzten Jahrzehnt lag eine HBeAg-Minusmutante vor, sodass auch diese Mutanten zu solchen nosokomialen Infektionen führen können [80]. Die Festlegung von Grenzwerten, deren Unterschreiten ein nur geringes Übertragungsrisiko anzeigt, ist schwierig und orientiert sich an den bekannt gewordenen Fällen nosokomialer HBV-Übertragungen durch medizinisches Personal auf Patienten. Inzwischen hat die Deutsche Vereinigung zur Bekämpfung der Viruskrankheiten Empfehlungen zur Prävention der nosokomialen Übertragung von HBV publiziert, in denen erstmals auch auf konkrete HBV-DNA-Werte eingegangen wird [147]. Für HBV sind bislang rund 500 Übertragungen durch 45 im Gesundheitswesen tätige Personen dokumentiert, die zum Zeitpunkt ihrer Untersuchung alle HBV-DNA-Werte $> 10^4$ Kopien/ml aufwiesen [148}. Nur ein Überträger hatte $< 10^5$ Kopien /ml (149), die anderen vorwiegend $> 10^7$ Kopien/ml. HBeAg-positive Personen haben in der Regel $> 10^5$ Kopien/ml, oft $> 10^7$ Kopien /ml. HBeAg-negative HBV-Träger haben zu mehr als 90 % $< 10^5$ Kopien/ml mit einem Häufigkeitsgipfel bei $3 \times 10^3 - 10^4$ Kopien/ml; etwa die Hälfte haben sogar $< 10^3$ Kopien/ml. In Übereinstimmung mit den britischen Richtlinien werden bei HBV-DNA-Konzentrationen unter 10^3 ml keine Einschränkung der Berufstätigkeit und keine zusätzlichen Sicherheitsmaßnahmen für erforderlich gehalten, da das Übertragungsrisiko extrem gering ist. Allerdings muss die Virämie durch engmaschige Kontrollen (z. B. vierteljährlich) überprüft und die Einschätzung der Infektiösität aktualisiert werden [138]. Der Sicherheitsspielraum ist so gewählt, dass vorübergehende Überschreitungen der HBV-DNA-Konzentration von 10^3 Kopien/ml um bis zu

0,5 log10 (d.h. 3200 Kopien/ml) angesichts der unvermeidlichen Messschwankungen von ± 0,5 log10 toleriert werden. Bei Werten zwischen 10^3 – 10^5 Kopien/ml ist das Übertragungsrisiko immer noch sehr klein, jedoch nicht mehr vernachlässigbar. Falls Tätigkeiten mit Übertragungsgefahr ausgeübt werden sollen, muss eine Kommission prüfen, ob eine Übertragungsgefahr vorliegt und spezielle Tätigkeiten vermieden werden müssen oder ob durch zusätzliche Sicherheitsmaßnahmen die Übertragungsgefahr verringert werden kann. Bislang wurden Übertragungen vorwiegend bei Thoraxchirurgen, Kieferchirurgen und Gynäkologen berichtet, wobei scharfkantige Drähte bzw. suboptimale Nahttechniken als besonderes Verletzungsrisiko gelten. Allgemeine Chirurgie und andere operative Tätigkeiten spielen nur eine geringere Rolle. Prinzipiell sollten weniger übertragungsträchtige Eingriffe nach Einzelfallprüfung durch ein Gremium unter Beachtung erhöhter Sicherheitsauflagen (z.B. doppelte Handschuhe mit Stichindikator) erlaubt sein. Bei Auftreten einer Verletzung des HBV-Trägers mit möglicher Übertragung von Blut auf den Patienten sollte unverzüglich mit einer passiv/aktiven Immunisierung gegen HBV gemäß Empfehlungen der STIKO begonnen werden. Konstant hohe HBV-DNA-Konzentrationen von > 10^5 Kopien/ml sind mit einer Risikotätigkeit nicht vereinbar. HBV-Ausbrüche kamen bei immundefizienten Patienten (Transplantation, Onkologie, Dialyse) gehäuft vor, da die Infizierten eine sehr hohe Virämie bei Fehlen von klinischen Symptomen aufweisen können (siehe auch Kap. 5).

In den Entwicklungsländern sind Hygienemängel im Gesundheitswesen, fehlendes Einmalmaterial und unzureichende Sterilisationen bis heute ein hohes Risiko für eine HBV-Infektion [83]. Hier wurde mehrfach dokumentiert, dass HBV von einem Patienten auf den nächsten übertragen wurde [84–87, 150–153], wobei Grundregeln der Hygiene missachtet wurden. Es wurde berechnet, dass mehr als 21 Millionen neuer HBV-Infektionen weltweit auf die fehlerhafte Benutzung von Injektionsnadeln und -material zurückgehen [154].

2.2.7 Übertragung durch alternativ-medizinische und paramedizinische Verfahren

Es ist ungeklärt, welche Rolle Tätowierungen, Piercing oder Ohrlochstechen durch nicht medizinisches Personal bei der HBV-Übertragung zukommt. Ohne Beachtung von Hygienestandards stellen sie einen potenziellen Übertragungsweg dar. Hygienefehler bei Eigenblutinjektionen und bei Ozontherapien waren in der „Alternativmedizin“ für HBV-Infektionen verantwortlich. HBV-Ausbrüche sind bei Hygienefehlern auch durch Akupunktur vorgekommen [155].

Chronische HBV-Träger in nicht medizinischen Berufen, die Tätigkeiten mit Verletzungsgefahr durchführen (Maniküre, Pediküre, Tätowierungen), müssen die Regeln der Infektionsprävention in gleicher Weise wie medizinisches Personal beachten und sich regelmäßig durch Fachkräfte schulen lassen.

2.2.8 Übertragung durch intravenösen Drogen

Eine wichtige Risiko-Gruppe stellen i. v. Drogenabhängige dar. Für das hohe HBV-Übertragungsrisiko ist besonders der Spritzen- und Kanülentausch, deren Mehrfachnutzung sowie die gemeinsame Nutzung anderen Zubehörs ohne ausreichende Sterilisation von ausschlaggebender Bedeutung. Die zu dieser Gruppe gehörenden Personen weisen, wie die Angehörigen bestimmter Risiko-Gruppen, auch ein erhöhtes Risiko für andere übertragbare Krankheiten (Hepatitis C, HIV/AIDS, Tuberkulose) auf. Häufig liegen bei diesen Personen gleichzeitig Infektionen mit mehreren Erregern vor. Zu Gruppen mit erhöhtem Risiko zählen auch Straf- und Untersuchungsgefangene, unter denen sich ein erheblicher Anteil von i. v. Drogenabhängigen befindet. Infektionsrisiken beruhen in dieser Gruppe im Wesentlichen ebenfalls auf Spritzen- und Kanülentausch, aber auch ungeschützte sexuelle Kontakte können eine Rolle spielen.

2.2.9 Unbekannte Übertragungswege

Zum gegenwärtigen Zeitpunkt lässt sich der Übertragungsweg anamnestisch bei mehr als einem Drittel aller HBV-Infektionen nicht eindeutig nachvollziehen. Möglicherweise war hier ein Kontakt von geringfügig verletzter Haut oder Schleimhaut mit hochinfektiösen Körperflüssigkeiten verantwortlich.

Kurz gefasst: Am häufigsten wird HBV in Deutschland sexuell übertragen. Ein weiterer wichtiger Übertragungsweg ist der i. v. Drogenabusus. In Endemiegebieten wird HBV meist perinatal übertragen. Blutprodukte sind in Deutschland nahezu sicher nicht mit HBV kontaminiert. In Entwicklungsländern sind jedoch weiterhin die Übertragung durch Blutprodukte und unzureichend sterilisiertes medizinisches Gerät häufig.

2.3 Wirkung von Präventionsstrategien auf die Epidemiologie

Im Jahre 1992 hat die WHO allen Ländern der Erde empfohlen, die aktive HBV-Impfung als generelle Impfung im Kindesalter einzuführen, da die Impfung von Risikogruppen keine Reduktion der Inzidenz in der Allgemeinbevölkerung zur Folge hatte. Im Jahre 2000 hatten allerdings nur 116 von 215 Ländern (mit etwa 31 % aller Geburten) diese Empfehlung umgesetzt. Die meisten Kinder dieser Welt haben also nach wie vor ein hohes Risiko, sich perinatal oder in früher Kindheit mit HBV zu infizieren. Die Wirksamkeit einer generellen Impfstrategie gegen HBV ist für Länder mit hoher und niedriger Endemie mehrfach zweifelsfrei nachgewiesen worden [156 – 158]. In Taiwan wurde 1984 ein landesweites HBV-Impfprogramm eingerichtet; die Prävalenz HBsAg-positiver Kinder (< 9 Jahre) sank von 10 % im Jahre 1984 auf < 1 % im Jahre 1994; gleichzeitig sank die Inzidenz des HCC von 0,5/100 000 Einwohner von 1974 – 84 auf 0,1/100 000 von 1984 – 1986 [159]. Die weiteren Aspekte der Impfung werden in einem separaten Kapitel behandelt. Der Zusammenhang zwischen Präventionsstrategien und der Inzidenz der akuten Hepatitis-B-Fälle ist auch für die USA (Abb. 2.**10**) und in Italien (Abb. 2.**2**) offensichtlich.

In Deutschland empfiehlt die Ständige Impfkommission (STIKO) seit 1995 eine generelle HBV-Schutzimpfung im Säuglings- bzw. Kindes- und Jugendalter. Seit Oktober 2000 sind, über die bis dahin verfügbaren Impfstoffe hinaus, zwei Sechsfach-Kombinationsimpfstoffe zur Grundimmunisierung von Säuglingen und Kleinkindern zugelassen [160]. So kann eine Immunisierung

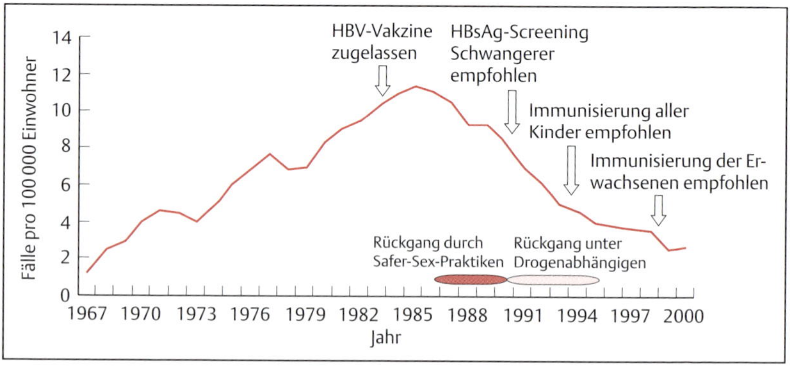

Abb. 2.**10** Inzidenz der akuten Hepatitis B in den USA zwischen 1966 und 2000 (Quelle: www.cdc.gov).

ohne zusätzliche Injektionen im Rahmen der Routine-Impfungen erfolgen. Schuleingangsuntersuchungen der Jahre 2002–2003 ergaben, dass bundesweit 73,2 % der Kinder mit vorliegendem Impfpass eine vollständige HBV-Grundimmunisierung hatten [161]. Die Meldedaten der letzten Jahre zeigen bereits eine Senkung der HBV-Infektionen in den entsprechenden Altersgruppen und damit die angestrebte Wirksamkeit der Impfstrategie. In den Jahren 1996–2001 entfielen im Mittel 18 % der HBV-Infektionen auf Kinder und Jugendliche bis zu 18 Jahren, dagegen waren es im Jahr 2003 nur 7,4 % [162].

Neben der Impfempfehlung für Säuglinge, Kinder und Jugendliche bis zur Vollendung des 17. Lebensjahres wird Angehörigen definierter Risikogruppen eine HBV-Impfung empfohlen. Dies gilt für Beschäftigte im Gesundheitsdienst einschließlich Auszubildender bzw. Studenten sowie für Reinigungspersonal und weitere Personengruppen, bei deren Tätigkeit ein HBV-Kontakt denkbar ist [162]. Leider gibt es in den entsprechenden Risikogruppen im Gesundheitswesen immer noch Impflücken, obwohl die Zahl der berufsbedingt erworbenen Hepatitis B in den vergangenen Jahren kontinuierlich zurückgegangen ist. Im Jahr 2003 gingen bei der Berufsgenossenschaft für Gesundheitsdienst und Wohlfahrtspflege in Hamburg 132 Anzeigen einer vermutlich berufsbedingt erworbenen Hepatitis B ein. Insgesamt ist seit dem Jahr 2000 ein Rückgang der Anzeigen gegenüber den Vorjahren zu verzeichnen. In 29 Fällen wurde im Jahr 2003 eine Hepatitis B als Berufserkrankung anerkannt (diese Fälle beziehen sich auf Erkrankungen aus verschiedenen Jahren).

Die Beachtung der Hygienestandards und der Impfempfehlungen ist zur Vermeidung von nosokomialen Übertragungen von größter Bedeutung. Alle Beschäftigten im Gesundheitswesen mit möglichen HBV-Infektionsrisiken am Arbeitsplatz sollten einen aktuellen HBV-Impfschutz aufweisen. Invasive Tätigkeiten, bei denen eine erhöhte Verletzungsgefahr für den Arzt besteht (s. o.) sollten nur von Personen durchgeführt werden, die nachweislich eine Immunität gegen HBV besitzen, entweder als Folge einer ausgeheilten Infektion oder nach erfolgreicher Impfung [137].

Die Impfempfehlung gegen HBV erstreckt sich auch auf Personen mit chronischer Nierenkrankheit, Dialysepatienten, Personen, die häufig Blutprodukte erhalten, und auf Patienten, bei denen größere chirurgische Eingriffe bevorstehen. Eine Impfung empfohlen wird auch Personen mit anderen chronischen Lebererkrankungen als einer Hepatitis B, Patienten mit chronischer Krankheit mit Leberbeteiligung, HIV-Positiven, Personen, die aufgrund ihres Kontaktes mit chronisch Infizierten, z. B. innerhalb der Familie, einem erhöhten Infektionsrisiko ausgesetzt sind, und weiteren besonderen Risikogruppen, wie z. B. homosexuell aktiven Männern, Drogenabhängigen, Prostituierten und länger einsitzenden Strafgefangenen [162].

Für das Verhalten von HBV-infizierten Personen im Gesundheitswesen sind Expertenempfehlungen erarbeitet worden (s. o.) [137, 162, 163]. Die nationalen Empfehlungen stützen sich dabei auch auf die Empfehlungen einer internationalen Konsensus-Konferenz, die 2003 Leitlinien zur Vermeidung einer Hepatitis-B- bzw. -C-Übertragung durch Mitarbeiter des Gesundheitswesens auf Patienten verfasst hat (www.med.uni-jena.de/dvv/) [138, 163]. HBV-Infizierte sollten sich stets so verhalten, dass andere Personen nicht gefährdet werden. Das Übertragungsrisiko innerhalb der Familie oder im Freundeskreis kann bei Einhaltung allgemein üblicher häuslicher Hygiene selbst dann als gering eingeschätzt werden, wenn eine hohe Virämie vorliegt. Das gemeinsame Benutzen von z. B. Nagelscheren, Zahnbürsten oder Rasierapparaten sollte unterbleiben. Unbedingt ist das Eindringen von Blut einer infizierten Person in die Blutbahn oder das Gewebe einer anderen Person zu vermeiden. Familienangehörige und Partner HBsAg-positiver Personen sollten unbedingt geimpft sein und der Impferfolg sollte überprüft werden.

HBV-Träger dürfen Gemeinschaftseinrichtungen besuchen bzw. ihrer Tätigkeit in diesen nachgehen [4]. Bei HBV-infizierten Kindern mit ungewöhnlich aggressivem Verhalten, mit Blutungen oder akuten, generalisierten Dermatitiden muss eine individuelle Entscheidung durch das Gesundheitsamt getroffen werden. Eltern und Betreuer sollten über ein bekanntes Infektionsrisiko informiert und auf die Wichtigkeit der Impfung hingewiesen werden. Alle HBV-Träger müssen über die von ihnen ausgehenden Infektionsgefahren angemessen aufgeklärt und zu den heutigen Möglichkeiten einer antiviralen Behandlung der chronischen HBV-Infektion beraten werden.

Personen mit i. v. Drogenmissbrauch sind aufgrund des gemeinsamen Gebrauchs von Spritzen durch Infektionen mit dem HIV, HBV und HCV stark gefährdet. Etwa 50–60 % der i. v. Drogenabhängigen haben eine HBV-Infektion durchgemacht, und 3–5 % sind chronisch mit HBV infiziert. Trotz dieser Kenntnisse sind die Impfraten nach derzeitigem Wissensstand in dieser Risikogruppe mit nur 10 % absolut unbefriedigend. Erschwerend wirken ein eingeschränkter Zugang zur medizinischen Versorgung und mangelhafte Compliance. In diesen Fällen kann ein alternatives, verkürztes Impfschema erwogen werden (0–7–21 Tage, ggf. spätere Boosterung).

Die Übertragung von HBV über Blut und Blutprodukte ist durch das Screening der Blutspender und die adäquate Aufbereitung der Blutprodukte heute in den Industriestaaten nahezu eliminiert. Bereits seit 1970 werden in Deutschland alle Blutprodukte und Spender auf HBs-Ag untersucht. Das Risiko einer HBV-Übertragung durch Blutprodukte liegt heute in Deutschland und den meisten Industrieländern unter 1:250 000 [100, 164].

In Deutschland wird seit 1994 eine Routine-Untersuchung auf HBs-Ag bei schwangeren Frauen nach der 32. Schwangerschaftswoche empfohlen. Durch eine HBV-Simultanprophylaxe bei Neugeborenen von HBV-infizierten Müttern kann eine Infektion des Neugeborenen in > 90 % vermieden werden. Wenn man davon ausgeht, dass 0,4 – 0,8 % aller Deutschen eine chronische HBV-Infektion haben, sollten jährlich 3000 – 6000 Kinder von HBV-infizierten Müttern geboren werden (bei 750 000 Geburten pro Jahr). Danach wären ohne Schwangerschaftsscreening sicher mehr als Tausend perinatale Infektionen zu befürchten. Die Meldedaten zeigen, dass vertikale Transmissionen aber nur noch in Einzelfällen stattfinden: So wurden 2003 nur 7 perinatale Infektionen gemeldet.

Kurz gefasst: In den meisten Ländern, wie auch in Deutschland ist ein generelles Impfprogramm für alle Säuglinge initiiert worden. Die Wirksamkeit dieser Strategie für die Senkung der Inzidenz von Spätschäden wie das hepatozelluläre Karzinom sind für Endemiegebiete zweifelsfrei nachgewiesen. Kontaktpersonen eines HBV-Infizierten sollten geimpft werden.

2.4 Meldepflicht und öffentliches Gesundheitswesen

Dem Gesundheitsamt wird gemäß § 6 des IfSG der Krankheitsverdacht, die Erkrankung sowie der Tod an akuter Virushepatitis sowie gemäß § 7 der direkte oder indirekte Nachweis von HBV, soweit er auf eine akute Infektion hinweist, namentlich gemeldet. Darüber hinaus stellt das Gesundheitsamt gemäß § 25 ggf. eigene Ermittlungen an.

Die vom RKI für Hepatitis B verfasste Falldefinition für Gesundheitsämter kann im Internet unter: http://www.rki.de/INFEKT/IFSG/IFSG_FALLDEF.HTM eingesehen werden. Den Gesundheitsämtern liegen die Falldefinitionen des RKI als Broschüre vor. Ausbrüche von HBV-Erkrankungen erfordern die sofortige Intervention des zuständigen Gesundheitsamtes. Dazu gehört die schnellstmögliche Ermittlung der Ursachen, damit entsprechende Maßnahmen zur Verhinderung der weiteren Verbreitung eingeleitet werden können.

2.5 Beratungsangebote

Beratungsangebote werden angeboten vom Konsiliarlaboratorium für HBV und HDV im Institut für Medizinische Virologie der Universität Gießen, Frankfurter Str. 107, 35392 Gießen (Prof. Dr. W. Gerlich; Tel 0641 99412 – 01/-00, Fax 0641 99412 – 09; E-Mail: Wolfram.H.Gerlich@viro.med.uni-giessen.de).

Beratung zu arbeitsmedizinischen Aspekten wird angeboten vom Lehrstuhl für Arbeitsphysiologie, Arbeitsmedizin, Infektionsschutz, Bergische Universität Wuppertal (Prof. Dr. Dr. F. Hofmann, Gaußstr. 20, 42097 Wuppertal, Tel. 0202 4392069, Fax 0202 4392068; E-Mail: fhofmann@uni-wuppertal.de)

Diese Arbeit wurde durch das vom Bundesministerium für Bildung und Forschung geförderte Kompetenznetz Hepatitis (Hep-Net) unterstützt.

Literatur

1. Meheus A. Risk of hepatitis A in adolescence and young adulthood. Vaccine 1995; 13:31 – 4
2. Bekanntmachung des Arbeitskreises Blut des Bundesministeriums für Gesundheit: Hepatitis-B-Virus. Bundesgesundheitsbl Gesundheitsforsch Gesundheitsschutz Springer-Verlag 2000; 43:240 – 2
3. www.cdc.org
4. www.rki.de
5. Crovari P. Epidemiology of viral hepatitis B in Italy. Vaccine 1995; 13:26 – 30
6. RKI: Epidemiologisches Bulletin. Zur Situation wichtiger Infektionskrankheiten in Deutschland: Virushepatitis B und C im Jahr 2003. 2004; 37:307 – 5
7. Germinario C, Lopalco PL, Chicanna M, Da Villa G. From hepatitis B to hepatitis A and B prevention: the Puglia (Italy) experience. Vaccine 2000; 18:83 – 5
8. Spada E, Mele A, Ciccozzi M, et al. Changing epidemiology of parenterally transmitted viral hepatitis: results from the hepatitis surveillance system in Italy. Digest Liver Dis 2001; 33:778 – 84
9. Van Steenbergen JE, Niesters HGM, Op de Coul ELM. Molecular epidemiology of hepatitis B virus in Amsterdam 1992– 1997. J Med Virology 2002; 66:159 – 65
10. Goldstein ST, Alter MJ, Williams IT, et al. Incidence and risk factors for acute hepatitis B in the United States, 1982– 1998: implications for vaccination programs. J Infect Dis 2002; 185:713 – 9
11. Connolly JH, McClelland WM, O'Neill HJ, Crowley D. Hepatitis B virus infection in Northern Ireland 1970 – 1987. Ulster Med J 1989; 58:72 – 82
12. Brabin B, Beeching NJ, Bunn JEG, et al. Hepatitis B prevalence among Somali households in Liverpool. Arch Dis Child 2002; 86:67 – 8
13. Margolis HS, Alter MJ, Hadler SC, Hepatitis B. Evolving epidemiology and implications for control, Semin Liver Dis 1991; 11:84 – 92
14. Beasley RP, Hwang L-Y. Postnatal infectivity of hepatitis B surface antigen-carrier mothers. J Infect Dis 1983; 147:185 – 190
15. Clauss G. Virushepatitiden und medizinische Berufe. Bundesgesundheitsbl 1979; 19:123 – 33
16. Heintges T, Niederau C, Mohr L, Strohmeyer G. Epidemiologie und Klinik der chronischen Virushepatitis. Dtsch Med Wochenschr 1994; 119:1365 – 70

17. Heintges T, Niederau C, Mohr L, Stremmel W. Epidemiologie und Klinik der chronischen Virushepatitis. Z Gastroenterol 1994; 31:42 – 5
18. www.who.org
19. Kim WR, Benson JT, Therneau TM, et al. Hepatology 2004; 39:811 – 6
20. Margolis HS, Alter MJ, Hadler SC. Viral Hepatitis. In: Evans AS, Kaslow RA (Hrsg). Viral Infections of Humans (Fourth Edition), Plenum Medical Book Co., New York, 1997:363 – 418
21. Thierfelder W, Hellenbrand W, Meisel H, Schreier E, Dortschy R. Prevalence of markers for hepatitis A, B and C in the German population. Results of the German National Health Interview and Examination Survey 1998. Eur J Epidemiol 2001; 17:429 – 35
22. Jilg W, Hottentrager B, Weinberger K, et al. Prevalence of markers of hepatitis B in the adult German population. J Med Virol 2001; 63:96 – 102
23. Thefeld W. Hepatitis B Durchseuchung in der deutschen Bevölkerung, Bundesgesundheitsblatt 1994,37:372 – 7
24. Offergeld R, Stark K, Hamouda O. Infektionen bei Blutspendern. [Infections associated with blood transfusion.] Bundesgesundhbl Gesundheitsforsch Gesundheitsschutz 2003; 46:775 – 9
25. Stark K, Bienzle U, Vonk R, Guggenmoos-Holzmann I. History of syringe sharing in prison and risk of hepatitis B virus, hepatitis C virus, and human immunodeficiency virus infection among injecting drug users in Berlin. Int J Epidemiol 1997; 26:1359 – 66
26. Klusonova H, Stepanova V, Cizek J, Pliskova L. Viral hepatitis in users of addictive drugs in the Czech Republic. Epidemiol Mikrobiol Imunol 2004; 53:47 – 54
27. Shirin T, Ahmed T, Iqbal A, Islam M, Islam MN. Prevalence and risk factors of hepatitis B virus, hepatitis C virus, and human immunodeficiency virus infections among drug addicts in Bangladesh. J Health Popul Nutr 2000;18:145 – 50
28. Sabbatani S, Giuliani R, Fulgaro C, et al. HIVAb, HCVAb and HBsAg seroprevalence among inmates of the prison of Bologna and the effect of counselling on the compliance of proposed tests. Epidemiol Prev 2004; 28:163 – 8
29. Cocozella DR, Albuquerque MM, Borzi S, et al. Prevalence of hepatic involvement, alcoholism, hepatis B, C and HIV in patients with background history of drug use. Acta Gastroenterol Latinoam 2003; 33:177 – 81
30. Carrilho FJ, Moraes CR, Pinho JR, et al. Hepatitis B virus infection in Haemodialysis Centres from Santa Catarina State, Southern Brazil. Predictive risk factors for infection and molecular epidemiology. BMC Public Health 2004; 4:13
31. Almawi WY, Qadi AA, Tamim H, Ameen G, et al. Seroprevalence of hepatitis C virus and hepatitis B virus among dialysis patients in Bahrain and Saudi Arabia. Transplant Proc 2004; 36:1824 – 6
32. Minuk GY, Sun DF, Greenberg R, et al. Occult hepatitis B virus infection in a North American adult hemodialysis patient population. Hepatology 2004; 40:1072 – 7
33. Fisker N, Mygind LH, Krarup HB, et al. Blood borne viral infections among Danish health care workers-frequent blood exposure but low prevalence of infection. Eur J Epidemiol 2004; 19:61 – 7
34. Fasunloro A, Owotade FJ. Occupational hazards among clinical dental staff. J Contemp Dent Pract 2004; 5:134 – 52
35. Proietti L, Fantauzzo R, Longo B, et al. Viral hepatitis B among the health care workers. Experience at a health facility in Eastern Sicily. Recenti Prog Med 2004; 95:196 – 9

36. Ganju SA, Goel A.Prevalence of HBV and HCV infection among health care workers (HCWs). J Commun Dis 2000; 32:228–30
37. Mahoney FJ. Update on diagnosis, managment, and prevention of hepatitis B virus infection. Clin Microbiol Rev 1999; 12:351–66
38. Beasley RP. Hepatitis B virus. The major etiology of hepatocellular carcinoma. Cancer 1988; 61:1942–56
39. Hsieh CC, Tzonou A, Zavitsanos X. Age at first establishment of chronic hepatitis B virus infection and hepatocellular carcinoma risk. A birth order study. Am J Epidemiol 1992; 136:1115–21
40. Lavanchy D. Hepatitis B virus epidemiology, disease burden, treatment and current and emerging prevention and control measures. J Viral Hepat 2004; 11:97–107
41. Brooks EA, Lacey LF, Payne SL, Miller DW. Economic evaluation of lamivudine compared with interferon-alpha in the treatment of chronic hepatitis B in the United States. Am J Manag Care 2001; 7:677–82
42. Metcalf M, Brown N, Peterson S. Health care costs associated with chronic hepatitis B. Am J Health Syst Pharm 1999; 56:232–6
43. Margolis HS, Schatz GC, Kane MA. Development of recommendations for control of hepatitis B virus infections: the role of cost analysis. Vaccine 1990; 8:69–73
44. Rosenberg D, Cook S, Eaton S, et al. The epidemiology, treatment patterns and resource utilization of hepatitis B patients in a large insured New England population. Pharmcoepidmiol Drug Saf 1998; 7:132–7
45. Wong JB, Koff RS, Tine F, Pauker SG. Cost–effectiveness of interferon-alpha 2b treatment for hepatitis B e antigen-positive chronic hepatitis B. Ann Intern Med 1995; 122:664–75
46. Shiell A, Briggs A, Farrell GC. The cost effectiveness of alpha interferon in the treatment of chronic active hepatitis C. Med J Aust 1994; 160:268–72
47. Yang BM, Paik SW, Hahn OS, et al. Economic evaluation of the societal costs of hepatitis B in South Korea. J Gastroenterol Hepatol 2001; 16:301–8
48. Harbarth S, Szucs T, Berger K, Jilg W.The economic burden of hepatitis B in Germany. Eur J Epidemiol. 2000; 16:173–7
49. Chan HLY, Leung NWY, Hussain M, Wong ML, Lok ASF. Hepatitis B e antigen-negative chronic hepatitis B in Hong Kong. Hepatology 2000; 31:763–8
50. Hadziyannis SJ, Vassilopoulos D. Hepatitis B e antigen-negative chronic hepatitis B. Hepatology 2001; 34:617–24
51. Funk ML, Rosenberg DM, Lok ASF. World-wide epidemiology of HBeAg-negative chronic hepatitis B and associated precore and core promoter variants. J Viral Hepat 2002; 9:52–61
52. Kao JH, Chen PJ, Lai MY, Chen DS. Hepatitis B genotypes correlate with clinical outcomes in patients with chronic hepatitis B. Gastroenterology 2000; 118:554–9
53. Erhardt A, Blondin D, Hauck K, Sagir A, Kohnle T, Heintges T, Häussinger D. Response to interferon alfa is hepatitis B virus genotype dependent: genotype A is more sensitive to interferon than genotype D. Gut 2005; 54:1009–13.
54. Duong TN, Horiike N, Michitaka K, et al. Comparison of genotypes C and D of the hepatitis B virus in Japan: a clinical and molecular biological study. J Med Virol 2004; 72:551–7
55. Sumi H, Yokosuka O, Seki N, et al. Influence of hepatitis B virus genotypes on the progression of chronic type B liver disease. Hepatology 2003; 37:19–26

56. Westland C, Delaney W 4th, Yang H, et al. Hepatitis B virus genotypes and virologic response in 694 patients in phase III studies of adefovir dipivoxil. Gastroenterology 2003; 125:107 – 16
57. Norder HB, Hammas SD, Lee K, et al. Genetic relatedness of hepatitis B viral strains of diverse geographical origin and natural variations in the primary structure of the surface antigen. J Gen Virol 1993,74:1341 – 8
58. Kidd-Ljunggren K, Oberg M, Kidd AH. The hepatitis B virus X gene: analysis of functional domain variation and gene phylogeny using multiple sequences. J Gen Virol 1995; 76:2119 – 30
59. Chan HLY, Leung NWY, Hussain M, Wong ML, Lok ASF. Hepatitis B e antigen-negative chronic hepatitis B in Hong Kong. Hepatology 2000; 31:763 – 8
60. Lok A, Akarca U, Greene S. Mutations in the pre-core region of the hepatitis B virus serve to enhance the stability of the secondary structure of the pre-genome encapsidation signal. Proc Nat Acad Sci 1994; 91:4077 – 81
61. Bowyer SM, Sim JG. Relationships within and between genotypes of hepatitis B virus at points across the genome: footprints of recombination in certain isolates. J Gen Virol 2000; 81:379 – 92
62. Bowyer SM, van Staden L, Kew MC, Sim JG. A unique segment of the hepatitis B virus group A genotype identified in isolates from South Africa. J Gen Virol 1997; 78:1719 – 29.
63. Orito E, Ichida T, Sakugawa H, et al. Geographic distribution of hepatitis B virus (HBV) genotype in patients with chronic HBV infection in Japan. Hepatology 2001; 34:590 – 4
64. Theamboonlers A, Jantaradsamee P, Kaew N, et al. The predominant genotypes of hepatitis B virus in Thailand. Ann Trop Med Parasitol 1999; 93: 737 – 43
65. Gust I. The epidemiology of viral hepatitis. In: Vyas GN (Hrsg.). Viral hepatitis and liver disease. Grune and Stratton; Orland 1984:415 – 21
66. Bozdayi AM, Aslan N, Bozdayi G, et al. Molecular epidemiology of hepatitis B, C and D viruses in Turkish patients. Arch Virol 2004; 149:2115 – 29
67. Yuen M, Sablon E, Yuan HJ. Significance of hepatitis B genotype in acute exacerbation, HBeAg seroconversion, cirrhosis-related complications, and hepatocellular carcinoma. Hepatology 2003; 37:562 – 7
68. Odemuyiwa SO, Mulders MN, Oyedele I, et al. Phylogenetic analysis of new hepatitis B virus isolates from Nigeria supports endemicity of genotype E in West Africa. J Med Virol 2001; 65:463 – 9
69. Flodgren E, Bengtsson S, Knutsson M, et al. Recent high incidence of fulminant hepatitis in Samara, Russia: molecular analysis of prevailing hepatitis B and D virus strains. J Clin Microbiol 2000; 38:3311 – 6.
70. Stuyver L, Gendt SD, Van Geyt C, et al. A new genotype of hepatitis B virus: complete genome and phylogenetic relatedness. J Gen Virol 2002; 81:67 – 74
71. Arauz-Ruiz P, Norder H, Robertson BH, Magnius LO. Genotype H: a new Amerindian genotype of hepatitis B virus revealed in Central America. J Gen Virol 2002; 83: 2059 – 73
72. Chu CF, Keefe EB, Han SH, et al. Hepatitis B virus genotypes in the United States: results of a nationwide study.Gastroenterology 2003; 125:444 – 1
73. Chu CF, Keefe EB, Han SH, et al. Prevalence of HBV precore/core promoter variants in the United States. Hepatology 2003; 38:619 – 28
74. Keeffe EB, Han SH, Perrillo RP, et al. Hepatitis B virus genotypes in the United States: results of a nationwide study. Gastroenterology 2003; 125:444 – 51

75. Alter HJ, Purcell RH, Gerin JL, et al. Transmission of hepatitis B to chimpanzees by hepatitis B surface antigen-positive saliva and semen. Infect Immun 1977; 16:928–33
76. Bancroft WH, Snitbhan R, Scott RM, et al. Transmission of hepatitis B virus to gibbons by exposure to human saliva containing hepatitis B surface antigen. J Infect Dis 1977; 135:79–85
77. Alter HJ, Seeff LB, Kaplan PM, et al. Type B hepatitis: the infectivity of blood positive for e antigen and DNA polymerase after accidental needlestick exposure. N Engl J Med 1976; 295:909–13.
78. Hindman SH, Gravelle CR, Murphy BL. "e" antigen, Dane particles and serum DNA polymerase activity in HBsAg carriers. Ann Intern Med 1976; 85:458–60
79. Shikata T, Karasawa T, Abe K. Hepatitis B e antigen and infectivity of hepatitis B virus. J Infect Dis 1977; 136:571–6
80. The Incident Investigation Team and others. Transmission of hepatitis B to patients from four infected surgeons without hepatitis B e antigen. N Engl J Med 1997; 336: 178–84
81. Alter HJ, Purcell RH, Holland PV. Clinical and serological analysis of transfusion-associated hepatitis. Lancet 1975; 2:838–41
82. Seeff LB, Wright EC, Zimmerman HJ, et al. VA cooperative study of post-transfusion hepatitis and responsible risk factors. Am J Med Sci 1975; 270:355–62.
83. Hutin YJ, Harpaz R, Drobeniuc J, et al. Injections given in healthcare settings as a major source of acute hepatitis B in Moldova. Int J Epidemiol 1999; 28:782–6
84. Alter MJ, Ahtone J, Maynard JE. Multipledose vial associated with transmission of hepatitis B virus in a hemodialysis unit. Ann Intern Med l983; 99:330–3
85. Polish LB, Shapiro CN, Bauer F, et al. Nosocomial transmission of hepatitis B virus associated with a spring-loaded fingerstick device. N Engl J Med 1992; 326:721–5
86. Hutin YJ, Goldstein ST, Varma JK. An outbreak of hospital-acquired hepatitis B virus infection among patients receiving chronic hemodialysis. Infect Control Hosp Epidemiol 1999; 20:731–5
87. Drescher J, Wagner D, Haverich A. Nosocomial hepatitis B virus infections in cardiac transplant recipients transmitted during transvenous endomyocardial biopsy. J Hosp Infect 1994; 26:81–92
88. Lettau L, Mccarthy JG, Smith MH. An outbreak of severe hepatitis due to delta and hepatitis B viruses in parenteral drug abusers and their contacts. N Engl J Med 1987; 317:1256–61
89. Mast EE, Alter MJ. Prevention of hepatitis B virus infection among health care workers. In: Ellis RS (ed). Hepatitis B vaccines in clinical practice. Marcel Dekker, New York, 1992, 295–307
90. Limentani AE, Elliott LM. An outbreak of hepatitis B from tattooing. Lancet 1979; 2:86–8
91. Kent GB, Brondum J, Keenlyside RA, LaFazia LM, Scott HD. A large outbreak of acupuncture-associated hepatitis B. Am J Epidemiol 1988; 127:591–8
92. Bond WW, Favero MS, Petersen NJ. Survival of hepatitis B virus after drying and storage for one week. Lancet 1981; 1:550–1
93. Alter MJ, Margolis HS. The emergence of hepatitis B as a sexually transmitted disease. Med Clin No Amer 1990; 74:1529–41
94. Stevens CE, Neurath RA, Beasley RP. HBeAg and antiHBs detection by radioimmunoassay. Correlation with vertical transmission of hepatitis B virus in Taiwan. J Med Virol 1979; 3:237–41

95. Repp R et al. Risk of hepatitis B virus transmission in school. Lancet 1994; 344:960 – 961
96. Heptonstall J. Transmission of hepatitis B to patients from four infected surgeons without hepatitis B e antigen. N Engl J Med 1997; 336:178 – 83
97. Caspari G, Gerlich WH. Mandatory hepatitis B virus testing for doctors. Lancet 1998; 352:991 – 5
98. Centers for Disease Control. Lack of transmission of hepatitis B to humans after oral exposure to hepatitis B surface antigen-positive saliva. MMWR 1978; 27:247 – 8
99. Glaser JB, Nadler JP. Hepatitis B virus in a cardiopulmonary resuscitation training course. Arch Intern Med 1985; 145:1653 – 5
100. Bekanntmachung des Arbeitskreises Blut des Bundesministeriums für Gesundheit Hepatitis-B-Virus (HBV): Stellungnahmen des Arbeitskreises Blut des Bundesministeriums für Gesundheit. Bundesgesundheitsbl -Gesundheitsforsch – Gesundheitsschutz, Springer-Verlag 2000:43:240 – 248
101. Xu ZY, Liu CB, Francis DP. Prevention of perinatal acquisition of hepatitis B virus carriage using vaccine: preliminary report of a randomized double-blind placebo-controlled and comparative trial. Pediatrics 1985; 76:713 – 8
102. Beasley RP, Hwang L-Y. Postnatal infectivity of hepatitis B surface antigen-carrier mothers. J Infect Dis 1983; 147:185 – 90
103. Franks AL, Berg CJ, Kane MA. Hepatitis B infection among children born in the United States to southeast Asian refugees. New Engl J Med 1989; 321:1301 – 5
104. Hurie MB, Mast EE, Davis JP. Horizontal transmission of hepatitis B virus infection to United Statesborn children of Hmong refugees. Pediatrics 1992; 89:269 – 73
105. Toukan AU, Sharaiha ZK, Abu-el-rub OA. The epidemiology of hepatitis B virus among family members in the Middle East. Am J Epidemiol 1990; 132:220 – 232
106. Pon EW, Ren HX, Margolis HS. Hepatitis B virus infection in Honolulu students. Pediatrics 1993; 92:574 – 8
107. Bernier RH, Sampliner R, Gerety R, et al. Hepatitis B infection in households of chronic carriers of hepatitis B surface antigen: factors associated with prevalence of infection. Am J Epidemiol 1982; 116:199 – 211
108. Szmuness W, Harley EJ, Prince AM. Intrafamilial spread of asymptomatic hepatitis B. Am J Med Sci 1975; 270:293 – 304
109. Petersen NJ, Barrett DH, Bond WH. Hepatitis B surface antigen in saliva, impetiginous lesions, and the environment in two remote Alaskan villages. Appl Environ Microbiol 1976; 32:572 – 4
110. Dienstag JL, Ryan DM. Occupational exposure to hepatitis B virus in hospital personnel: infection or immunization. Amer J Epidemiol 1982; 115:26 – 39
111. Hadler SC, Doto IL, Maynard JE.Occupational risk of hepatitis B infection in hospital workers, Infection Control 1985; 6:24 – 31.
112. Mahoney FJ, Stewart K, Hu H, Coleman P. Progress toward the elimination of hepatitis B virus transmission among health care workers in the United States. Arch Intern Med 1997; 157:2601 – 5
113. Beltrami EM, Williams IT, Shapiro CN, Chamberland ME. Risk and Management of Blood-Borne Infections in Health Care Workers. Clinical Microbiology Reviews 2000; 13:385 – 407
114. Smith JL, Maynard JE, Berquist KR, et al. Comparative risk of hepatitis B among physicians and dentists. J Infect Dis 1976; 133:705 – 706

115. West DJ. The risk of hepatitis B infection among health professionals in the United States: a review. Am J Med Sci 1984; 287:26–33.
116. RKI: Empfehlungen zur Verhütung der Übertragung von Hepatitis-B-Virus durch infiziertes Personal im Gesundheitsdienst. Epid. Bull 1999; 30: 221–223.
117. Margolis H, Alter M, Hadler S. Hepatitis B: Evolving epidemiology and implications for control. Sem Liver Dis 1991; 11:84–92.
118. Quale JM, Landman D, Wallace B, et al. Deja vu: nosocomial hepatitis B virus transmission and fingerstick monitoring. Am J Med 1998; 105:296–301.
119. Oren I, Hershow R, Ben-Porath, et al. A common-source outbreak of fulminant hepatitis B in a hospital. Ann Intern Med 1989; 110
120. Carl M, Blakey DL, Francis DP, Maynard JE. Interruption of hepatitis B transmission by modification of a gynaecologist's surgical technique. Lancet 1982; 1:731–3.
121. Lettau LA, Smith JD, Williams D, et al. Transmission of hepatitis B with resultant restriction of surgical practice. JAMA 1986; 255:934–7.
122. Prendergast TJ, Teitelbaum S, Peck B. Transmission of hepatitis B by a surgeon. Western J Med 1991; 154:353.
123. Levin ML, Maddrey WC, Wands JR, Mendeloff AI. Hepatitis B transmission by dentists. JAMA 1974; 228:1139–40.
124. Goodwin D, Fannin ST, McCracken BB. An oral-surgeon related hepatitis-B outbreak. Calif Morbid 1976:14:21–6.
125. Rimland D, Parkin WE, Miller GB, Schrack WD. Hepatitis B outbreak traced to an oral surgeon. N Eng J Med 1977; 296:953–8
126. Hadler SC, Sorley DL, Acree KH, et al. An outbreak of hepatitis B in a dental practice. Ann Intern Med 1981; 95:133–8
127. Reingold AL, Kane MA, Murphy BL, et al. Transmission of hepatitis B by an oral surgeon. J Infect Dis 1982; 145:262–8.
128. Ahtone J, Goodman RA. Hepatitis B and dental personnel: transmission to patients and prevention issues. J Am Dent Assoc 1983; 106:219–22
129. Goodman RA, Ahtone JL, Finton RJ. Hepatitis B transmission from dental personnel to patients: unfinished business. Ann Intern Med 1983; 96:119–24
130. Shaw FE, Barrett CL, Hamm R. Lethal outbreak of hepatitis B in a dental practice. JAMA 1986; 255:3260–4
131. CDC. Outbreak of hepatitis B associated with an oral surgeon. S New Hampshire. MMWR 1987; 38:132–3
132. Public Health Laboratory Service. Acute hepatitis B associated with gynaecological surgery: a report of a collaborative study by the Communicable Disease Surveillance Centre and the Epidemiological Research Laboratory of the Public Health Laboratory Service together with a district control-of-infection service. Lancet 1980; 1: 595–6
133. Haerem JW, Siebke JC, Ulstrup J, Geiran O, Helle I. HBsAg transmission from a cardiac surgeon incubating hepatitis B resulting in chronic antigenemia in four patients. Acta Med Scand 1981; 210:389–92
134. District Control of Infection Officer. Acute hepatitis B following gynaecological surgery. J Hosp Infect 1987; 9:34–8
135. Coutinho RA, Albrecht-van Lent P, Stoutjesdijk L, et al. Hepatitis B from doctors. Lancet 1982; 1:345–6
136. Polakoff S. Acute hepatitis B in Britain related to previous operations and dental treatment. Br Med J 1986; 293:33–6

137. Welch J, Webster M, Tilzey AJ, Noah ND. Hepatitis B infections after gynaecological surgery. Lancet 1989; 1:205–7
138. Polakoff S. Acute viral hepatitis B reported to the Public Health Laboratory Service. J Infect 1990; 20:163–8
139. Heptonstall J. Outbreaks of hepatitis B virus infection associated with infected surgical staff. Comm Dis Rep 1991; 1:81–5
140. Prentice MB, Flower AJE, Morgan GM. Infection with hepatitis B virus after open heart surgery. Br Med J 1992; 304:761–4
141. Johnston BL, MacDonald S, Lee S. Nosocomial hepatitis B associated with orthopedic surgery – Nova Scotia. Can Commun Dis Rep 1992; 18:89–90
142. Snydman DR, Hindman SH, Wineland MD, Bryan JA, Maynard JE. Nosocomial viral hepatitis B: a cluster among staff with subsequent transmission to patients. Ann Intern Med 1976; 85:573–7
143. Rimland D, Parkin WE, Miller PHGB. Hepatitis B out-break traced to an oral surgeon. N Engl J Med 1977; 296:953–8
144. Grob PJ, Bischof B, Naeff F. Cluster of hepatitis B transmitted by a physician. Lancet 1981; 2:1218–20
145. Johnson I. Hepatitis B – EEG clinics outbreak investigation: final report, January, 1997. Ontario Ministry of Health, Toronto, Canada
146. Harpaz R, Von Seidlin L, Averhoff FM, et al. Transmission of hepatitis B virus to multiple patients from a surgeon without evidence of inadequate infection control. N Engl J Med 1996; 334:549–54
147. Empfehlung der Deutschen Vereinigung zur Bekämpfung der Viruskrankheiten (DVV) zur Prävention der nosokomialen Übertragung von Hepatitis B Virus (HBV) und Hepatitis C Virus (HCV) durch im Gesundheitswesen Tätige (Stand: Januar 2004). In: Roß RS, Roggendorf M (Hrsg.): Übertragungsrisiko von HBV, HCV und HIV durch infiziertes medizinisches Personal. Pabst Science, Lengerich 2004
148. Gunson RN, Shouval D, Roggendorf M, et al. European Consensus Group. Hepatitis B virus (HBV) and hepatitis C virus (HCV) infections in health care workers (HCWs): guidelines for prevention of transmission of HBV and HCV from HCW to patients. J Clin Virol 2003; 27:213–30
149. Corden S, Ballard AL, Ijaz S, et al. HBV DNA levels and transmission of hepatitis B by health care workers. J Clin Virol 2003; 27:52–8
150. Douvin C, Simon D, Zinelabidine H, et al. An outbreak of hepatitis B in an endocrinology unit traced to a capillary-blood-sampling device. N Engl J Med 1990; 322:57–8
151. Vickers J, Painter MJ, Heptonstall J, Yusaf JHM, Craske J. Hepatitis B outbreak in a drug trials unit: investigation and recommendations. Commun Dis Report 1994; 4:1–5
152. Oren I, Hershow RC, Ben-Porath E, et al. A common-source outbreak of fulminant hepatitis B in a hospital. Ann Intern Med 1989; 110:691–8
153. Centers for Disease Control: Hepatitis B virus: a comprehensive strategy for eliminating transmission in the United States through universal childhood vaccination: recommendations of the Immunization Practices Advisory Committee (ACIP). MMWR 1991; 40:1–25.
154. Williams IT, Perz JF, Bell BP. Viral hepatitis transmission in ambulatory health care. Clin Infect Dis 2004; 38:1592–8

155. Kent GP, Brondum J, Keenlyside RA, et al. A large outbreak of acupuncture-associated hepatitis B. Am J of Epidemiol 1988; 127:591–9
156. Magdzik W. Hepatitis B epidemiology in Poland, Central and Eastern Europe and the Newly Independent States. Vaccine 2000; 18:13–6
157. Chang MH, Chen CJ, Lai MS, et al. Universal hepatitis B vaccination in Taiwan and the incidence of hepatocellular carcinoma in children. Taiwan Childhood Hepatoma Study Group. N Engl J Med 1997; 336:1855–9
158. Da Villa G, Sepe A, Piccinino F, Scolastico C. Pilot project of universal hepatitis B vaccination of newborns in a hyperendemic area: results after 17 years. In Margolis HS, Alter MJ, Liang TJ, Dienstag JL (Hrsg.). Viral Hepatitis and Liver Disease, International Medical Press, Atlanta 2002. 258–60
159. Chang M, Chen C, Lai M, et al. Universal hepatitis B vaccination in Taiwan and the incidence of hepatocellular carcinoma in children. Taiwan Childhood Hepatoma Study Group. N Engl J Med 1997; 336:1855–9
160. RKI: Virushepatitis B und C bis zum Jahr 2000. Epid Bull 2002; 24:195–9.
161. RKI: Mitteilungen der Ständigen Impfkommission am Robert Koch-Institut: Empfehlungen der Ständigen Impfkommission (STIKO) am Robert Koch-Institut/Stand: Juli 2004. Epid. Bull 2004; 30:235–50
162. RKI: Mitteilung der Deutschen Vereinigung zur Bekämpfung der Viruskrankheiten e.V.: Empfehlungen zur Verhütung der Übertragung von Hepatitis-B-Virus durch infiziertes Personal im Gesundheitsdienst. Epid Bull 1999; 30:222–3
163. Gerlich WH: Hepatitis B und C: Übertragungsgefahr auf Patienten durch infiziertes medizinisches Personal. Bundesgesundheitsbl–Gesundheitsforsch Gesundheitsschutz 2004; 47:369–78
164. Glück D, Kubanek B, Maurer C, Petersen N. Seroconversion of HIV, HCV and HBV in blood donors in 1998 – Risk of transmission by blood products in Germany. Infusionsther Transfusionsmed 1998; 25:82–84

3 Immunologie und Immunprophylaxe

Wulf O. Böcher

3.1 Immunologie

3.1.1 Immunpathogenese

Wie alle viralen Hepatitiden ist auch die Hepatitis B eine immunologisch vermittelte Erkrankung. Das verursachende Hepatitis-B-Virus ist nicht zytopathisch, wie in verschiedenen Zellkulturen und transgenen Mäusen gezeigt. Die Leberschädigung entsteht durch die Immunantwort des infizierten Wirtes gegen verschiedene HBV-Antigene, die von infizierten Hepatozyten an der Oberfläche präsentiert werden. Virus-spezifische zytotoxische T-Lymphozyten (CTL), unterstützt durch T-Helferzellen (Th-Zellen), hemmen in diesen Zellen die Virusvermehrung sowohl durch Zerstörung infizierter Zellen als auch durch nicht zytopathische Zytokin-vermittelte Mechanismen, die die Integrität der Zelle wahren. Diese Mechanismen bestimmen über den Ausgang der Infektion: Ausheilung oder Persistenz [1].

Pathogenese der akuten, selbst-limitierten Hepatitis B

Nach Infektion auf parenteralem Wege gelangt das Virus über das Blut in die Leber, wo es allerdings erst Wochen oder Monate nach Infektion nachweisbar wird. Es ist aufgrund des Fehlens valider Tiermodelle bis heute unklar, wo das Virus sich während der langen Inkubationszeit aufhält, und ob es in dieser Phase evtl. schon extrahepatische Gewebe infiziert. Ebenfalls unklar ist, über welchen zellulären Rezeptor die viralen Hüllproteine (präS2-, präS1- und HBs-Antigen) an die Zielzelle anheften. Auf viraler Seite scheint dieser Kontakt durch eine spezielle Peptidsequenz im PräS1-Molekül vermittelt zu sein [2]. Die frühen Schritte der Infektion (Anheftung an und Eintritt in die Zelle) sind wegen des Fehlens zuverlässiger Infektionsmodelle in Zellkultur und Tiermodell für das HBV ebenfalls wenig bekannt. Nach Aufnahme in die Hepatozyten läuft dort in Zytoplasma und Zellkern der komplette Replikationszyklus des Virus ab, ohne dass die Zelle geschädigt würde (siehe Kap. 1). Vermutlich werden neben Hepatozyten auch andere Wirtszellen infiziert, v. a. Zellen des lymphatischen Systems (Lymphozyten, Monozyten), die das extrahepatische Reservoir für Rezidive nach Lebertransplantation darstellen könnten [3]. Ob das Virus dort auch replizieren kann, ist unklar.

Die frühesten Abwehrmechanismen des Wirtes gegen das eingedrungene HBV stellen die Mechanismen der natürlichen Immunität dar (Abb. 3.**1**). In den infizierten Zellen wird Interferon alpha (IFNα) produziert, das sowohl innerhalb derselben Zelle als auch auf benachbarte Zellen wirkt, indem es die Expression verschiedener IFNα-regulierter Gene induziert, die ihrerseits die virale Replikation hemmen und die Virus-DNA zerstören. Andererseits wirkt dieses Zytokin auch aktivierend auf die Zellen des natürlichen Immunsystems (v. a. natürliche Killerzellen, NK-Zellen). Durch aus den infizierten Leberzellen freigesetzte Viren und virale Bestandteile werden zudem ortsständige dendritische Zellen (DZ) aktiviert, die ihrerseits IFNα freisetzen, das antiviral wirkt und NK-Zellen stimuliert [4]. Diese unspezifischen Mechanismen führen ohne Leberschädigung bereits vor der klinisch manifesten Lebererkrankung zum sehr starken Abfall der Viruslast [5, 6], sind aber ohne die spezifischen Zellen des adaptiven Immunsystems, die die zweite Abwehrlinie gegen das Virus darstellen, nicht ausreichend, um das Virus zu eliminieren oder zu kontrollieren.

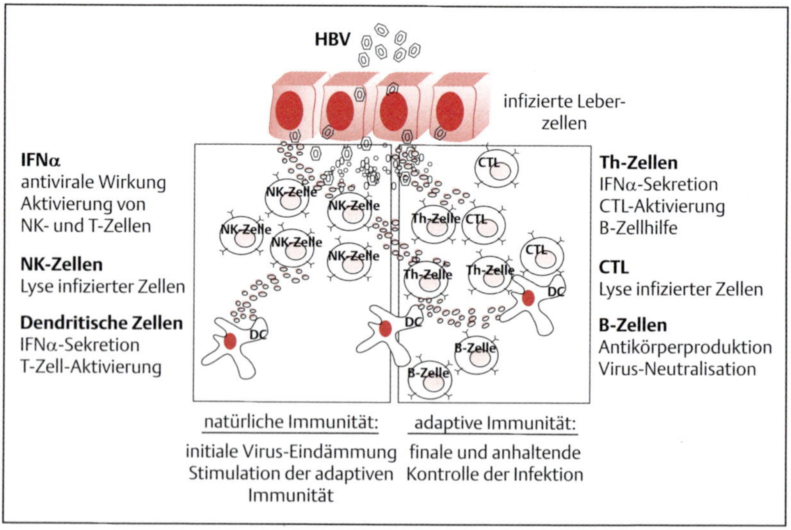

Abb. 3.**1** Pathogenese der Hepatitis B.

Diese adaptive HBV-spezifische Immunantwort scheint für den Ausgang der Infektion, Virus-Elimination versus -Persistenz, von entscheidender Bedeutung zu sein [7]. Dendritische Zellen in der Leber, die durch freigesetzte Viren und Virus-Antigene aktiviert werden, prozessieren die aufgenommenen HBV-Antigene und wandern in die regionalen Lymphknoten, wo sie in engen Kontakt mit naiven Antigen-spezifischen Th-Zellen und CTL kommen und diese durch ihre besondere Ausstattung mit kostimulatorischen Oberflächenmolekülen stimulieren. Über die efferente Lymphe und das Blut kommen diese nunmehr HBV spezifisch aktivierten T-Zellen zurück in die Leber, wo sie durch Zytolyse infizierter Leberzellen und Sekretion antiviral aktiver Zytokine (Interferon-α, TNF alpha) ihre Effektorfunktionen ausüben und die Virusinfektion bekämpfen (Abb. 3.**1**). Auch bei diesen Vorgängen kommt dem IFNα eine entscheidende antivirale und immunstimulierende Bedeutung zu.

Die neben Th-Zellen und CTL dritte Zellpopulation der adaptiven Immunantwort, die B-Zellen, wird ebenfalls von dendritischen Zellen in Kooperation mit Th-Zellen im Lymphknoten stimuliert. Sie wandern dann v. a. in Milz und Knochenmark, wo sie Antikörper (= Immunglobuline) gegen die verschiedenen Bestandteile des Virus sezernieren. Antikörper gegen HBc-Ag und HBe-Ag können mit den routinemäßig eingesetzten Tests erfasst und diagnostisch genutzt werden (anti-HBc-Ak und anti-HBe-Ak). Entgegen unseren allgemein üblichen serologischen Testsystemen scheint allerdings die Mehrzahl chronischer HBV Patienten auch seropositiv für Antikörper gegen die HBV Hüllproteine HBs, PräS1 und PräS2 zu sein. Diese Antikörper entziehen sich jedoch nur der Routinediagnostik durch die Bindung an die sehr hochtitrig im Serum zirkulierenden korrespondierenden Antigene und damit der Bildung von Antigen-Antikörperkomplexen, sind aber mit speziellen Assays zu detektieren [8]. Die physiologische Bedeutung dieser HBV spezifischen Antikörper besteht in der Bindung freier oder an der Zelloberfläche exprimierter Viruspartikel und Hüllantigene. Freie Viren können durch diese Komplexierung keine neuen Zellen infizieren und werden stattdessen über spezielle Immunglobulin-Rezeptoren in DZ und Makrophagen aufgenommen und prozessiert bzw. abgebaut. Zudem können entsprechende Antikörper an virale Antigene, die an der Oberfläche von infizierten Leberzellen exprimiert werden, binden und diese durch Aktivierung der Faktoren des Komplementsystems lysieren. Auf diese Weise werden HBV-infizierte Zellen zerstört und der Nachschub für die Infektion neuer Zellen abgeschnitten. Dennoch scheinen diese humoral vermittelten Mechanismen für die Ausheilung einer etablierten Infektion gegenüber den zellulär vermittelten Immunmechanismen von untergeordneter Bedeutung zu sein.

Funktioniert dieses Zusammenspiel der verschiedenen Faktoren des natürlichen und des adaptiven Immunsystems, so kommt es zur Ausbildung einer starken und multispezifischen CTL- und Th-Zellantwort mit der Folge einer spontanen Ausheilung nach einer akut verlaufenden, häufig klinisch sogar inapparenten Hepatitis. Dieser selbst-limitierte Verlauf tritt in der überwiegenden Mehrheit der im Erwachsenenalter erworbenen Infektionen ein. Dennoch persistiert das Virus in der Mehrzahl der Patienten mit ausgeheilter Hepatitis (d. h. serologisch nur anti-HBc-Ak positiv) lebenslang ohne serologischen Nachweis von HBV-Antigenen oder HBV-DNA und kann im Falle der Organspende von einem solchen Spender Ausgangspunkt einer Infektion des Empfängers sein.

Pathogenese der chronischen Hepatitis B

Etwa 5 % der im Erwachsenenalter, aber über 90 % der im Neugeborenenalter erworbenen HBV-Infektionen nehmen einen chronischen Verlauf. Dafür scheinen bei Erwachsenen nach heutigem Wissensstand nicht virale Faktoren verantwortlich zu sein, sondern ein HBV-spezifischer T-Zelldefekt der Patienten. Während Patienten mit akut ausheilender Hepatitis breite und starke CTL- und Th-Zellantworten entwickeln, findet sich bei Patienten mit chronisch verlaufender Hepatitis schon in der akuten und dann auch in der chronischen Phase nur eine schwache und gegen wenige virale Antigene gerichtete T-Zellantwort [1, 9]. Obwohl dieser T-Zelldefekt primär HBV-spezifische Th-Zellen und CTL zu betreffen scheint, ist dessen genaue Ursache weiterhin unbekannt. Eine defekte T-Zellstimulation durch dendritische Zellen wurde beschrieben, würde aber einen eher generellen Immundefekt verursachen und erscheint nach neueren Befunden ausgeschlossen [10]. Genetische Faktoren wie bestimmte Zytokinpromotor-Polymorphismen, HLA-Allele oder ein eingeschränktes T-Zellrezeptor-Repertoire könnten eine Rolle spielen, sind aber bisher schlecht belegt [11]. Aus der insuffizienten antiviralen Immunantwort resultiert eine Dysbalance zwischen T-Zellaktivität und Virusreplikation mit der Folge einer chronischen mehr oder weniger frustranen Entzündungsreaktion in der Leber, die langfristig zu Leberzirrhose und -karzinom führen kann. Dabei haben inaktive HBs-Träger (niedrige Viruslast, niedrige Transaminasen) noch relativ gut funktionierende immunologische Kontrollmechanismen der Virusreplikation, während immuntolerante HBV-Träger (hohe Viruslast, normale Transaminasen) nahezu keine spezifischen T-Zellantworten aufweisen und dementsprechend die Virus-Replikation nicht mehr kontrollieren können [6].

Nach HBV-Infektion von Neugeborenen und Säuglingen, z. B. im Rahmen der Geburt, kommt es fast immer zu einem chronischen Verlauf der Hepatitis. Dies wird auf die weitgehende Unreife des frühkindlichen Immunsystems zurückgeführt. Aufgrund einer reduzierten Expression kostimulierender Moleküle und Sekretion antiinflammatorischer Zytokine durch DZ und andere Antigen-präsentierende Zellen werden aufgenommene Antigene in einem Kontext präsentiert, der zur Induktion spezifischer T-Zelltoleranz führt. In der physiologischen Situation ist dies sinnvoll, um Entzündungsreaktionen gegen körpereigene oder mütterliche Antigene in Fetus und Plazenta mit der möglichen Folge eines Abortes oder einer Fehlbildung zu vermeiden. Nach Infektion mit einem Pathogen, gegen das kein Nestschutz durch mit der Muttermilch übertragene Antikörper besteht, hat dieser ursprüngliche Schutzmechanismus allerdings hohe Chronifizierungsraten zur Folge.

Kurz gefasst: Bereits die unspezifische natürliche Immunabwehr führt zu einer deutlichen Abnahme der Virusreplikation. Zur vollständigen Elimination ist jedoch noch zusätzlich eine adaptive Immunantwort notwendig. Bei einer Infektion im Erwachsenenalter kommt es meist zu einer starken und spezifischen CTL- und Th-Zellantwort, die dann zur Ausheilung der Infektion führt.

3.2 Immunprophylaxe

3.2.1 Grundlagen und Wirkmechanismen der Hepatitis-Impfung

Zwar ist der zelluläre Rezeptor noch unbekannt, über den das Virus seine Zielzelle erkennt, an diese bindet und der letztlich die Virus-Aufnahme in die Zelle vermittelt (siehe Kap. 1). Dennoch ist klar, dass wie bei anderen viralen Infektionen die Proteine der Virushülle den ersten Kontakt zum Hepatozyten herstellen [2]. Durch Blockade dieser Virus-Zell-Interaktion, z. B. durch kompetitive Peptide oder gegen das Hüllprotein gerichtete HBs-Ak, lässt sich die Infektion der Zelle inhibieren [2, 12]. HBs-Ak binden an die Oberflächenmoleküle der im Blut zirkulierenden Viren und neutralisieren diese, indem deren Hüllproteine mit Antikörpern besetzt werden und nicht mehr für die Kontaktaufnahme mit der Zielzelle zur Verfügung stehen. Stattdessen werden diese Immunkomplexe aus Antigen bzw. Virus und Antikörper besonders effizient in Makrophagen aufgenommen, in deren Lysosomen die Viren abgebaut und zerstört werden.

Prinzipiell können ausreichende HBs-Ak-Spiegel im Serum durch direkte Injektion von aus gesunden Spendern gewonnenen HBs-Ak erzielt werden (passive Impfung) oder indirekt durch Impfung mit dem viralen Oberflächenantigen (HBs-Antigen), die dann im Empfänger eine B- und T-Zellaktivierung bewirkt mit der Folge einer HBs-Antikörperbildung (aktive Impfung).

3.2.2 Postexpositionsprophylaxe

Vorteil der passiven Impfung ist der rasche Wirkungseintritt, der Empfänger ist unmittelbar nach Applikation gegen eine Infektion geschützt. Hauptnachteil ist der relativ rasche Abbau der übertragenen Antikörper, sodass der protektive Effekt nur kurz anhält. Hinzu kommt eine wenn auch eher theoretische Infektionsgefahr des Empfängers. Da diese Antikörper derzeit noch von gesunden Spendern gewonnen werden, könnten bisher unbekannte Erreger oder Infektionen des Spenders innerhalb der Phase des diagnostischen Fensters zur Infektion eines gesunden Empfängers führen. Hauptdomäne dieser passiven Impfmaßnahmen sind daher Situationen, in denen es auf einen schnellen Impfschutz ankommt, oder in denen eine aktive Impfung versagt hat oder wenig Erfolgsaussichten hat. Im Wesentlichen kommt daher die passive Immuni-

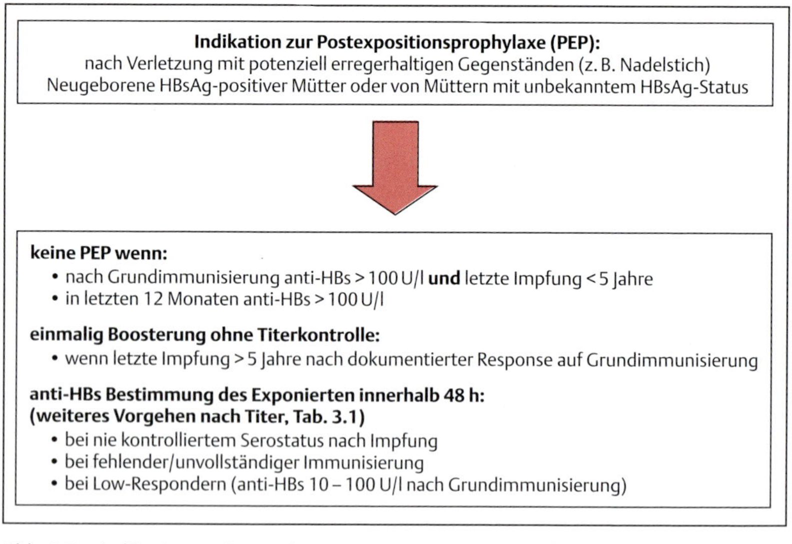

Abb. 3.**2** Indikation und Vorgehen zur Postexpositionsprophylaxe gegen Hepatitis B (nach STIKO 2004).

Tabelle 3.1 Dosierung und Applikationsschema für prophylaktische und postexpositionelle Vakzinierung (STIKO 2004)

Prinzip	Präparat	Hersteller	Dosierung		
			Erwachsene	Immun-supprimierte	Kinder und Säuglinge[1]
aktiv	Engerix®	GlaxoSmithKline	3 x 20 µg i. m. Tg 0, Mo 1+ 6	3 – 4 x 40 µg i. m. Tg 0, Mo 1, (2) + 6	3 x 10 µg i. m. Tg 0, Mo 1+ 6
	HBVaxPro®	Aventis Pasteur MSD	3 x 10 µg i. m. Tg 0, Mo 1+ 6	3 – 4 x 40 µg i. m. Tg 0, Mo 1, 2 + 12	3 x 5 µg i. m. Tg 0, Mo 1+ 6
passiv	Hepatect®	Biotest	6 – 10 IE/kg i. v.	6 – 10 IE/kg i. v.	6 – 10 IE/kg i. v.
	HepB-Immunglobulin Behring® (HBIg)	ZLB Behring	0,06 ml/kg i. m.	0,06 ml/kg i. m.	0,06 ml/kg i. m.

[1]Neugeborene: Unmittelbar postpartal (< 12 Stunden) erste Dosis Engerix® (10 µg) bzw. HBVaxPro® (5 µg) i. m.; simultan kontralateral HBIg 1 ml (Wdh. Woche 4) bzw. Hepatect® 20 IE/kg i. v.

sierung als Postexpositionsprophylaxe (siehe auch Kap. 5) oder zum Schutz vor einer HBV-Reinfektion nach Lebertransplantation zum Einsatz.

Die Indikation für eine passive Immunisierung nach Exposition gegenüber potenziell HBV-kontaminierten Körperflüssigkeiten ergibt sich aus dem Impfstatus des Exponierten (Abb. 3.**2**). Eine passive Immunisierung sollte außer bei Patienten nach einer Lebertransplantation immer nur zusätzlich zur aktiven Impfung erfolgen. Hauptindikation ist die unmittelbar postpartale Simultan-Impfung von Neugeborenen chronisch (oder akut) HBV-infizierter Mütter. Neugeborene sollten unmittelbar postpartal (< 12 Stunden) die erste intramuskuläre Dosis der aktiven HBs-Vakzine (10 µg Engerix bzw. 5 µg HBVaxPro erhalten. Simultan sollte kontralateral i. m. HBIg 1 ml (Wdh. Woche 4) bzw. einmalig i. v. Hepatect 20 I.E./kg appliziert werden (Tab. 3.**1**). In den aktuellen Empfehlungen der STIKO wird weiterhin postexpositionell eine passive Immunisierung lediglich empfohlen bei bekannten Impf-Nonrespondern (also anti-HBs < 10 U/l nach Grundimmunisierung), bei aktuellem anti-HBs-Titer < 10 U/l oder wenn der Response-Status unbekannt und innerhalb von 48 Stunden kein aktueller Titer des Exponierten zu bestimmen ist (Abb. 3.**2**) (Tab. 3.**2**) [13]. Zwei Präparate sind in Deutschland derzeit für die intravenöse oder intramuskuläre Injektion zugelassen, deren Dosierungen und Applikationsweise der Tab. 3.**1** zu entnehmen sind.

Eine Sondersituation stellt das Vorgehen bei der Reinfektionsprophylaxe nach Lebertransplantation dar (s. u.).

Kurz gefasst: Eine passive Impfung mit HB-Ig wird immer nur in Verbindung mit einer aktiven Impfung verabreicht und ist nur indiziert, wenn ein sofortiger Schutz erreicht werden soll, z. B. direkt nach einer Exposition mit infektiösem Material.

Tabelle 3.**2** Postexpositionsprophylaxe in Abhängigkeit vom aktuellen Impftiter (nach STIKO 2004)

Anti-HBs (aktuell)	aktiv (HBsAg)	passiv (HBIg)	Besonderheiten
= 100 U/l	–	–	innerhalb der letzten 12 Monate bestimmt
= 10 – <100 U/l	+	–	
< 10 U/l	+	+	auch Impf-NR
nicht < 48 h bestimmbar	+	+	wenn Indexpatient HBsAg+ oder unbekannt

3.2.3 Aktive Impfung mit einer HBs-Vakzine

Seit 1981 wird das Prinzip der aktiven Impfung mit zunächst aus Plasma aufgereinigtem und später rekombinant in Hefekulturen hergestelltem HBV-Hüllprotein (HBs-Ag) zur Primärprophylaxe der HBV-Infektion genutzt. Die aktive Impfung mit dem HBV-Oberflächenantigen führt durch die kontinuierliche Produktion der entsprechenden Anti-HBs-Immunglobuline durch die Empfänger-eigenen B-Zellen zu einer lang anhaltenden protektiven Wirkung. Die Rolle der zugleich induzierten spezifischen T-Zellantworten für die protektive Wirkung der Vakzine ist derzeit noch unklar [14]. Da diese Antigene seit den späten 1980er-Jahren rekombinant in Hefekulturen hergestellt werden, besteht heute kein Infektionsrisiko mehr. Hauptnachteil ist das langsame Eintreten des Impfschutzes, der oft erst nach der dritten Injektion eintritt, die 6 Monate nach Beginn der Grundimmunisierung verabreicht wird. In der Zwischenzeit ist der Patient nicht sicher vor einer Infektion geschützt.

Aktuell sind in Deutschland zwei rekombinante Impfstoffe zugelassen: Engerix® und HBVaxPro®, die beide rekombinant in Hefekulturen hergestelltes HBV-Hüllprotein und Aluminiumhydroxid als Adjuvanz enthalten. Erwachsene bekommen zur Grundimmunisierung 3 Einzeldosen von je 20 µg bzw. 10 µg intramuskulär in den M. deltoideus appliziert. Die zweite Dosis wird 4 Wochen nach der ersten Dosis gegeben, die dritte Dosis 6 Monate nach der ersten Dosis (Abb. 3.**3**). Neugeborene und Kinder bis zum 16. Lebensjahr erhalten nach gleichem Schema reduzierte Dosen (Tab. 3.**2**). Wenn sich einzelne Impfungen verschoben haben, gilt das Prinzip: „Jede Impfung gilt", eine unvollständige Grundimmunisierung sollte also im Zweifelsfall auch Jahre nach der ersten oder zweiten Dosis komplettiert, nicht aber wiederholt werden. Unterschiede zwischen beiden Präparaten in Wirksamkeit oder Nebenwirkungsprofil gibt es nicht.

Die HBV-Impfung stellt in Deutschland seit 1996 eine Regelimpfung für alle Säuglinge dar. Darüber hinaus ergeben sich Indikationen für bestimmte

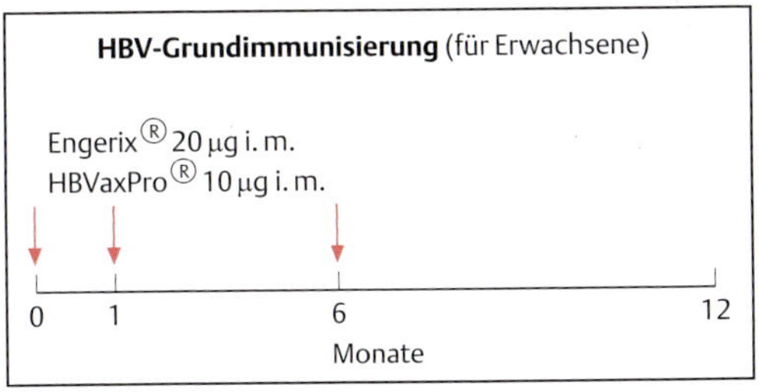

Abb. 3.**3** Aktive Impfung gegen Hepatitis B: Impfschema für Erwachsene.

Tabelle 3.**3** Indikationen für eine aktive Impfung gegen Hepatitis B (nach STIKO 2004)

Regelimpfung für Säuglinge (> 2. Monat)
Personal und Auszubildende bzw. Studenten im Gesundheitswesen (inkl. Reinigungskräfte)
Personal und Patienten in psychiatrischen Einrichtungen
Personal und Patienten in Fürsorge-Einrichtungen für Zerebralgeschädigte oder Verhaltensgestörte sowie Personen in Behindertenwerkstätten
Personen, die durch Blutkontakte mit möglicherweise infizierten Personen gefährdet sind (Polizei; Feuerwehr; Rettungsdienste; Gefängnispersonal oder Sozialarbeiter mit Kontakt zu Drogenabhängigen; betriebliche oder ehrenamtliche Ersthelfer)
Patienten mit chronischer Nierenkrankheit, möglichst vor Eintreten der Dialysepflicht
Patienten mit häufiger Übertragung von Blut oder Blutbestandteilen (z. B. Hämophilie)
Patienten mit chronischen Leberkrankungen oder chronischer Erkrankung mit hepatischer Beteiligung (z. B. Sarkoidose)
Patienten vor ausgedehnten chirurgischen Eingriffen (Herz-Lungen-Maschine, Lebertransplantation etc.)
Homosexuelle Männer, Drogenabhängige, Prostituierte, länger einsitzende Strafgefangene
HIV-infizierte Patienten
Kontaktpersonen von chronischen HBV-Patienten (in Familie/Wohngemeinschaft oder Kindergärten/-heimen, Pflegestätten, Schulklassen, Spielgemeinschaften)
Reisende in Endemiegebiete bei längerem Aufenthalt oder engen Kontakten zur Bevölkerung

Personengruppen mit erhöhtem Infektionsrisiko, wie z. B. Beschäftigte in Gesundheitsberufen, die von der Ständigen Impfkommission (STIKO) des Robert Koch-Institutes definiert [13] und in Tab. 3.**3** aufgeführt sind.

3.2.4 Wirksamkeit der HBV-Impfung

Die Immunogenität der aktiven Impfstoffe ist insgesamt sehr gut, etwa 90–95 % der immunkompetenten Kinder und Erwachsenen entwickeln nach einem kompletten Impfzyklus von drei Einzeldosen einen protektiven Antikörper-Titer. Allerdings ist im individuellen Falle das Ansprechen von zahlreichen

Faktoren abhängig: Alter, Geschlecht, verwendetes Impfschema, subkutane vs. intradermale Applikation, Therapie mit immunsupressiven Medikamenten, Immunstatus etc. Auch scheinen im Einzelnen noch weitgehend unbekannte genetische Faktoren die Impfantwort gerade auf das HBs-Antigen stark zu beeinflussen [15]. Die beiden in Deutschland zugelassenen Impfstoffe unterscheiden sich bei identischem Impfschema (obgleich unterschiedlichen Dosierungen) nicht signifikant in ihrer Immunogenität; lediglich der Kombinationsimpfstoff mit der Hepatitis A-Vakzine (HAVRIX®) könnte etwas höhere Impftiter erreichen, wobei diese klinische Bedeutung bei gleicher protektiver Serokonversionsrate vermutlich vernachlässigbar ist [16]. Ursächlich könnte die höhere Zahl simultan applizierter T-Zellantigene in der Kombinationsvakzine sein. Neue verbesserte Impfstoffe sind in der Entwicklung, die zum Ziel haben, zumindest gleich hohe Ansprechraten in kürzerer Zeit und mit weniger Impfdosen zu erreichen. Zudem könnten solche Impfstoffe für Non-Responder und immunkompromittierte Patienten von Bedeutung sein.

Der Impferfolg sollte bei Patienten mit Immundefekt (HIV, Dialysepflichtigkeit, Z. n. Organtransplantation, immunsuppressive Therapie etc.) oder hohem Infektionsrisiko (Gesundheitsberufe etc.) durch Bestimmung des HbsAk-Titers im Serum innerhalb von 4–8 Wochen nach der dritten Dosis im Serum überprüft werden. Andererseits wird nach Routineimpfung angesichts der in Deutschland geringen und weiter abnehmenden Prävalenz der Erkrankung und des damit geringen Expositionsrisikos für die Allgemeinbevölkerung eine generelle Überprüfung des Impferfolges nicht empfohlen. Von dem initialen Ansprechen ist das weitere Vorgehen sowohl in der Primärprophylaxe als auch im Falle einer HBV-Exposition das post-expositionelle Vorgehen entscheidend abhängig. Ein nach vollendeter Grundimmunisierung gemessener anti-HBs-Spiegel im Serum < 10 U/l definiert eine Non-Response und impliziert bei bestehendem Infektionsrisiko ein entsprechendes Vorgehen (s. u.). Ein Impftiter zwischen 10 und 100 U/l (Low-Responder) markiert zwar das prinzipielle Erreichen eines protektiven Schutzes, allerdings ist mit einem rascheren Abfall des Antikörperspiegels zu rechnen, weshalb bei Risikopersonen die direkte Verabreichung einer weiteren Booster-Dosis empfohlen wird.

In den USA konnte durch die Einführung einer generellen Impfung von Kleinkindern im Jahr 1991, die 1995 auf Jugendliche bis zum 15. und 1999 dann bis zum 18. Lebensjahr ausgeweitet wurde, die Inzidenz des Auftretens einer akuten Hepatitis B von 8,5/100 000 im Jahr 1990 auf 2,8/100 000 im Jahr 2002 auf fast ein Drittel gesenkt werden. Auch in HBV-Endemiegebieten konnten Impfprogramme an Kleinkindern den lang anhaltenden Schutz vor einer HBV-Infektion demonstrieren [17]. In der Folge kam es in afrikanischen Ländern, Taiwan und anderen zu einer rasanten Abnahme der HBV-Inzidenz in den vakzinierten Altersklassen und zeitlich versetzt zur rückläufigen Inzidenz der Komplikationen einer chronischen HBV-Infektion, also der Leberzirrhose und des hepatozellulären Karzinoms [17, 18]. In Deutschland wird seit der WHO-Empfehlung 1996 ein universelles Impfprogramm für alle nach 1996 geborenen Kinder durchgeführt. Daneben gilt seitens der STIKO des Robert-Koch-Institutes die HBV-Impfung als Indikationsimpfung für Risikogruppen, die auch im Erwachsenenalter generell vakziniert werden sollten (siehe auch Kap. 5) (Tab. 3.**3**) [13].

Kurz gefasst: Die gut verträgliche Impfung mit rekombinantem HBs-Ag führt bei den meisten Personen nach dreimaliger Anwendung zu einem effektiven und viele Jahre anhaltenden Schutz vor Infektion mit HBV. Eine Impfung gegen HBV wird in Deutschland von der STIKO für Erwachsene vor allem für verschiedene Risikogruppen empfohlen. Die Regelimpfung für Säuglinge wird über die nächsten Dekaden zu einem deutlichen Rückgang der HBV-Infektionen und ihrer Spätkomplikationen in Deutschland und weltweit führen.

3.2.5 Anhalten des Impfschutzes

Die ersten Impfprogramme in Endemiegebieten wurden noch mit aus Plasma aufgereinigtem HBs-Impfstoff in den frühen 1980er-Jahren begonnen. Inzwischen liegen Nachuntersuchungen dieser Kohorten vor, die einen Zeitraum von über 15 Jahren überblicken [17]. Allen in verschiedenen Ländern durchgeführten Studien gemeinsam ist die hohe Effektivität der HBs-Impfung im Langzeitverlauf bezüglich der Verhinderung akuter oder chronisch verlaufender Hepatitiden, obwohl über diesen Zeitraum regelhaft ein Abfall der HBs-Ak-Titer im Serum auf Werte < 100 U/l zu verzeichnen ist und gelegentlich bei Geimpften sog. Durchbruch-Infektionen mit HBc-Ak-Serokonversion auftreten [19, 20]. Das Auftreten solcher Durchbruch-Infektionen ist insgesamt aber sehr selten (0,84 pro 1000 Personen pro Jahr) und häufig durch Infektion mit einer HBs-Mutante bedingt [20]. In der Regel waren diese Infektionen klinisch nicht signifikant, da sie weder symptomatisch waren noch chronisch verlaufen sind. Das außerordentlich seltene Auftreten von Durchbruchs-Infektionen mit nachfolgender chronischer Infektion war hingegen eng mit einem Nichtansprechen auf die Grundimmunisierung (HBs-Ak = 10 U/l) assoziiert [19]. Bei Ansprechen auf die heute übliche Dosierung sind im bisher auswertbaren 15-jährigen Verlauf keine chronischen Infektionen beschrieben [20], sodass der Langzeitschutz der Vakzine als außerordentlich effektiv eingeschätzt wird [17].

Derzeit werden in Deutschland Auffrischimpfungen in Abhängigkeit vom primären Impfansprechen empfohlen: bei anti-HBs-Spiegeln von < 100 U/l, gemessen 4 – 8 Wochen nach Grundimmunisierung, sollte umgehend eine weitere Impfung mit anschließender Kontrolle erfolgen; bei anti-HBs ≤ 100 U/l und fortbestehendem Infektionsrisiko wird eine einzelne Dosis zur Auffrischimpfung nach 10 Jahren empfohlen [13]. Ob wirklich solche Booster-Injektionen nötig sind, um den Impfschutz langfristig aufrechtzuerhalten, ist allerdings unklar. Bisher wird in den meisten Ländern außerhalb Deutschlands aufgrund der vorliegenden Daten auf eine regelhafte serologische Testung und Auffrischimpfungen verzichtet. Da die Kohorten, die schon Jahre vor der klinischen Verbreitung der HBs-Vakzine geimpft wurden, weiter verfolgt werden, werden die Ergebnisse im weiteren Verlauf rechtzeitig die Notwendigkeit von weiteren Auffrischimpfungen aufzeigen.

3.2.6 Sicherheit der HBV-Impfung

Die rekombinanten Impfstoffe sind sehr sicher. Häufiger beschriebene Nebenwirkungen in großen Plazebo-kontrollierten Studien waren lokale Schmerzen und Schwellung im Bereich der Injektionsstelle, selten kam es vorübergehend zu Fieber, Zephalgien, Myalgien oder Müdigkeit [21, 22]. Einzelfallberichte über das Auftreten neurologischer Komplikationen wie Guillain-Barré-Syndrom, Krampfanfälle, Fazialis-Parese oder Opticus-Neuritis konnten in einem Kollektiv von über 2,5 Millionen in den Jahren 1986 – 1990 geimpfter Erwachsener nicht bestätigt werden. Die Häufigkeit dieser Erkrankungen überstieg nicht diejenige in der Normalbevölkerung [23].

Kurz gefasst: Die Impfung ist exzellent verträglich, effektiv und sehr sicher. Ob die einmal erfolgreiche Immunisierung auch nach mehreren Dekaden wenn auch nicht vor einer Infektion möglicherweise aber vor einer chronischen Hepatitis-B-Erkrankung schützt, ist noch unklar, da die Nachbeobachtungszeiten für die ersten geimpften Personen noch nicht lange genug sind. Die meisten Länder verzichten auf HBs-Ak Titermessungen im Verlauf, in Deutschland wird in Risikokollektiven nach einem Absinken der Ak-Titer unter 100 U/l eine Booster-Impfung empfohlen.

3.2.7 Vorgehen in Spezialsituationen

Impf-Non-Responder

Non-Responder sind immunkompetente Personen, die 4–8 Wochen nach einer korrekt durchgeführten Impfung mit drei Standarddosen einer zugelassenen HBs-Vakzine HBs-Ak-Spiegel im Serum von < 10 U/l entwickelt haben. Solche Personen sollten nach den gegenwärtigen Empfehlungen bei bestehender Risikokonstellation für eine HBV-Infektion mit drei weiteren Impfdosen im Abstand von 1–3 Monaten vakziniert werden [24]. In der Folge werden 40–60% dieser Personen eine Serokonversion zu protektiven anti-HBs-Spiegeln erleben [24]. Für die verbleibenden Non-Responder könnte eine intradermale Vakzinierung möglicherweise eine effiziente Option darstellen, obwohl die Daten für eine allgemeine Empfehlung noch nicht ausreichen [14]. Für die Empfehlung des Robert-Koch-Institutes auch Low-Respondern (anti-HBs im Serum 10–99 U/l nach Grundimmunisierung) eine weitere Dosis zu applizieren gibt es zwar keine sichere Evidenz-Basis, allerdings wiesen solche Personen in einer Studie ein etwas erhöhtes Risiko für klinisch jedoch irrelevante Durchbruch-Infektionen auf [19].

Patienten nach Lebertransplantation

Patienten, die wegen einer HBV-assoziierten Leberzirrhose eine Lebertransplantation erhalten, erleiden in über 80% der Fälle innerhalb weniger Tage nach Transplantation eine Reinfektion. Durch eine Monotherapie mit Hepatitis-B-Immunglobulin (HBIG) kann diese Rezidivrate auf 20–35% gesenkt werden, durch eine alleinige Lamivudin-Therapie auf 40–50%. Aktuell gilt die Kombination beider Therapien als therapeutischer Standard, der zu einer Reduktion der HBV-Reinfektionen auf 0–10% geführt hat [25]. Die HBIG Dosierung wird dabei so gewählt, dass die HBs-Ak-Spiegel in einem Bereich > 100 U/l bleiben. Es steht allerdings zu erwarten, dass mit zunehmender Lamivudin-Vorbehandlung der zur Transplantation kommenden Patienten die Wirksamkeit dieser Kombination wegen der von der Therapiedauer abhängigen Resistenzentwicklung gegen Lamivudin abnehmen wird. Bei Vorliegen einer Lamivudin-Resistenzmutante sollte eines der neueren Nukleosid- oder Nukleotid-Analoga (Adefovir, Tenofovir, Entecavir usw., siehe auch Kapitel 9) zum Einsatz kommen.

Eine erfolgreiche aktive HBV-Impfung in dieser Situation wäre eine wünschenswerte Alternative, da sie langfristig wirksam, nebenwirkungsarm und kostengünstig wäre. Die initialen sehr günstigen Ansprechraten auf eine doppelt dosierte HBV-Impfung [26] ließen sich allerdings in einer Nachfolgestudie nicht reproduzieren [27]. In einer jüngeren Studie konnte durch eine HBs-Vakzination mit zwei neuen Adjuvanzien bei 16 von 20 Patienten nach Lebertransplantation ein anti-HBs-Zielspiegel von über 100 U/l erreicht werden, der auch nach Absetzen von HBIG über einen längeren Zeitraum anhielt [28]. Bisher sind diese Daten allerdings nicht reproduziert worden und das neue Adjuvans steht noch nicht für die Impfstoffproduktion zur Verfügung. Daher wird eine aktive HBV-Impfung nach Lebertransplantation derzeit noch nicht empfohlen.

Hämodialyse-Patienten

Patienten mit chronischer Niereninsuffizienz stellen wegen des erhöhten Infektionsrisikos (Bluttransfusionen, extrakorporales Ersatzverfahren) und zugleich wegen des aggravierten Verlaufs ein wichtiges Risikokollektiv dar. Für diese Patienten wird eine drei- bis viermalige HBV-Impfung mit erhöhter Einzeldosis (jeweils 40 µg) empfohlen (Tab. 3.**2**). Solche Patienten sollten nach Möglichkeit bereits vor Eintreten der Dialysepflicht geimpft werden, da das Impfansprechen aufgrund der bestehenden Immundefizienz mit einer protektiven Serokonversionsrate von 40 – 60 % gegenüber gesunden Probanden deutlich reduziert ist und mit dem Ausmaß der Niereninsuffizienz zu korrelieren scheint [29]. Da die erreichten Impftiter rascher als bei Immunkompetenten abfallen, werden jährliche Titerkontrollen und Auffrischimpfungen bei anti-HBs Spiegeln < 10 U/l empfohlen. Zukünftige Strategien zur Steigerung der Impfantwort könnten in Entwicklung befindliche neue Impfstoffe, die intradermale Applikationsweise oder die gleichzeitige Verabreichung von GM-CSF als Adjuvans darstellen.

Kurzgefasst: Bei Non-Respondern oder immunsupprimierten Patienten führen Impfschemata über längere Zeiträume oder mit höheren Dosierungen häufig doch zu einem effektiven Impfschutz. Nach Lebertransplantation als Spätfolge einer HBV-Infektion wird derzeit kombiniert die Gabe eines Nukleosidanalogons mit wiederholten Gaben von HBsAk bis zum konstanten Vorliegen eines Titers von mehr als 100 U/ml empfohlen.

Literatur

1. Bertoletti A, Ferrari C. Kinetics of the immune response during HBV and HCV infection. Hepatology 2003; 38:4 – 13.
2. Glebe D, Aliakbari M, Krass P, Knoop EV, Valerius KP, Gerlich WH. Pre-s1 antigen-dependent infection of Tupaia hepatocyte cultures with human hepatitis B virus. J Virol 2003; 77:9511 – 9521.
3. Lew YY, Michalak TI. In vitro and in vivo infectivity and pathogenicity of the lymphoid cell- derived woodchuck hepatitis virus. J Virol 2001; 75:1770 – 1782.
4. Banchereau J, Steinman RM. Dendritic cells and the control of immunity. Nature 1998; 392:245 – 252.
5. Guidotti LG, Rochford R, Chung J, Shapiro M, Purcell R, Chisari FV. Viral clearance without destruction of infected cells during acute HBV infection. Science 1999; 284:825 – 829.
6. Webster GJ, Reignat S, Brown D, Ogg GS, Jones L, Seneviratne SL, Williams R, et al. Longitudinal analysis of CD8+ T cells specific for structural and nonstructural hepatitis B virus proteins in patients with chronic hepatitis B: implications for immunotherapy. J Virol 2004; 78:5707 – 5719.
7. Thimme R, Wieland S, Steiger C, Ghrajeb J, Reimann KA, Purcell RH, Chisari FV. CD8(+) T cells mediate viral clearance and disease pathogenesis during acute hepatitis B Virus infection. J Virol 2003; 77:68 – 76.
8. Maruyama T, McLachlan A, Iino S, Koike K, Kurokawa K, Milich DR. The serology of chronic hepatitis B infection revisited. J Clin Invest 1993; 91:2586 – 2595.
9. Urbani S, Boni C, Amadei B, Fisicaro P, Cerioni S, Valli MA, Missale G, et al. Acute phase HBV-specific T cell responses associated with HBV persistence after HBV/HCV coinfection. Hepatology 2005; 41:826 – 831.
10. Tavakoli S, Schwerin W, Rohwer A, Hoffmann S, Weyer S, Weth R, Meisel H, et al. Phenotype and function of monocyte derived dendritic cells in chronic hepatitis B virus infection. J Gen Virol 2004; 85:2829 – 2836.
11. Thursz M, Yallop R, Goldin R, Trepo C, Thomas HC. Influence of MHC class II genotype on outcome of infection with hepatitis C virus. The HENCORE group. Hepatitis C European Network for Cooperative Research. Lancet 1999; 354:2119 – 2124.
12. Ilan E, Burakova T, Dagan S, Nussbaum O, Lubin I, Eren R, Ben-Moshe O, et al. The HBV-Trimera Mouse: A Model for Human HBV Infection and Evaluation of Anti-HBV therapeutic Agents. Hepatology 1999; 29:553 – 562.
13. Koch-Institut R. Empfehlungen der Ständigen Impfkommission am Robert Koch-Institut / Stand: Juli 2004. Epidemiol Bulletin 2004; 2004:236 – 250.
14. Rahman F, Dahmen A, Herzog-Hauff S, Bocher WO, Galle PR, Lohr HF. Cellular and humoral immune responses induced by intradermal or intramuscular vaccination with the major hepatitis B surface antigen. Hepatology 2000; 31:521 – 527.
15. Hohler T, Reuss E, Evers N, Dietrich E, Rittner C, Freitag CM, Vollmar J, et al. Differential genetic determination of immune responsiveness to hepatitis B surface antigen and to hepatitis A virus: a vaccination study in twins. Lancet 2002; 360: 991 – 995.
16. Murdoch DL, Goa K, Figgitt DP. Combined hepatitis A and B vaccines: a review of their immunogenicity and tolerability. Drugs 2003; 63:2625 – 2649.
17. FitzSimons D, Francois G, Hall A, McMahon BJ, Meheus A, Zanetti A, Duval B, et al. Long–term efficacy of hepatitis B vaccine, booster policy and impact of hepatitis B virus mutants. Vaccine 2005; 23:4158 – 4166.

18. Chang MH, Chen CJ, Lai MS, Hsu HM, Wu TC, Kong MS, Liang DC, et al. Universal hepatitis B vaccination in Taiwan and the incidence of hepatocellular carcinoma in children. Taiwan Childhood Hepatoma Study Group. N Engl J Med 1997; 336:1855–1859.
19. Whittle H, Jaffar S, Wansbrough M, Mendy M, Dumpis U, Collinson A, Hall A. Observational study of vaccine efficacy 14 years after trial of hepatitis B vaccination in Gambian children. Bmj 2002; 325:569.
20. McMahon BJ, Bruden DL, Petersen KM, Bulkow LR, Parkinson AJ, Nainan O, Khristova M, et al. Antibody levels and protection after hepatitis B vaccination: results of a 15-year follow-up. Ann Intern Med 2005; 142:333–341.
21. Szmuness W, Stevens CE, Harley EJ, Zang EA, Oleszko WR, William DC, Sadovsky R, et al. Hepatitis B vaccine: demonstration of efficacy in a controlled clinical trial in a high-risk population in the United States. N Engl J Med 1980; 303:833–841.
22. Francis DP, Hadler SC, Thompson SE, Maynard JE, Ostrow DG, Altman N, Braff EH, et al. The prevention of hepatitis B with vaccine. Report of the centers for disease control multi-center efficacy trial among homosexual men. Ann Intern Med 1982; 97:362–366.
23. Hepatitis B virus: a comprehensive strategy for eliminating transmission in the United States through universal childhood vaccination. Recommendations of the Immunization Practices Advisory Committee (ACIP). MMWR Recomm Rep 1991; 40:1–25.
24. Jilg W, Rink C, Kallinowski B. Immunprophylaxe der Hepatitis B. Z Gastroenterol 2004; 42:698–702.
25. Lok AS. Prevention of recurrent hepatitis B post-liver transplantation. Liver Transpl 2002; 8:S67–73.
26. Sanchez-Fueyo A, Rimola A, Grande L, Costa J, Mas A, Navasa M, Cirera I, et al. Hepatitis B immunoglobulin discontinuation followed by hepatitis B virus vaccination: A new strategy in the prophylaxis of hepatitis B virus recurrence after liver transplantation. Hepatology 2000; 31:496–501.
27. Angelico M, Di Paolo D, Trinito MO, Petrolati A, Araco A, Zazza S, Lionetti R, et al. Failure of a reinforced triple course of hepatitis B vaccination in patients transplanted for HBV-related cirrhosis. Hepatology 2002; 35:176–181.
28. Bienzle U, Gunther M, Neuhaus R, Vandepapeliere P, Vollmar J, Lun A, Neuhaus P. Immunization with an adjuvant hepatitis B vaccine after liver transplantation for hepatitis B-related disease. Hepatology 2003; 38:811–819.
29. Stevens CE, Alter HJ, Taylor PE, Zang EA, Harley EJ, Szmuness W. Hepatitis B vaccine in patients receiving hemodialysis. Immunogenicity and efficacy. N Engl J Med 1984; 311:496–501.

4 Hepatitis B – Diagnostik und klinische Verläufe

Andreas Erhardt

4.1 Diagnostik

Die spezifische Diagnostik der Hepatitis-B-Infektion umfasst neben laborchemischen Untersuchungen die Hepatitis-Serologie und die Hepatitis-B Nukleinsäure-Analyse. Zur Beurteilung von Schweregrad oder Komplikationen der Hepatitis B kann es sinnvoll sein, das diagnostische Spektrum um Leberhistologie, Ultraschall des Abdomens, Computertomographie, Magnetresonanztomographie oder Ösophagogastroduodenoskopie zu erweitern. Bei Bestätigung einer Hepatitis B sollte immer eine Hepatitis D ausgeschlossen werden. Weitere Vi-

Tabelle 4.**1** Rationaler Einsatz der diagnostischen Parameter bei der Hepatitis B (Untersuchungen in Klammern sind fakultativ)

Zweck	Parameter und Untersuchungen
Ausschluss HBV-Infektion	HBsAg, anti-HBc
Screening auf HBV	HBsAg, (anti-HBc), GPT (Transaminasen)
Verdacht auf akute HBV	HBsAg, anti-HBc, GPT (Transaminasen), anti HBc-IgM, HBV-DNA, (anti-HDV)
Verdacht auf chronische HBV	HBsAg, anti-HBc, GPT (Transaminasen), HBV-DNA, HBeAg, anti-HBe, anti-HDV
Diagnostik vor antiviraler Therapie	HBsAg, anti-HBc, GPT, HBV DNA quantitativ, HBeAg, anti-HBe, (anti-HBc-IgM), anti-HDV, (HBV-Genotyp, Leberpunktion, HBV-Mutanten), Ausschluss anderer Lebererkrankungen
Diagnostik für Screening auf HBV-Leberzirrhose	Transaminasen, Serumelektrophorese, Bilirubin, Quick, Thrombozyten, AFP, ÖGD, US (CT, MRT, Fibroscan)
Diagnostik bei bestätigter HBV-Leberzirrhose	AFP und US alle 3–6 Monate, Serumelektrophorese, Bilirubin, Quick, Thrombozyten alle 6 Monate, ÖGD einmal jährlich (bei nachgewiesenen Varizen evtl. häufiger)

Abk.: AFP = Alpha-Fetoprotein; US = Ultraschall; ÖGD = Ösophagogastroduodenoskopie

rus-Koinfektionen (z. B. Hepatitis C, Hepatitis A, HIV), Overlapsyndrome mit der Autoimmunhepatitis und Komorbiditätsfaktoren (Aflatoxine im westlichen Afrika, Alkoholkonsum, andere Lebererkrankungen) sollten in die differenzialdiagnostischen Überlegungen mit einbezogen werden. Tab. 4.**1** fasst die für Diagnose und Therapieentscheidung wichtigen diagnostischen Parameter zusammen.

4.1.1 Serumuntersuchungen

Serumuntersuchungen umfassen in erster Linie die Transaminasen (GOT, GPT, γ-GT). Typischerweise ist bei der Hepatitis B die GPT höher als die GOT. Bei einem Teil der Patienten finden sich normale Leberwerte, insbesondere bei der immuntoleranten Verlaufsform der Hepatitis B. Die Erhöhung der GPT ist bei der HBeAg-positiven Hepatitis B relativ konstant. Bei der HBeAg-negativen Hepatitis B finden sich häufiger undulierende Verläufe der Transaminasen [1]. Die γGT ist nach Ausschluss von Alkoholkonsum und anderen toxischen Faktoren ein Laborparameter, der mit dem Stadium der Leberfibrose korreliert [2]. Bilirubin, Immunglobuline in der Serumelektrophorese, Thrombozyten und Albumin eignen sich als Indikatoren und Verlaufsparameter der Leberzirrhose. Bilirubin und Immunglobuline können bei der Leberzirrhose erhöht sein, während Albumin und Thrombozyten in der Regel erniedrigt sind. Unter den nicht invasiven, serologischen Verfahren zur Vorhersage einer höhergradigen Fibrose oder Leberzirrhose ist der APRI („AST to platelet ratio index")-Score am einfachsten durchzuführen [3].

$$\text{APRI} = \frac{\text{Verhältnis von gemessenem GOT-Wert zu Referenzwert}}{\text{Thrombozyten [/µl]}} \times 10^5$$

Ein APRI-Score von < 0,5 schließt eine signifikante Fibrose weitgehend aus, während ein APRI-Score von > 1,5 eine höhergradige Fibrose und ein APRI-Score > 2 eine Leberzirrhose anzeigt. Das Alpha-Fetoprotein ist ein Tumormarker für das hepatozelluläre Karzinom (HCC), das allerdings bei etwa 20–50 % der Patienten trotz Vorliegen eines HCCs negativ ausfallen kann [4, 5].

4.1.2 Hepatitis-Serologie

Die serologische Diagnostik bei der Hepatitis B erscheint relativ komplex, kann aber auf einige wenige Parameter beschränkt werden (Tab. 4.**2**). Abb. 4.**1** gibt den zeitlichen Verlauf der serologischen Parameter nach Infektion wieder.

Tabelle 4.2 Serologische Muster bei verschiedenen Verlaufsformen der Hepatitis B

	HBsAg	Anti-HBs	Anti-HBc	Anti-HBc IgM	HBeAg	Anti-HBe	Transaminasen	HBV-DNA
Z. n. Hepatitis B	–	+	+	–	–	–/(+)	–	–
Z. n. Impfung	–	+	–	–	–	–	–	–
Akute Hepatitis B	+	–	+	+	+/(–)	–	++	+
Inaktiver HBsAg-Träger	+	–	+	–	–	+	–	–
Immuntolerante, replikative Hepatitis B	+	–	+	–	+/(–)	–/(+)	–	++
Immunaktive, HBeAg-positive Hepatitis B	+	–	+	–	+	–	+(+)	+(+)
Immunaktive, HBeAg-negative Hepatitis B	+	–	+	–	–	+	+	+

HBsAg: Das HBsAg („hepatitis B virus surface antigen") ist das Hüllprotein des Virus, das sich aus den großen, mittleren und kleinen Oberflächenproteinen („large, middle, small hepatitis surface proteins" [lHBs, mHBs, sHBs]; siehe Kap. 1) zusammensetzt. HBsAg ist 1 – 10 Wochen nach Virus-Inokulation nachweisbar und damit bereits vor der Erhöhung der Transaminasen oder klinischer Symptome detektierbar. Der qualitative Nachweis von HBsAg genügt für die Diagnose einer Hepatitis B und damit einer potenziellen Infektiosität. Ist HBsAg länger als 24 Wochen nachweisbar, liegt eine chronische Hepatitis B vor. Für die Entscheidung der Behandlungsbedürftigkeit einer chronischen Hepatitis B sind neben dem HBsAg weitere Parameter notwendig, von denen HBV-DNA und Transaminasen die wichtigsten sind. In der Frühphase einer In-

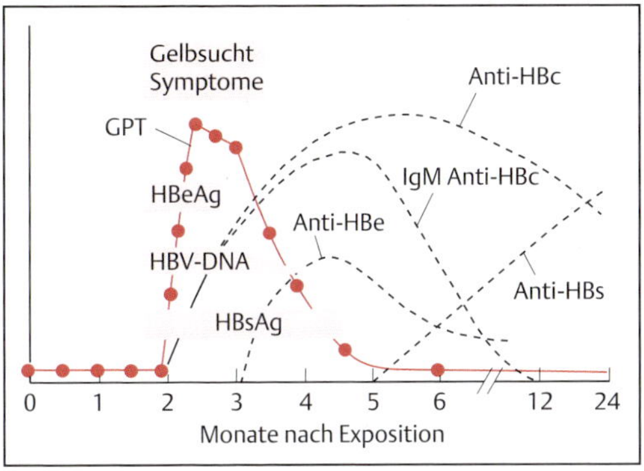

Abb. 4.**1** Zeitlicher Verlauf der serologischen Parameter bei akuter selbst-limitierender HBV-Infektion.

fektion und bei Vorliegen von Mutationen kann HBsAg ausnahmsweise trotz Vorliegen einer Infektion nicht nachweisbar sein (s. u.). HBsAg bildet nicht nur die Hülle der DNA-haltigen Viruspartikel, sondern findet sich in Form sphärischer und filamentöser Partikel ohne DNA in großer Menge im Serum und induziert dadurch möglicherweise Immuntoleranz. Hohe HBsAg-Titer können ein negativer prädiktiver Faktor für das Ansprechen auf eine antivirale Therapie sein [6, 7]. Vom HBsAg existieren verschiedene Subtypen bzw. Serotypen, die immunologisch charakterisiert werden. Alle Serotypen (adw, adr, ayw, ayr) tragen die so genannte alpha-Determinante „a" (AS 124 – 147 des sHBs-Proteins) und unterscheiden sich durch weitere Determinanten im sHbs (*d* oder *y* durch Lys oder Arg an AS 120 und *w* oder *r* durch Lys oder Arg an AS 160). Antikörper gegen die a-Determinante vermitteln Schutz gegen alle Serotypen. Die HBV-Serotypen zeigen zwar aufgrund der geografischen Verteilung eine gewisse Korrelation mit den HBV-Genotypen, sind jedoch von diesen zu unterscheiden. Die Bestimmung der Serotypen hat in der Regel keine klinische Bedeutung.

Anti-HBs-Antikörper: Der Nachweis von anti-HBs-Antikörpern und der Verlust von HBsAg im Verlauf einer HBV-Infektion zeigen die Ausheilung der Infektion an (HBs-Serokonversion). Patienten nach Serokonversion sind lebenslang geschützt und weisen in der Regel auch anti-HBc-Antikörper auf. Nach einer erfolgreichen Impfung finden sich nur anti-HBs-Antikörper.

Core-Protein: Das Core-Protein ist für die Kapsidbildung des HBV essenziell, kann aber nicht im Serum sondern nur im Lebergewebe nachgewiesen werden.

Anti-HBc-Antikörper: Antikörper gegen das Core-Protein werden von allen Patienten ausgebildet, die eine HBV Infektion durchlaufen. In der Akutphase einer Hepatitis B ist in der Regel anti-HBc-IgM hochtitrig nachweisbar, fällt nach 6 Monaten ab und ist darüber hinaus nicht oder nur niedrigtitrig nachweisbar, es sei denn es kommt zu einem entzündlichen Schub der Erkrankung. Anti-HBc-IgG-Antikörper bleiben auch nach Ausheilung der HBV-Infektion in der Regel als „Seronarbe" erhalten. Anti-HBc-Antikörper können der einzige Indikator für eine HBV-Infektion sein. Dies gilt z. B. auch für die Phase des „diagnostischen Fensters" nach Verlust des HBsAg und vor dem Auftreten von anti-HBs-Antikörpern.

HBeAg: Das HBeAg ist genetisch und strukturell mit dem Core-Protein verwandt. Das HBe-Gen unterscheidet sich vom HBc-Gen durch die zusätzliche Präcore-Region, die eine 29 AS lange Proteinsequenz kodiert. Durch postranslationelle Trunkierung am N-Terminus und Carboxy-Terminus entsteht das reife, lösliche HBeAg (siehe auch Kap. 1). Trotz der ausgeprägten Homologie unterscheiden sich Core-Protein und HBeAg immunologisch. HBeAg ist ein Replikationsmarker: Der Nachweis von HBeAg zeigt eine hohe Virusreplikation an. Allerdings schließt ein fehlendes HBeAg eine Virusreplikation nicht aus. Bei der replikativen HBeAg-negativen Hepatitis liegt in der Regel eine Stop-Mutation (G1896A) in der Präcore-Region vor, die die Translation des HBeAg verhindert [7, 8]. Seltener finden sich andere Mutationen in der Präcore-Region oder im Core-Gen selbst [7]. Die quantitative HBV-DNA ist somit ein besserer Marker für die Determinierung der Virusreplikation als das HBeAg. Allerdings ist das HBeAg ein guter Parameter zur Abschätzung des natürlichen Verlaufs der Hepatitis B.

Es konnte gezeigt werden, dass HBeAg das TH1/TH2-Gleichgewicht zugunsten der TH2-Antwort und damit zur Immuntoleranz verschiebt [9]. Patienten mit einem Therapieansprechen auf Interferon scheinen niedrigere HBeAg-Titer aufzuweisen als Patienten mit Non-Response [7].

Anti-HBe-Antikörper: Das Auftreten von anti-HBe-Antikörpern ist bei HBeAg-positiven Patienten in der Regel mit dem Verlust des HBeAg, einer Normalisierung der Leberwerte und Suppression des HBV-DNA verbunden. Diese HBe-Serokonversion (Verlust von HBeAg, Auftreten von anti-HBe-Antikörpern) ist häufig ein Zielkriterium der antiviralen Therapie, findet aber auch spontan statt. Das Vorliegen von anti-HBe-Antikörpern schließt jedoch eine replikative Hepatitis B nicht aus (s. o.).

HBxAg und anti-HBx-Antikörper: Das X-Gen kodiert für das kleinste, 154 AS lange Genprodukt des HBV. Das X-Gen spielt u. a. eine Rolle bei der Apoptose, malignen Transformation und Virusreplikation [10]. Antikörper gegen das X-Protein sind möglicherweise ein früher Marker der HBV-Infektion und finden sich zudem gehäuft bei Vorliegen einer Leberzirrhose und dem hepatozellulären Karzinom [11]. Die Bestimmung von HBxAg und anti-HBx-Antikörpern hat keinen Eingang in die Routinediagnostik gefunden.

4.1.3 HBV-DNA

Die Bestimmung der HBV-DNA kann mittels Signalamplifikations-Assays (z. B. Hybridisierungs-Assay) oder Targetamplifikations-Assays (z. B. Polymerasekettenreaktion; PCR) durchgeführt werden (Abb. 4.**2**). Für die Bestimmung der cccDNA (covalently closed circular DNA) bedarf es spezieller Verfahren, die für den alltäglichen Einsatz nicht zur Verfügung stehen. Die Angabe der HBV-DNA-Konzentration im Serum sollte nach den Vorgaben der WHO in IU (international units)/ml angegeben werden. Vielfach wird aber die Konzentration noch in c (copies)/ml oder pg/ml angegeben. Die Umrechung von IU in copies ist für die verschiedenen Testsysteme nicht einheitlich (Tab. 4.**3**). Für die Umrechnung von pg in copies legt man das Gewicht eines HBV-Partikels von etwa 4 attogramm (10^{-18}) zugrunde. Tab. 4.**3** gibt eine Aufstellung der kommerziell erhältlichen Assays und deren diagnostische Sensitivität zur Bestimmung der HBV-DNA wieder [12].

Hybridisierungs-Assays: Das Verfahren beruht auf der Assoziation (Hybridisierung) zweier komplementärer DNA-Stränge oder RNA-DNA-Stränge, von denen einer mit einem Farbstoff oder Fluoreszenz-markiert ist und damit die Detektion erlaubt. Die Hybridisierung kann in der flüssigen Phase („liquid phase hybridisation assay") oder der festen Phase erfolgen. Da eine Signalamplifikation aber keine HBV-DNA-Amplifikation stattfindet, ist die Sensitivität der Assays mit 10^4 – 10^5 copies/ml eher gering, die Reproduzierbarkeit jedoch gut. In der Regel ist der Hybridisierungsassay zur Einschätzung der Therapiebedürftigkeit einer Hepatitis B ausreichend. So bedürfen Patienten mit einem Virustiter unter der Nachweisgrenze des Hybridisierungsassays in der Regel keiner antiviralen Therapie.

PCR-Assays: Das Prinzip der Polymerasekettenreaktion beruht auf der DNA-Amplifikation durch wiederholte DNA-Denaturierung und Elongation nach Bindung von spezifischen Primern (Oligonukleotide) mittels einer hitzestabilen Taq („thermophilus aquaticus")-DNA-Polymerase. Die PCR kann als qualitatives oder quantitatives Verfahren eingesetzt werden und erreicht eine diag-

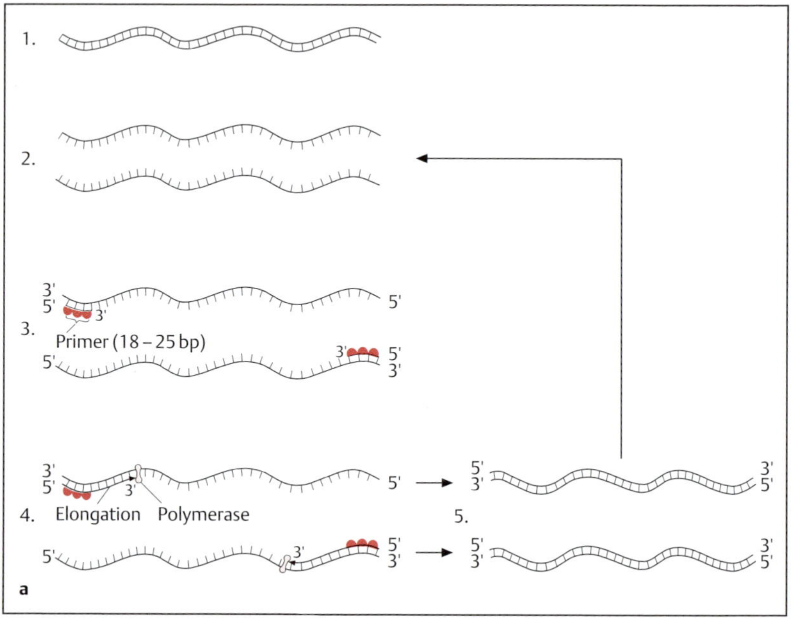

Abb. 4.**2** Verfahren zum HBV-DNA-Nachweis:
A Polymerasekettenreaktion (PCR): **1** Doppelsträngige HBV-DNA; **2** Doppelsträngige HBV-DNA wird mittels Hitze in einzelsträngige DNA denaturiert; **3** Hybridisierung („annealing") der spezifischen Primer; **4** Verlängerung („elongation") der HBV-DNA mittels thermostabiler Taq („thermophilus aquaticus")-Polymerase; **5** Ergebnis: Verdopplung der DNA-Stränge, die nun einer erneuten Denaturierung (Schritt 2) zugeführt werden können.
B Hybridisierungsassay (branched DNA Assay = bDNA Assay): **1** HBV-DNA hybridisiert an spezifische DNA-Fangsonden („capture extender"), die wiederum an DNA-beschichtete Mikrotiterplatten binden. HBV-DNA wird in einer zweiten Hybridisierungreaktion an eine DNA-Zielsonde für den Signalaufbau gebunden („label extender"); **2** Hybridisierung der Verstärkersonde; **3** Ergebnis: Emittiertes Chemilumineszenzsignal ist proportional zur eingesetzten Virusmenge.
C Quantitative PCR am Beispiel der TaqMan-PCR: **1** Doppelsträngige HBV-DNA; **2** Denaturierung der HBV-DNA und Hybridisierung der TaqMan-Probe mit einem Reporter-Fluoreszenz-Farbstoff (R) und einem Quencher (Q), der die Emission des Lichtsignals unterdrückt. Annealing der Primer zur DNA-Elongation am 3'und 5'-Ende; **3, 4** Elongation der HBV-DNA mittels Taq-Polymerase. Bei Erreichen der TaqMan-Probe wird aufgrund der Exonuklease-Aktivität der Polymerase der Reporter-Fluoreszenz-Farbstoff vom Quencher abgespalten. Das emittierte Licht ist proportional zur eingesetzten DNA-Menge; **5** Auffüllen (Elongation) der DNA-Stränge, die dann für eine erneute Denaturierung zur Verfügung stehen.

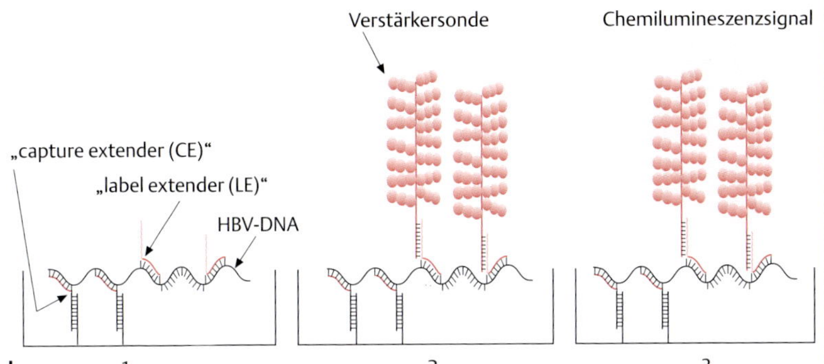
Verstärkersonde
Chemilumineszenzsignal
„capture extender (CE)"
„label extender (LE)"
HBV-DNA
1.
2.
3.

b

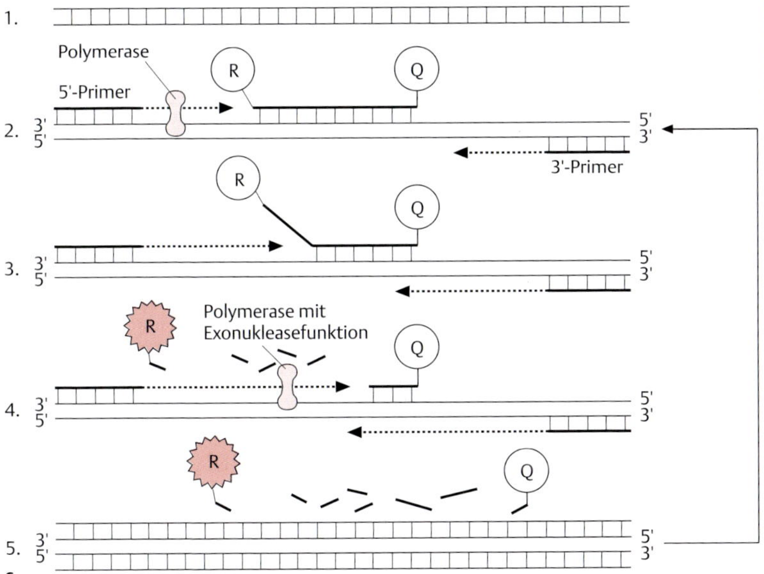
1.
Polymerase
R
Q
5'-Primer
2.
3'
5'
5'
3'
3'-Primer
3.
4.
Polymerase mit
Exonukleasefunktion
5.

c

Tabelle 4.3 Vergleich verschiedener Verfahren zur HBV-DNA-Bestimmung

Test (Hersteller)	**Methode**	**Diagnostische Sensitivität (cutoff)**	**Dynamischer Bereich [Kopien/ml]**	**Variations-koeffizient**
Versant HBV DNA 3.0 (Bayer AG)	Semiautomatische branched DNA-Signalamplifikation	2000 Kopien/ml*1	$2 \times 10^3 - 1 \times 10^8$	6–15 %
Versant HBV DNA 1.0 (Bayer AG)	Manuelle branched DNA-Signalamplifikation	700 000 Kopien/ml	$7 \times 10^5 - 5 \times 10^9$	
Cobas Amplicor HBV Monitor (Roche Molecular Systems)	Semiautomatische quantitative RT-PCR	200–400 Kopien/ml*2	$2 \times 10^2 - 2 \times 10^5$	19–30 %
Amplicor HBV Monitor (Roche Molecular Systems)	Manuelle quantitative RT-PCR	1000 Kopien/ml	$1 \times 10^3 - 4 \times 10^6$	14–44 %
Ultra-sensitive HBV Digene Hybrid-Capture (Digene Corp)	Hybrid Capture Signalamplifikation in Mikrotiterplatten nach Zentrifugation	4700 Kopien/ml	$4{,}7 \times 10^3 - 5{,}7 \times 10^7$	10–15 %
HBV Digene Hybrid-Capture II	Hybrid Capture Signalamplifikation in Mikrotiterplatten	142 000 Kopien /ml	$1{,}4 \times 10^5 - 1{,}7 \times 10^9$	10–15 %

*1 Die Konversion von Kopien/ml in IU/ml errechnet sich folgendermaßen: $\frac{\text{Kopien/ml}}{5{,}6} = \text{IU/ml}$

*2 Die Konversion von Kopien/ml in IU/ml errechnet sich folgendermaßen: $\frac{\text{Kopien/ml}}{5{,}26} = \text{IU/ml}$

nostische Sensitivität von etwa 400 copies/ml. Modifikationen der PCR zur quantitiven HBV-DNA-Bestimmung stellen die TaqMan-PCR und Light-Cycler-PCR dar. Die PCR hat einen zunehmenden Stellenwert bei der Überprüfung des Therapieerfolges mit Nukleosid-/Nukleotidanaloga.

Bestimmung der cccDNA: Für die Virusreplikation ist die „covalently closed circular" (ccc) DNA von entscheidender Bedeutung (siehe auch Kap. 1). Die HBV cccDNA kann als Episom im Kern infizierter Zellen in einer Zahl von 30–50/Zelle persistieren und durch ihre genomische Reservoirfunktion die chronische Infektion unterhalten. Die Bestimmung der cccDNA kann aus Lebergewebe oder Serum mittels spezifischer PCR-Verfahren erfolgen und spielt eine Rolle bei Studien zur Therapieüberwachung mit Nukleosid-/Nukleotidanaloga [13].

Kurz gefasst: HBsAg, Transaminasen und HBV-DNA sind die wichtigsten Parameter für die Primärdiagnostik der Hepatitis B.

4.1.4 HBV-Mutanten

Mutationen der HBV-DNA im ORF („open reading frame") der Polymerase verursachen die Resistenzen gegenüber Nukleosid-/Nukleotidanaloga (Tab. 4.**4**). In der Regel kann eine Resistenz anhand des laborchemischen Verlaufes vermutet werden, wenn unter einer Therapie mit Nukleosid-/Nukleotidanaloga die Transaminasen und die HBV-DNA nicht abfallen oder wieder ansteigen (klinische Resistenz). Von einer virologischen Resistenz wird bei einem Wiederanstieg der HBV-DNA um eine log10-Stufe ausgegangen. Aufgrund der zunehmenden Vielfalt der antiviralen Medikamente, deren spezifischen Resistenzmustern sowie einer zunehmenden Dauer der antiviralen Therapie kann eine Bestimmung der Resistenz-vermittelnden Mutationen sinnvoll sein. In seltenen Fällen kann es auch notwendig sein, nach „Escape-Mutanten" im HBsAg zu fahnden, die ein Impfversagen aber auch einen diagnostischen Escape bewirken können. Das Vorliegen einer Stop-Mutation (G1896A) im Prä-core-Bereich kann bei Vorliegen einer replikativen HBeAg-negativen Hepatitis B angenommen werden und bedarf in der Regel keiner genetischen Bestätigung. Aufgrund der unklaren Wertigkeit bleibt auch die Analyse von Mutationen im Core-Gen, dem Core-Promoter und dem X-Gen eine Ausnahme. Die Identifizierung von Mutationen kann beispielsweise durch eine DNA-Sequenzierung des relevanten Bereiches erfolgen.

Tabelle 4.4 Ausgewählte Mutationen im HBV-Genom und deren Funktion

ORF	Mutation[1]	Funktion
Precore	nt_pcG83A oder eW28X (G1896A)	Precore Stop Mutation: HBeAg-Negativität
X-Gen	nt_RNApcA(-26)T oder xA389T (A1762T)	HBV Replikation; HBeAg Expression
	nt_RNApcG(-24)A oder xG391A (G1764A)	HBV Replikation; HBeAg Expression
S-Gen	sG145R (G145R)	Vakzine Escape
Polymerase	rtL180M (L528M, L526M, L525M, L525M)	Resistenz gegen L-Nukleosid-Analoga wie Lamivudine, Emtricitabine und Telbivudine
	rtM204I/V (M5521I/V, M550I/V, M539I/V, M549I/V)	Resistenz gegen L-Nukleosid-Analoga wie Lamivudine, Emtricitabine und Telbivudine im YMDD-Motif
	rtN236T	Adefovir-Resistenz
	rtA181V	Adefovir-Resistenz
	rtJ233V	Primärresistenz auf Adefovir
	rtT184G	Entecavir-Resistenz*
	rtS202I	Entecavir-Resistenz*
	rtM250V	Entecavir-Resistenz*

[1] Nomenklatur der HBV-Mutationen nach Stuyver et al. [44]. Die herkömmliche Nomenklatur wird in Klammern angezeigt; Abk.: nt = Nukleotid; rt = Reverse Transkriptase; s = small HBs; pc = Präcore; e = HBeAg; x = X-Protein

* Resistenzen nach Vortherapie mit Vorliegen von Lamivudine-Resistenzen (rtL180M, rtM204V)

4.1.5 HBV Genotypen

Aktuell sind 8 HBV-Genotypen (A–H) mit einer unterschiedlichen geografischen Verteilung beschrieben (Abb.4.3) [14, 15]. HBV-Genotypen unterscheiden sich in mehr als 8 % ihrer Genomsequenz. In Deutschland ist neben dem häufigsten Genotypen A noch der Genotyp D zu finden [16, 17]. Das dauerhafte Ansprechen auf eine IFN-Therapie ist bei Patienten mit HBV-Genotyp A ungefähr doppelt so hoch ist wie für HBV-Genotyp D (46 % vs. 24 %) [16, 17]. Bei asiatischen Patienten konnte für den HBV-Genotyp B ein besseres Ansprechen auf Interferon gefunden werden als beim HBV-Genotyp C [18, 19]. Wegen der

Genotyp-Abhängigkeit der IFN-Antwort ist bei der Hepatitis B ähnlich wie bei der Hepatitis C zukünftig eine prätherapeutische Genotypisierung zu erwägen. Die derzeitigen Ergebnisse lassen den Schluss zu, dass die HBV-Genotypen D und C ungünstige Kandidaten für eine Interferon-Therapie darstellen. Die HBV-Genotypen A und B sind Interferon-sensitiv. Für die seltenen HBV-Genotypen (E, F, G, H) liegen derzeit keine aussagekräftigen Daten zum IFN-Ansprechen vor.

Es gibt Hinweise, dass sich HBV-Genotypen bei der Therapie mit Nukleosidanaloga im Resistenzmuster und in der Zeitdauer bis zur Entstehung von Mutationen unterscheiden [20]. So entwickeln Patienten mit dem HBV-Genotyp D unter einer Lamivudin-Therapie überwiegend eine rtM204I-Mutation, während Patienten mit dem HBV-Genotyp A bevorzugt eine rtM204V-Mutation im YMDD-Motiv der HBV-Polymerase ausbilden. Die mittlere Zeitdauer bis zur Ausbildung der Polymerase-Mutationen betrug beim HBV-Genotyp A 4 Monate, jedoch über 12 Monate beim HBV-Genotyp D. Es fand sich kein unterschiedliches Therapieansprechen für die HBV-Genotypen B und C auf Lamivudin [15]. Für Adefovir ergaben sich in einer Studie an 694 Patienten keine Unterschiede im Therapieansprechen für die HBV-Genotypen A–D [21]. Insgesamt ist jedoch die Datenlage zur Bedeutung der HBV-Genotypen bei der Therapie mit Nukleosid-/Nukleotidanaloga noch nicht abschließend zu beurteilen.

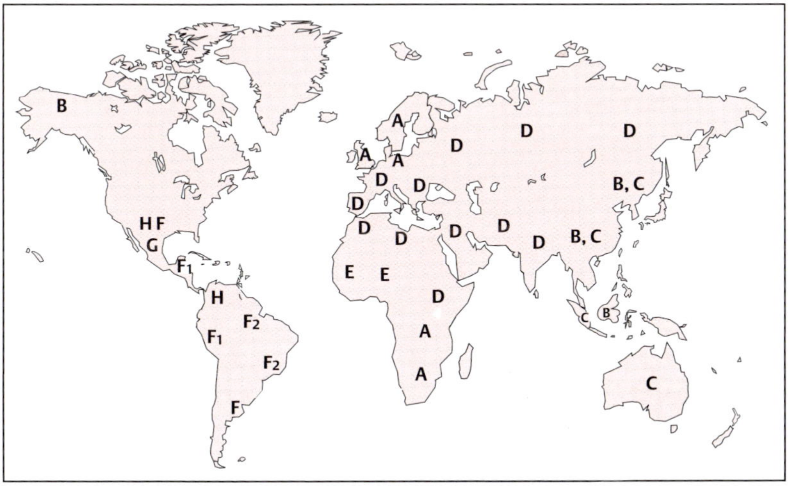

Abb. 4.3 Geographische Verteilung der HBV-Genotypen A–H.

Vor allem im Zweifelsfall sollte eine rationale Therapie bei der Hepatitis B vor dem Hintergrund einer zunehmenden Zahl an wirksamen Präparaten eine HBV-Genotypisierung und Resistenzbestimmung bei der Therapieplanung mit einbeziehen.

Kurz gefasst: HBV-Mutationen spielen eine Rolle bei Diagnostik, natürlichem Verlauf und Therapieplanung. Die Ansprechrate auf eine Interferontherapie ist von den verschiedenen HBV-Genotypen abhängig.

4.1.6 Leberpunktion und nicht invasive Verfahren der Leberfibrosebestimmung

Die Höhe der Transaminasen korreliert bei der Hepatitis B gut mit dem Grad der Entzündung, sodass eine Leberpunktion zur Bestimmung der histologischen Aktivität („grading") meist entbehrlich ist. Zur Abschätzung des Fibrosestadiums („staging") kann die Durchführung einer Leberpunktion jedoch sinnvoll sein. Neuerdings stehen mit dem Fibroscan (transiente Elastografie) und dem Fibrotest nicht invasive Verfahren der Fibrosebestimmung zur Verfügung, deren Stellenwert bei der chronischen Hepatitis B noch nicht abschließend beurteilt werden kann [3, 22].

4.1.7 Bildgebende Verfahren (Ultraschall, CT, MRT, Ösophagogastroduodenoskopie)

Bildgebende Verfahren dienen in erster Linie der Feststellung und Verlaufskontrolle einer Leberzirrhose und der Diagnostik des hepatozellulären Karzinoms. Der Ultraschall ist für die Erstdiagnostik und Verlaufsbeurteilung der Leberzirrhose von besonderer Bedeutung und wird in Kombination mit dem AFP-Spiegel (mindestens alle 3 – 6 Monate) als Screeningverfahren zur Detektion des HCC empfohlen [23]. Die Kontrastmittelsonographie gewinnt zunehmende Bedeutung in der Differenzialdiagnose von Raumforderungen der Leber [24]. Das MRT ist dem CT zur Detektion kleiner HCC-Herde etwas überlegen [25]. Die Ösophagogastroduodenoskopie erfolgt zur Identifizierung von Ösophagusvarizen, um das Blutungsrisiko abzuschätzen.

4.2 Klinische Verläufe

Persistiert nach einer Infektion das HBsAg länger als 6 Monate im Blut, liegt eine chronische Hepatitis B vor. Die überwiegende Zahl der akuten Hepatitis-B-Infektionen heilt spontan aus. Historischen Daten zufolge gehen nur 5 – 10 % der im Erwachsenenalter erworbenen, akuten Infektionen in eine chronische Hepatitis über [26]. Neuere Daten deuten darauf hin, dass die Chronifizierungsrate noch niedriger liegt [1]. Eine Ausnahme besteht bei perinatalen Infektionen, deren Chronifizierungsrate bei über 90 % liegt, sowie Infektionen im Kleinkindesalter (2 – 5 Jahre) mit einer Chronifizierungsrate von 20 – 50 % [23, 27 – 29]. Neben dem Infektionszeitpunkt bestimmen eine Reihe weiterer endogener und exogener Faktoren den natürlichen Verlauf der Hepatitis B. Koinfektionen (Hepatitis D, Hepatitis C, HIV), Alkoholgenuss und eine hohe Virämie beeinflussen die Progression der Erkrankung ungünstig [1]. Ob dagegen Mutationen im Präcore-Bereich (G1896A entsprechend eW28X) oder Core-Promotor (A1672T entsprechend xA389T und G1674A entsprechend xG391A) mit einer erhöhten Rate an fulminanten Verläufen und ob Mutationen im Core-Promoter mit einem erhöhten Risiko für ein HCC einhergehen, ist umstritten. Es gibt Hinweise, dass eine Infektion mit Genotyp B günstiger verläuft als mit Genotyp C [30 – 32] und dass Genotyp D mit einem aggressiven Krankheitsverlauf assoziiert ist [33]. Weiterhin scheint bei persistierender Replikation der HBeAg-Status eine Einflussgröße für den Krankheitsverlauf zu sein [23].

Bei der chronischen Hepatitis B werden verschiedene, prognostisch bedeutsame Verlaufsformen unterschieden, wie z. B. der inaktive HBsAg-Träger-Status, die immuntolerante Hepatitis mit hoher oder niedriger Virusreplikation und die immunaktive, hoch replikative Hepatitis. Innnerhalb der replikativen Formen werden eine HBeAg-positive und eine HBeAg-negative Verlaufsform unterschieden [34].

Die spontane HBsAg-Serokonversionsrate liegt bei 0,5 – 2 %/Jahr in den westlichen Industrieländern [35], aber nur bei 0,05 – 0,8 %/Jahr in endemischen Gebieten [23]. Die HBeAg-Serokonversionsrate variiert zwischen 8 und 12 % pro Jahr bei Patienten mit einer immunaktiven Hepatitis, ist aber bei Patienten mit einer immuntoleranten Form mit etwa 2 % pro Jahr deutlich niedriger. Höheres Alter, weibliches Geschlecht und hohe Transaminasen gelten als positive prädiktive Faktoren für eine HBeAg-Serokonversion. Die Serokonversion selbst wird häufig von einem Anstieg der Transaminasen begleitet („flare“) [36].

4.2.1 Akute Hepatitis-B-Infektion

Nach einer Inkubationszeit von 1– 4 Monaten entwickeln etwa 30 % der Infizierten eine klinisch manifeste, ikterische, akute Hepatitis. In 70 % der Fälle verläuft die akute Hepatitis subklinisch oder anikterisch. Nur 0,5 – 1 % der akuten Hepatitiden weisen einen fulminanten und damit potenziell lebensbedrohlichen Verlauf auf. Der fulminante Verlauf ist gekennzeichnet durch das Vorliegen einer hepatischen Enzephalopathie, die bis zum Koma reichen kann, einem meist ausgeprägten Ikterus und anderen Zeichen des akuten Leberversagens und Leberzelluntergangs (Lebersynthesestörung für Gerinnungsparameter und Albumin; hohes Ferritin). Insbesondere bei der fulminanten Verlaufsform sollten Koinfektionen mit einer Hepatitis D und Hepatitis A ausgeschlossen werden. Differenzialdiagnostisch sollte immer auch ein akuter Schub einer chronischen Hepatitis bedacht werden.

4.2.2 Chronische Hepatitis-B-Infektion

Inaktiver HBsAg-Träger

Als inaktive HBsAg-Träger werden Patienten mit dauerhaft normalen Transaminasen, negativem HBeAg und fehlender Virusreplikation bezeichnet. Diese Form der Hepatitis ist durch einen günstigen Spontanverlauf gekennzeichnet, die Entwicklung einer Zirrhose ist sehr selten [37, 38]. Es besteht allerdings – möglicherweise durch im Genom integrierte HBV-DNA – ein gering erhöhtes Lebenszeitrisiko von unter 10 % für die Entstehung eines hepatozellulären Karzinoms [39]. Zudem werden bei bis zu 20 % der Patienten insbesondere unter Immunsuppression Reaktivierungen der Hepatitis beschrieben [23].

Immuntolerante, replikative Hepatitis B

Die immuntolerante Form der Hepatitis B ist gekennzeichnet durch normale oder allenfalls minimal erhöhte Transaminasen. Sie ist in der Regel hoch replikativ (meist HBV-DNA $>10^7$ Kopien/ml), selten niedrig replikativ. Die immuntolerante Verlaufsform ist die typische Verlaufsform nach perinataler Infektion. Die Phase der Immuntoleranz hält meist 10 – 30 Jahre an. In diesem Zeitraum ist die HBsAg-Serokonversionrate sehr niedrig. Im weiteren Verlauf kann es dann zu entzündlichen Schüben und damit zum Übergang in eine immunaktive Hepatitis kommen.

Immunaktive, replikative HBeAg-positive Hepatitis B

Diese Form der Hepatitis B ist gekennzeichnet durch erhöhte Transaminasen (in der Regel > 2facher Normwert), erhöhter HBV-DNA (> 10^5 Kopien/ml entsprechen je nach Testsystem ca. 20 000 IU/ml) und deutlicher histologischer Aktivität. Der Verlauf der Transaminasen ist über die Erkrankungsdauer relativ konstant. Die niedrig replikative, immunaktive Hepatitis B mit erhöhten Transaminasen stellt eine seltene Entität der Hepatitis B dar. Eine Leberpunktion kann für die Therapieentscheidung und Verlaufsbeurteilung hilfreich sein. Die hoch replikative, immunaktive Hepatitis B ist eine ernstzunehmende Erkrankung mit einer kumulativen Inzidenz der Leberzirrhose von 8–20 % in 5 Jahren [23, 28, 29, 40]. Das Risiko ein HCC zu entwickeln, ist gegenüber Gesunden um einen Faktor 60 erhöht [39]. Das Lebenszeitrisiko für die Entwicklung eines HCC wird für einen chinesischen Mann mit HBeAg-positiver Hepatitis auf 40–50 % und für eine chinesische Frau auf 15 % beziffert [1]. Kann durch eine antivirale Therapie eine HBeAg-Serokonversion und damit verbunden eine dauerhafte Virussuppression herbeigeführt werden, so führt dies zu einer Verbesserung des komplikationsfreien Überlebens ähnlich dem eines inaktiven HBs-Trägers [41].

Immunaktive, replikative HBeAg-negative Hepatitis B

Ähnlich wie bei der HBeAg-positiven Hepatitis finden sich erhöhte Transaminasen (in der Regel > 2-facher Normwert), allerdings ist der zeitliche Verlauf der Transaminasen weniger konstant. Häufig wechseln sich Phasen deutlich erhöhter Transaminasen wellenförmig mit Phasen gering erhöhter oder normaler Transaminasen ab [36]. Die HBV-DNA ist im Durchschnitt um einen Faktor 10 niedriger als bei der HBeAg-positiven Hepatitis. Trotz der laborchemisch anscheinend milderen Manifestation ist der histologische und klinische Verlauf der HBeAg-negativen Hepatitis B wahrscheinlich ungünstiger als derjenige der replikativen HBeAg-positiven Hepatitis B [23]. Es ist derzeit unklar, ob dies nur eine Folge des HBeAg-Status ist oder andere Faktoren wie Alter, Dauer der Erkrankung, HBV-Genotyp, Mutationen im HBV-X-Gen/basalen Core-Promoter oder Art und Zeitpunkt der Infektion eine Rolle spielen.

Kurz gefasst: Eine akute Hepatitis B heilt beim Erwachsenen in mehr als 90% folgenlos aus. Die verschiedenen chronischen Verlaufsformen unterscheiden sich erheblich im klinischen Verlauf. Bei der hoch aktiven HBeAg-positiven Hepatitis B kann es nach 5 Jahren bei bis zu 20 % der Patienten zu einer Leberzirrhose kommen. Beim inaktiven Trägerstatus dagegen kommt es nur in Einzelfällen zur Zirrhose; gegenüber der Allgemeinbevölkerung besteht aber ein erhöhtes Risiko für ein hepatozelluläres Karzinom.

Patienten mit Leberzirrhose

Das Vorliegen einer Leberzirrhose ist als Präkanzerose für die Entwicklung des HCC zu sehen. Jährlich entwickeln 1–3 % der Patienten mit einer Leberzirrhose ein HCC. Die Hepatitis B ist in den asiatischen Endemiegebieten die häufigste Ursache für die Leberzirrhose, in den westlichen Industrieländern unter den führenden drei Ursachen [4]. Die Dekompensation einer kompensierten Zirrhose wird innerhalb von 5 Jahren in 20–23 % der Patienten beobachtet. Das kumulative Überleben nach 5 Jahren beträgt bei kompensierter Zirrhose etwa 85 %, bei dekompensierter Leberzirrhose nur 14–35 %. Die frühzeitige Diagnose einer Hepatitis-B-assoziierten Leberzirrhose ist somit wichtig. Durch eine antivirale Therapie mit Nukleosid-/Nukleotidanaloga bei der fortgeschrittenen Leberzirrhose und/oder Interferon in der Frühform der Leberzirrhose (Child-Pugh A) kann die Erkrankungsprogression gebremst werden [40]. Die Lebertransplantation ist eine wichtige Therapieoption bei fortgeschrittener Leberzirrhose (siehe Kap. 9).

Patienten mit extrahepatischen Manifestationen

Extrahepatische Manifestationen werden bei 10–20 % der Patienten mit Hepatitis B beobachtet [42]. Im akuten Krankheitsstadium findet sich häufig ein der Serumkrankheit ähnelndes Bild mit Fieber, feinfleckigem Hautausschlag und Arthralgien. Beim chronischen Verlauf stellen Polyarteritis nodosa und membranöse/membranoproliferative Glomerulonephritis die beiden wichtigsten extrahepatischen Manifestationen dar. Andere extrahepatische Manifestation der Hepatitis B sind Raynaud-Syndrom, Sicca-Syndrom, Uveitis, Myalgien und Hautveränderungen im Sinne einer Psoriasis oder Vaskulitis. Die Polyarteritis nodosa tritt nur bei 1–5 % der Patienten mit Hepatitis B auf, jedoch sind 30 % der Panarteritis-Fälle HBV-assoziiert [43]. Die wichtigsten klinischen Manifestationen sind eine periphere Neuropathie oder Neuritis, arterieller Hypertonus, Gewichtsverlust, Myalgien, Arthritiden und Beteiligung des Gastrointestinaltraktes.

Eine antivirale Therapie kann den Verlauf der meisten extrahepatischen Manifestationen bessern [42].

Literatur

1. Lok AS, McMahon BJ. Chronic hepatitis B. Hepatology 2001; 34:1225 – 1241.
2. Myers RP, Tainturier MH, Ratziu V, Piton A, Thibault V, Imbert-Bismut F, Messous D, Charlotte F, Di Martino V, Benhamou Y, Poynard T. Prediction of liver histological lesions with biochemical markers in patients with chronic hepatitis B. J Hepatol 2003; 39:222 – 230.
3. Wai CT, Greenson JK, Fontana RJ, Kalbfleisch JD, Marrero JA, Conjeevaram HS, Lok AS. A simple noninvasive index can predict both significant fibrosis and cirrhosis in patients with chronic hepatitis C. Hepatology 2003; 38:518 – 526.
4. Erhardt A, Theobald I, Petry W, Rohrborn A, Heintges T, Wettstein M, Häussinger D. Hepatozelluläres Karzinom: Steigende Inzidenz der Hepatitis C virus-assoziierten Fälle an einer Universitätsklinik in Deutschland. Dtsch Med Wochenschr 2002; 127:2665 – 2668.
5. Petry W, Heintges T, Hensel F, Erhardt A, Wenning M, Niederau C, Häussinger D. Hepatozelluläres Karzinom in Deutschland. Epidemiologie, Ätiologie, Klinische Aspekte und Prognose von 100 konsekutiven Patienten einer Universitätsklinik. Z Gastroenterol 1997; 35:1059 – 1067.
6. Burczynska B, Madalinski K, Pawlowska J, Woynarowski M, Socha J, Gerlich WH, Willems WR, Wozniewicz B, Stachowski J. The value of quantitative measurement of HBeAg and HBsAg before interferon-alpha treatment of chronic hepatitis B in children. J Hepatol 1994; 21:1097 – 1102.
7. Erhardt A, Reineke U, Blondin D, Gerlich WH, Adams O, Heintges T, Niederau C, Häussinger D. Mutations of the core promoter and response to interferon treatment in chronic replicative hepatitis B. Hepatology 2000; 31:716 – 725.
8. Carman WF, Jacyna MR, Hadziyannis S, Karayiannis P, McGarvey MJ, Makris A, Thomas HC. Mutation preventing formation of hepatitis B e antigen in patients with chronic hepatitis B infection. Lancet 1989; 2:588 – 591.
9. Milich DR, Schodel F, Hughes JL, Jones JE, Peterson DL. The hepatitis B virus core and e antigens elicit different Th cell subsets: antigen structure can affect Th cell phenotype. J.Virol. 1997; 71:2192 – 2201.
10. Bouchard MJ, Schneider RJ. The enigmatic X gene of hepatitis B virus. J Virol 2004; 78:12725 – 12734.
11. Hwang GY, Lin CY, Huang LM, Wang YH, Wang JC, Hsu CT, Yang SS, Wu CC. Detection of the hepatitis B virus X protein (HBx) antigen and anti-HBx antibodies in cases of human hepatocellular carcinoma. J Clin Microbiol 2003; 41:5598 – 5603.
12. Pawlotsky JM. Hepatitis B virus (HBV) DNA assays (methods and practical use) and viral kinetics. J Hepatol 2003; 39 Suppl 1:S31 – 35.
13. Zoulim F. New insight on hepatitis B virus persistence from the study of intrahepatic viral cccDNA. J Hepatol 2005; 42:302 – 308.
14. Kidd-Ljunggren K, Miyakawa Y, Kidd AH. Genetic variability in hepatitis B viruses. J Gen Virol 2002; 83:1267 – 1280.
15. Schaefer S. Hepatitis B virus: significance of genotypes. J Viral Hepat 2005; 12:111 – 124.
16. Erhardt A, Blondin D, Hauck K, Sagir A, Kohnle T, Heintges T, Häussinger D. Response to interferon alfa is hepatitis B virus genotype dependent: genotype A is more sensitive to interferon than genotype D. Gut 2005; 54:1009 – 1013.

17. Janssen HL, van Zonneveld M, Senturk H, Zeuzem S, Akarca US, Cakaloglu Y, Simon C, So TM, Gerken G, de Man RA, Niesters HG, Zondervan P, Hansen B, Schalm SW. Pegylated interferon alfa-2b alone or in combination with lamivudine for HBeAg-positive chronic hepatitis B: a randomised trial. Lancet 2005; 365:123 – 129.
18. Wai CT, Chu CJ, Hussain M, Lok AS. HBV genotype B is associated with better response to interferon therapy in HBeAg(+) chronic hepatitis than genotype C. Hepatology 2002; 36:1425 – 1430.
19. Kao JH, Wu NH, Chen PJ, Lai MY, Chen DS. Hepatitis B genotypes and the response to interferon therapy. J Hepatol 2000; 33:998 – 1002.
20. Zollner B, Petersen J, Puchhammer-Stockl E, Kletzmayr J, Sterneck M, Fischer L, Schroter M, Laufs R, Feucht HH. Viral features of lamivudine resistant hepatitis B genotypes A and D. Hepatology 2004; 39:42 – 50.
21. Westland C, Delaney Wt, Yang H, Chen SS, Marcellin P, Hadziyannis S, Gish R, Fry J, Brosgart C, Gibbs C, Miller M, Xiong S. Hepatitis B virus genotypes and virologic response in 694 patients in phase III studies of adefovir dipivoxil1. Gastroenterology 2003; 125:107 – 116.
22. Castera L, Vergniol J, Foucher J, Le Bail B, Chanteloup E, Haaser M, Darriet M, Couzigou P, De Ledinghen V. Prospective comparison of transient elastography, Fibrotest, APRI, and liver biopsy for the assessment of fibrosis in chronic hepatitis C. Gastroenterology 2005; 128:343 – 350.
23. EASL International Consensus Conference on Hepatitis B. 13 – 14 September, 2002: Geneva, Switzerland. Consensus statement (short version). J Hepatol 2003; 38: 533 – 540.
24. von Herbay A, Donner A, Jung G, Vogt C, Häussinger D. Die Kontrastmittel-verstärkte Sonographie mit Levovist ist entscheidend für Staging and Therapeutisches Vorgehen bei Hepatozellulärem Karzinom. Med Klin 2004; 99:89 – 92.
25. Mortele KJ, Ros PR. MR imaging in chronic hepatitis and cirrhosis. Semin Ultrasound CT MR 2002; 23:79 – 100.
26. Ganem D, Prince AM. Hepatitis B virus infection–natural history and clinical consequences. N Engl J Med 2004; 350:1118 – 1129.
27. Lai CL, Ratziu V, Yuen MF, Poynard T. Viral hepatitis B. Lancet 2003; 362:2089 – 2094.
28. Lok AS, Heathcote EJ, Hoofnagle JH. Management of hepatitis B: 2000–summary of a workshop. Gastroenterology 2001; 120:1828 – 1853.
29. Keeffe EB, Dieterich DT, Han SH, Jacobson IM, Martin P, Schiff ER, Tobias H, Wright TL. A treatment algorithm for the management of chronic hepatitis B virus infection in the United States. Clin Gastroenterol Hepatol 2004; 2:87 – 106.
30. Kao JH, Chen PJ, Lai MY, Chen DS. Hepatitis B genotypes correlate with clinical outcomes in patients with chronic hepatitis B. Gastroenterology 2000; 118:554 – 559.
31. Chu CJ, Keeffe EB, Han SH, Perrillo RP, Min AD, Soldevila-Pico C, Carey W, Brown RS, Jr., Luketic VA, Terrault N, Lok AS. Hepatitis B virus genotypes in the United States: results of a nationwide study. Gastroenterology 2003; 125:444 – 451.
32. Sumi H, Yokosuka O, Seki N, Arai M, Imazeki F, Kurihara T, Kanda T, Fukai K, Kato M, Saisho H. Influence of hepatitis B virus genotypes on the progression of chronic type B liver disease. Hepatology 2003; 37:19 – 26.
33. Thakur V, Guptan RC, Kazim SN, Malhotra V, Sarin SK. Profile, spectrum and significance of HBV genotypes in chronic liver disease patients in the Indian subcontinent. J Gastroenterol Hepatol 2002; 17:165 – 170.

34. Niederau C. Kriterien für die Therapie der chronischen Hepatitis B und D. Z Gastroenterol 2004; 42:682–686.
35. McMahon BJ, Holck P, Bulkow L, Snowball M. Serologic and clinical outcomes of 1536 Alaska Natives chronically infected with hepatitis B virus. Ann Intern Med 2001; 135:759–768.
36. Perrillo RP. Acute flares in chronic hepatitis B: the natural and unnatural history of an immunologically mediated liver disease. Gastroenterology 2001; 120:1009–1022.
37. Manno M, Camma C, Schepis F, Bassi F, Gelmini R, Giannini F, Miselli F, Grottola A, Ferretti I, Vecchi C, De Palma M, Villa E. Natural history of chronic HBV carriers in northern Italy: morbidity and mortality after 30 years. Gastroenterology 2004; 127:756–763.
38. Villeneuve JP, Desrochers M, Infante-Rivard C, Willems B, Raymond G, Bourcier M, Cote J, Richer G. A long-term follow-up study of asymptomatic hepatitis B surface antigen-positive carriers in Montreal. Gastroenterology 1994; 106:1000–1005.
39. Yang HI, Lu SN, Liaw YF, You SL, Sun CA, Wang LY, Hsiao CK, Chen PJ, Chen DS, Chen CJ. Hepatitis B e antigen and the risk of hepatocellular carcinoma. N Engl J Med 2002; 347:168–174.
40. Liaw YF, Sung JJ, Chow WC, Farrell G, Lee CZ, Yuen H, Tanwandee T, Tao QM, Shue K, Keene ON, Dixon JS, Gray DF, Sabbat J. Lamivudine for patients with chronic hepatitis B and advanced liver disease. N Engl J Med 2004; 351:1521–1531.
41. Niederau C, Heintges T, Lange S, Goldmann G, Niederau CM, Mohr L, Häussinger D. Long-term follow-up of HBeAg-positive patients treated with interferon alfa for chronic hepatitis B. N.Engl.J.Med. 1996; 334:1422–1427.
42. Guillevin L, Mahr A, Callard P, Godmer P, Pagnoux C, Leray E, Cohen P. Hepatitis B virus-associated polyarteritis nodosa: clinical characteristics, outcome, and impact of treatment in 115 patients. Medicine (Baltimore) 2005; 84:313–322.
43. Erhardt A, Sagir A, Guillevin L, Neuen-Jacob E, Häussinger D. Successful treatment of hepatitis B virus associated polyarteritis nodosa with a combination of prednisolone, alpha-interferon and lamivudine. J Hepatol 2000; 33:677–683.
44. Stuyver LJ, Locarnini SA, Lok A, Richman DD, Carman WF, Dienstag JL, Schinazi RF. Nomenclature for antiviral-resistant human hepatitis B virus mutations in the polymerase region. Hepatology 2001; 33:751–757.

5 Berufsbedingte Infektionen und Übertragungen durch infiziertes medizinisches Personal

R. Stefan Roß und Michael Roggendorf

5.1 Einleitung

Auch nach der Reduktion des Risikos transfusionsassoziierter Hepatitis-B-Virus (HBV)-Infektionen auf nunmehr 1:230 000 bis 1:620 000 [1] lassen sich nosokomiale HBV-Transmissionen noch immer nicht völlig vermeiden. Sie ereignen sich ganz überwiegend durch unabsichtliche Verstöße gegen allgemein akzeptierte Hygiene-Vorschriften wie beispielsweise die wiederholte Verwendung derselben Injektionsnadel [2, 3], die Verunreinigung so genannter „Mehrfachgebinde“ für Spüllösungen, Lokalanästhetika oder Heparin [4–6] sowie die Kontamination anderer medizinischer Gerätschaften [7]. Darüber hinaus kommt es unverändert zu berufsbedingten HBV-Infektionen bei medizinischem Personal [8] und sporadisch auch zu Übertragungen des Erregers durch HBV-positive Beschäftigte auf von ihnen behandelte Patientinnen und Patienten, die seit einigen Jahren verstärkt das Interesse einer breiten Öffentlichkeit erregen [9, 10]. Die beiden letztgenannten Problemkreise sollen Gegenstand dieses Beitrags sein.

5.2 Berufsbedingte HBV-Infektionen

Der Berufsgenossenschaft für Gesundheitsdienst und Wohlfahrtspflege gingen trotz des seit langem bestehenden Angebots an alle Beschäftigen im medizinischen Bereich, sich gegen Hepatitis B impfen zu lassen, zwischen 1995 und 2004 noch immer 2187 Verdachtsanzeigen auf das Vorliegen einer berufsbedingten HBV-Infektion zu. Seit dem Jahr 2000 ergab sich jedoch eine kontinuierliche Abnahme der Fallzahl von damals 227 auf zuletzt nur noch 130 Betroffene. Nach der notwendigen Einzelfallprüfung und unter Berücksichtigung eventueller Beweiserleichterungen im Feststellungsverfahren [11] wurden jährlich durchschnittlich 51 dieser Verdachtsmeldungen als Berufskrankheiten bewertet, weil hier offenbar die zu fordernde haftungsbegründende wie haftungsausfüllende Kausalität gegeben war (Abb. 5.**1**). Von den zwischen 2000 und 2004 anerkannten 187 Fällen ereigneten sich 32 % in Krankenhäusern, 22,5 % in Arzt-, 8,5 % in Zahnarztpraxen und 7,5 % in Altenwohnheimen, während die verbleibenden 29,5 % nach dem Strukturschlüssel der Berufs-

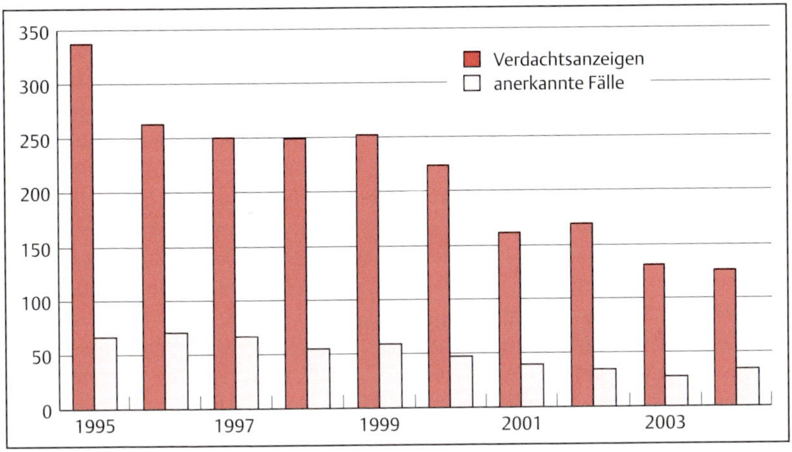

Abb. 5.**1** Anzahl der Verdachtsanzeigen und der tatsächlich anerkannten Fälle berufsbedingter HBV-Infektionen (1995 – 2004) im Einzugsbereich der Berufsgenossenschaft für Gesundheitsdienst und Wohlfahrtspflege (persönliche Mitteilung, April 2005).

genossenschaft auf eine Reihe weiterer Einrichtungen des bundesdeutschen Gesundheitswesens entfielen [persönliche Mitteilung, April 2005].

5.2.1 Schutz vor berufsbedingten HBV-Infektionen

Die meisten der registrierten berufsbedingten HBV-Infektionen entstanden durch die besonders übertragungsträchtigen perkutanen Nadelstichverletzungen (HBV-Transmissionsrate von bis zu 30 % bei Nicht-Immunen [12]), zu deren Erfassung in Deutschland bislang leider kein flächendeckendes System existiert [13] und deren Häufigkeit sich mehr als unzureichend nur aus entsprechenden Statistiken beispielsweise des Bundesverbandes der Unfallkassen oder des Hauptverbandes der gewerblichen Berufsgenossenschaften abschätzen lässt [11]. Daher stellen die konsequente Beachtung so genannter „universal precautions" [14] zur generellen Vermeidung von Expositionsrisiken sowie die Befolgung einiger spezieller Vorschriften im Umgang mit Nadeln und sonstigen im medizinischen Bereich eingesetzten „scharfen" Instrumenten [15] sicherlich unverzichtbare, allein aber noch keineswegs ausreichende erste Schritte zur Verringerung der Zahl perkutaner Stichverletzungen und folglich berufsbedingter HBV-Infektionen dar. Unter Präventionsgesichtspunkten wäre es wünschenswert, wenn diese allgemeinen arbeitsorganisatorischen Maßnahmen ergänzt würden durch den möglichst breiten, im deutschen Gesundheitswesen vermutlich aus Kostengründen jedoch kaum realisierbaren Einsatz von Blutentnahme- und Injektions-Bestecken mit integrierten Sicherheitsvorkehrungen. Derartige Systeme, die sich seit langem auf dem Markt befinden, verfügen über Schutzschilde sowie retrahierbare oder „blunt-tip" Nadeln und vielfältige andere Vorrichtungen. Im klinischen Alltag helfen sie, beispielsweise bis zu 80% aller Stichverletzungen zu verhindern, wie sie bei medizinischem Personal im Rahmen von Venenpunktionen regelmäßig entstehen [15–17]. In diesem Zusammenhang ist unlängst zusätzlich auch die Verwendung eines „selbstdesinfizierenden Handschuhs" vorgeschlagen worden, der als Mittellage ein emulgiertes Desinfektionsmittel enthält. Die nach einer Beschädigung austretende Flüssigkeit soll nicht nur die unmittelbare Umgebung der Wunde benetzen, sondern ein Stück weit auch in den Stichkanal selbst eindringen und so das Übertragungsrisiko herabsetzen. Zwar liegen von diesem „viruziden Handschuh" bis heute nur Prototypen und noch kein serienreifes Produkt vor, doch zeigen entsprechende Versuche, dass die Latex-Desinfektionsmittel-Textur die durch eine penetrierende Hohlnadel übertragene Menge an behüllten Modell-Viren wie BVDV oder FIV um den Faktor 10 reduzieren kann und in entsprechenden Tierexperimenten zu einer 50%-igen Verringerung der Infektionsrate nach Nadelstichen führt [18].

Ungeachtet der genannten arbeitsorganisatorischen Maßnahmen und des Einsatzes von Produkten zum Schutz medizinischen Personals vor akzidentellen Nadelstichverletzungen, stellt die Impfung gegen Hepatitis B noch immer die bei weitem effektivste Maßnahme zur Vermeidung berufsbedingter HBV-Infektionen dar. Die Empfehlungen der Ständigen Impfkommission (STIKO) beim Robert-Koch-Institut sehen daher bekanntlich vor, möglichst alle gefährdeten Personen im deutschen Gesundheitsdienst, einschließlich der Auszubildenden, Studierenden und des Reinigungspersonals, nach erfolgter serologischer Vortestung gegen HBV zu immunisieren [19]. Bedauerlicherweise wird dieses Angebot aber bei weitem noch immer nicht von allen Betroffenen wahrgenommen [8, 9]. Der Impferfolg ist gemäß den Vorgaben der STIKO ein bis zwei Monate nach der dritten Impfstoff-Gabe zu überprüfen (siehe auch Kap. 3.**2**). Beträgt der induzierte anti-HBs-Titer bei Immungesunden mindestens 100 IU/l, so wird – ein fortbestehendes berufliches Expositionsrisiko vorausgesetzt – eine einmalige „Boosterung" erst wieder nach zehn Jahren erforderlich. Bei anti-HBs-Werten unter 100 IU/l sollte umgehend eine weitere Vakzine-Dosis appliziert und die Konzentration neutralisierender Serum-Antikörper danach abermals bestimmt werden [19]. Für so genannte „Non-Responder" (anti-HBs-Werte < 10 IU/ml) empfehlen sich bis zu drei weitere aktive HBV-Immunisierungen in Abständen von ein bis drei Monaten, die erfahrungsgemäß bei 50–100% der Betroffenen doch noch zu einem immunologischen Ansprechen führen [20, 21]. Nach Kontakt des medizinischen Personals mit gesichert oder wahrscheinlich HBV-haltigem Material erübrigen sich postexpositionelle Maßnahmen, wenn die Indexperson nachweislich nicht mit HBV infiziert ist, bei der exponierten Person nach der Grundimmunisierung ein anti-HBs-Titer von mindestens 100 IU/l festgestellt wurde und die Impfungen nicht länger als 5 Jahre zurückliegen bzw. die anti-HBs-Konzentration (unabhängig vom Zeitpunkt der Grundimmunisierung) innerhalb der letzten 12 Monate noch mindestens 100 IU/l betrug. Fand die letzte Impfung gegen HBV allerdings bereits vor mehr als 5, aber weniger als 10 Jahren statt, so muss unverzüglich eine Auffrischung mit einer Dosis erfolgen. Eine sofortige Bestimmung des anti-HBs-Titers bei der exponierten Person ist schließlich angezeigt, wenn die Grundimmunisierung nicht vollständig durchgeführt wurde, eine Kontrolle des Impferfolges nach der Grundimmunisierung unterblieb, es sich um einen so genannten „Low-Responder" (anti-HBs-Werte ≥ 10 IU/l, aber < 100 IU/l) handelt oder die letzte Impfung gegen Hepatitis B schon vor mehr als 10 Jahren erfolgte. Das weitere Vorgehen ist in den letztgenannten vier Fällen vom erhaltenen Testergebnis abhängig [19, 22] und zusammenfassend in Tab. 5.**1** dargestellt.

Kurz gefasst: Berufsbedingte HBV-Infektionen, z. B. durch Nadelstichverletzungen, kommen unverändert vor. Ihre Zahl ist jedoch in den letzten Jahren erfreulicherweise zurückgegangen. Medizinisches Personal sollte ohne Ausnahme prophylaktisch gegen Hepatitis B immunisiert und der Impferfolg abschließend kontrolliert werden.

Tabelle 5.**1** Hepatitis-B-Immunprophylaxe nach Exposition z. B. durch Nadelstichverletzung, in Abhängigkeit von der bei der exponierten Person gemessenen anti-HBs-Konzentration [19, 22].

Aktueller anti-HBs-Wert (IU/l)	**Gabe von**	
	Impfstoff	**Immunglobulin**[1]
≥ 100	Nein	Nein
≥ 10 – < 100	Ja	Nein
< 10	Ja	Ja
Nicht innerhalb von 48 Stunden bestimmbar	Ja	Ja

[1] Je nach Präparat Gabe von 0,12–0,2 ml/kg Körpergewicht.

5.3 HBV-Übertragungen durch infiziertes medizinisches Personal

Seit Anfang der 1970er-Jahre sind bis heute mehr als 40 Fälle nosokomialer HBV-Übertragungen durch infiziertes medizinisches Personal auf insgesamt 477 Patientinnen und Patienten bekannt geworden [23–27]. Tab. 5.2 zeigt, dass der überwiegende Teil dieser Transmissionen von chirurgisch tätigen Beschäftigen ausging. Häufungen ergaben sich vor allem in den Bereichen Herz-/Thoraxchirurgie sowie Gynäkologie und Geburtshilfe. Hier erwiesen sich insbesondere Eingriffe, die für die Ausführenden mit einer generell hohen Gefahr der Selbstverletzung einhergehen [28, 29], wie Operationen am „offenen Herzen" mit anschließendem Verschluss der Sternotomie mittels Cerclagen, Hysterektomien oder Kaiserschnitt-Entbindungen als besonders risikoreich und führten zu HBV-Übertragungsraten von bis zu 24 % [30]. In der Allgemeinchirurgie ereigneten sich nosokomiale HBV-Infektionen von Patienten durch infiziertes medizinisches Personal beispielsweise im Rahmen von Cholezystektomien und der Versorgung von Leistenbrüchen, während sie auf dem Gebiet der Orthopädie bei Hüft- und Kniegelenksersatz-Operationen vorkamen [25]. HBV-positive Zahnärzte übertrugen das Virus vor 1980 verhältnismäßig häufig auf von ihnen behandelte Patientinnen und Patienten. Seit 1987 wurde allerdings kein derartiger Fall mehr bekannt, was man hauptsächlich dem inzwischen in der Zahnmedizin fast durchgängig üblichen Tragen von Handschuhen und der gestiegenen Akzeptanz der HBV-Impfung unter den Beschäftigen dieses Sektors zuschreibt [23, 31]. Von nicht operativ tätigem medizinischem Personal ausgehende HBV-Infektionen ließen sich durch retrospektive Untersuchungen in Einzelfällen auf die Missachtung allgemein akzeptierter Hygiene-Vorschriften zurückführen, so etwa im Fall eines EEG-Laboranten, der über mit seinem Blut kontaminierte Elektroden 75 Patienten infizierte [23]. Ein Kardiotechniker übertrug das Virus auf 6 Personen, weil er entgegen der ihm gemachten Auflagen während der Arbeit im Operationssaal keine Handschuhe trug und seine Hände multiple Schnitte sowie Abrasionen der Haut aufwiesen [32]. Schließlich war eine mit arteriellen Blutentnahmen betraute Angestellte in einem Krankenhaus für mehrere HBV-Infektionen unter Patienten verantwortlich. Obwohl sie an einer ausgeprägten Dermatitis litt, schützte auch sie sich bei ihrer Tätigkeit nicht durch Handschuhe und verunreinigte so höchstwahrscheinlich durch das Exsudat ihrer Hautläsionen die arteriellen Verweilkatheter, über die die Blutentnahmen erfolgten [33].

Neben der Art der ausgeübten medizinischen Tätigkeit sowie dem Risiko der berufsbedingten Selbstverletzung, dem sich Operateure bestimmter Fachgebiete in besonderem Maße ausgesetzt sehen, hängt die Wahrscheinlichkeit

Tabelle 5.2 Fälle nosokomialer HBV-Übertragungen durch infiziertes medizinisches Personal [23–27]

Disziplin	Infizierte Patienten (n)
Herz-/Thoraxchirurgie	144
Zahnheilkunde, Kieferchirurgie	74
Gynäkologie, Geburtshilfe	66
Allgemeinchirurgie	48
Orthopädie	5
Sonstige	140[1]
Summe	477

[1]Neurologie (EEG-Laborant, n = 75), Allgemeinmedizin (n = 36), Kardiotechnik (n = 17), Lungenfunktionsprüfung, Blutgasanalytik (n = 6), Unbekannt (n = 4), Akupunktur (n = 2).

einer nosokomialen HBV-Transmission durch infiziertes Personal auch von der Höhe der Virämie ab [34]. HBsAg/HBeAg-Positive weisen im Serum erfahrungsgemäß mediane HBV-DNA-Konzentrationen von etwa 10^8 Kopien/ml auf [35, 36]. Bei HBeAg-negativen HBV-Trägern lassen sich dagegen nur mittlere „DNA-Titer“ vom 10^3–10^4 Kopien/ml nachweisen, wobei in einer unlängst erschienenen englischen Studie bei 211 Untersuchten eine Schwankungsbreite zwischen $4{,}1 \times 10^2$ und $1{,}9 \times 10^8$ Kopien/ml angegeben wurde [36]. Von HBeAg-Negativen geht somit prinzipiell wegen der durchschnittlich niedrigeren Virämie eine geringere „Übertragungsgefahr“ aus als von HBeAg-positiven chronisch mit HBV Infizierten. Dies bestätigt auch eine von Gerlich [27] vorgelegte Analyse der bis dato publizierten Daten zu nosokomialen HBV-Transmissionen durch infizierte Chirurgen: Von insgesamt 2285 Eingriffen, die HBsAg/HBeAg-positive Operateure vornahmen, waren 168 mit einem bekannt hohen Selbstverletzungsrisiko verbunden (Sternotomien, Hysterektomien und Sectio-Entbindungen); 2117 Operationen wiesen eine nur durchschnittliche bis niedrige Gefahr für berufsbedingte perkutane Läsionen auf. Bei den „Hochrisiko-Operationen“ kam es in 19,6 % der Fälle (33 von 168 Patientinnen und Patienten) zu einer nosokomialen HBV-Infektion. Der Vergleichswert bei „Niedrigrisiko-Eingriffen“ belief sich auf lediglich 2,7 % (58 von 2117 Patientinnen und Patienten). Demgegenüber verursachten 6 HBsAg-positive, aber HBeAg-negative Chirurgen, deren durchschnittliche HBV-DNA-Konzentrationen bei $3{,}5 \times 10^6$ Kopien/ml lagen, unter 527 von ihnen Operierten 8 HBV-Erkrankungen. 6 davon ereigneten sich bei Eingriffen mit notorisch hohem Übertragungsrisiko, 2 waren dem Bereich der durchschnittlichen bis niedrigen Gefährdung zuzurechnen. Die Infektionsraten der Patienten betrugen 2,0 % und 0,6 %. Sie unterschritten damit die für HBsAg/HBeAg-Positive ermittelten Werte um den Faktor 9,8 bzw. 4,5, was den Einfluss der Virämie auf die Wahrscheinlichkeit einer intraoperativen Infektion durch HBV-Träger unter chirurgisch tätigem medizinischem Personal eindrucksvoll belegt.

5.3.1 Schutz vor HBV-Übertragungen durch infiziertes medizinisches Personal

Auch Übertragungen des HBV durch infiziertes medizinisches Personal lassen sich am wirkungsvollsten durch eine universelle Impfung aller gefährdeten Beschäftigten gegen Hepatitis B verhindern, sodass arbeitsmedizinische Prophylaxe hier zugleich konkreten Patientenschutz bedeutet [19]. Zudem kommt es darauf an, HBV-Träger vor allem unter den operativ Tätigen möglichst frühzeitig zu erkennen [10, 27, 34] und sie ggf. einer antiviralen Therapie zuzuführen, die den Betroffenen nach erfolgter deutlicher Abnahme der HBV-DNA-Konzentration unter Umständen eine Fortsetzung ihrer bisherigen Tätigkeit im Einklang mit den Regelungen einschlägiger nationaler Empfehlungen erlauben kann [9, 10, 37].

Erste derartige Leitlinien zum Umgang mit HBV-infiziertem medizinischem Personal und zu eventuell notwendigen Restriktionen in der Berufsausübung entstanden Anfang der 1950er-Jahre in den USA [38] unter dem Eindruck, dass ein HIV-infizierter Zahnarzt in Florida unter ungeklärten Umständen das Virus offenbar auf mehrere seiner Patienten übertragen hatte [37], Anfang der 1990er-Jahre in den USA [38]. Ihnen folgten dann ähnliche Verlautbarungen in einigen europäischen Staaten [40, 41]. Diese Empfehlungen beziehen sich allesamt ausdrücklich nur auf solche HBV-infizierten Mitarbeiter im medizinischen Bereich, die so genannte „gefahrgeneigte Tätigkeiten“ bzw. „exposure-prone procedures“ (EPPs) ausüben. Gemäß der ursprünglichen Definition des amerikanischen Centers for Disease Control and Prevention (CDC) umfassen derartige EPPs “the digital palpation of a needle tip in a body cavity or the simultaneous presence of the HCW’s fingers and a needle or other sharp instrument or object in a poorly visualized or highly confined anatomic site. Performance of exposure-prone procedures presents a recognized risk of percutaneous injury to a HCW, and – if such an injury occurs – the HCW’s blood is likely to contact the patient’s body cavity, subcutaneous tissues, and/or mucous membranes” [38]. Die Übersetzung dieser bewusst sehr allgemein gehaltenen Begriffsbestimmung in konkrete Tätigkeiten und damit die praktische

Bestimmung desjenigen Personenkreises unter HBV-positivem medizinischem Personal, der von den Richtlinien überhaupt tangiert ist, gestaltet sich im Einzelfall oft schwierig. Allerdings gestatten bestimmte Handreichungen wie die „Examples of UKAP advice on exposure prone procedures“ [42] oder jüngst aus den USA vorgeschlagene „Entscheidungs-Charts“ [43] eine zumindest orientierende Klassifikation medizinischer Tätigkeiten hinsichtlich ihrer Gefahr der Selbstverletzung für den Ausführenden. Gemeinsam ist den existierenden Richtlinien auch, dass sie die Etablierung eines lokalen Expertengremiums vorsehen, das nach gründlicher Prüfung aller relevanten Fakten in jedem Einzelfall über das weitere Vorgehen befinden soll. Die Empfehlungen machen überwiegend gleich lautende konkrete Vorschläge für die Zusammensetzung einer derartigen Kommission, wobei auf die in dieser Beziehung problematische Stellung des Personalarztes [44] sowie die mögliche Hinzuziehung des Amtsarztes hinzuweisen ist, der nach § 31 des Infektionsschutzgesetzes [45] über etwaige Tätigkeitsbeschränkungen bis hin zum Beschäftigungsverbot entscheidet.

Als Kriterium für die Verhängung möglicher Restriktionen in der Berufsausübung diente zunächst die HBeAg-Positivität [38], da sie – wie im Vorangegangenen dargestellt – bei HBV-Infizierten generell eine hohe Virämie signalisiert. Nachdem allerdings auch mehrere HBeAg-negative Chirurgen während verschiedener Operationen das Virus auf ihre Patienten übertragen hatten [9, 36] und in der Zwischenzeit hinreichend verlässliche Assays zur Ermittlung der HBV-DNA-Konzentration im Serum zur Verfügung standen, legte man in Europa national unterschiedliche HBV-DNA-Grenzwerte fest, bei deren Unterschreiten sich Tätigkeitseinschränkungen erübrigen sollten. In England und Irland ist zurzeit ein „Grenztiter“ von 1000 Kopien HBV-DNA/ml etabliert [46], den man auch in eine Empfehlung des Niedersächsischen Landesgesundheitsamts [47] und der Deutschen Vereinigung zur Bekämpfung der Viruserkrankungen [48] übernommen hat. Dieser niedrige Grenzwert trägt einerseits einem Fallbericht Rechnung, demzufolge es wohl bei einer HBV-DNA-Konzentration von nur 40 000 Kopien/ml zu einer iatrogenen Transmission des Virus gekommen ist [36]. Andererseits berücksichtigt er potenzielle Schwankungen des „HBV-DNA-Titers“, wie sie im Verlauf chronischer Infektionen vorkommen können [49]. Selbstredend bedingt ein derart niedriger „Cut-off“, dass man der Mehrzahl der HBV-infizierten Mitarbeiter im medizinischen Bereich die Ausübung „gefahrgeneigter Tätigkeiten“ untersagen muss: In Großbritannien beispielsweise wiesen 58 % der untersuchten Beschäftigten mehr als 1000 Kopien HBV-DNA/ml auf. In den Niederlanden waren es sogar 16 von 17 Betroffenen [9]. Daher haben die Gesundheitsbehörden in Holland empirisch einen „Grenztiter“ von 100 000 Kopien HBV-DNA/ml festgelegt, der älteren deutschen Empfehlungen entspricht [50], und darauf verwiesen, dass erst oberhalb dieser Konzentration ein stark erhöhtes Risiko für nosokomiale Arzt-Patient-Übertragungen des HBV bestehe [51, 52]. In einer europäischen Konsensus-Empfehlung wurde als Kompromiss ein Schwellenwert von 10 000 Kopien HBV-DNA/ml propagiert, gleichzeitig aber festgestellt, dass es jedem Mitgliedsland der EU unbenommen bleibe, gleichsam eigenstaatlich Grenzwerte zu definieren [9]. Kompliziert wird das Problem der Festlegung eines für Betroffene wie Patienten gleichermaßen hinnehmbaren HBV-DNA-Schwellenwerts zudem sowohl durch die noch mangelnde Vergleichbarkeit der Testergebnisse, wie sie kommerzielle Systeme zur HBV-DNA-Quantifizierung augenblicklich liefern [53, 54], als auch durch die gerade am unteren Rand des Messbereichs erhebliche analytische Variabilität der Assays, die bei Konzentrationen von 1000 Kopien HBV-DNA/ml einen zweiseitigen „Karenzbereich" von etwa dem Zehnfachen erfordert [52].

Kurz gefasst: Bis heute sind mehr als 40 Fälle nosokomialer HBV-Übertragungen durch infiziertes medizinisches Personal auf insgesamt 477 Patientinnen und Patienten bekannt geworden Die HBV-Transmissionsrate wird entscheidend beeinflusst durch die Art des Eingriffs, das dabei für den HBV-positiven Chirurgen bestehende Selbstverletzungsrisiko sowie die HBV-DNA-Konzentration, die ein Maß für die Infektiosität darstellt. Nationale und internationale Empfehlungen zum Umgang und zur Beschäftigung HBV-infizierten medizinischen Personals, das so genannte „exposure-prone procedures" ausübt, sehen Tätigkeitseinschränkungen vor, sobald bestimmte HBV-DNA-Grenzwerte überschritten werden.

5.4 Zusammenfassung und Ausblick

Berufsbedingte HBV-Infektionen des medizinischen Personals stellen noch immer die größte Gruppe unter den nosokomialen Hepatitis-B-Erkrankungen dar. Es bleibt daher ein wesentliches Ziel der Arbeits- und Betriebsmedizin, die Zahl dieser Virus-Übertragungen im klinischen Alltag durch entsprechende expositionsprophylaktische Maßnahmen und eine stetige Verbesserung der Akzeptanz der Impfung gegen Hepatitis B unter medizinischem Personal weiter zu verringern [8, 9, 22].

Eine derartige Abnahme HBV-assoziierter Berufserkrankungen, das sukzessive ruhestandsbedingte Ausscheiden jener Kolleginnen und Kollegen, die schon zu Opfern ihres Berufes wurden, bevor wirksame Impfstoffe gegen Hepatitis B zur Verfügung standen [10], sowie die Aufnahme der HBV-Immunisierung in den „STIKO-Impfkalender“ [19] mit einem zu erwartenden Anstieg der „Durchimpfungsrate“ der Allgemeinbevölkerung werden schließlich auch zur Lösung des Problems der Weitergabe des Erregers durch infiziertes medizinisches Personal auf Patientinnen und Patienten beitragen. Somit könnten mittelfristig vielleicht auch die erwähnten Leitlinien bzw. Empfehlungen an Bedeutung verlieren, die trotz der ihnen eigenen guten Absichten weder alle komplexen rechtlichen und ethischen Überlegungen [43, 55 – 57] noch sämtliche Forderungen der breiten Öffentlichkeit [58, 59] berücksichtigen und erfüllen können.

Literatur

1. Offergeld R, Faensen D, Ritter S, Hamouda O. Human immunodeficiency virus, hepatitis C and hepatitis B infections among blood donors in Germany 2000 – 2002: risk of virus transmission and the impact of nucleic acid amplifications testing. Euro Surveill 2005; 10:8 – 11.
2. Comstock RD, Mallonee S, Fox JL, Moolenaar RL, Vogt TM, Perz JF, Bell BP, et al. A large nosocomial outbreak of hepatitis C and hepatitis B among patients receiving pain remediation treatments. Infect Control Hosp Epidemiol 2004; 25: 576 – 583.
3. Petrosillo N, Ippolito G, Solforosi L, Varaldo PE, Clement M, Manzin A. Molecular epidemiology of an outbreak of fulminant hepatitis B. J Clin Microbiol 2000; 38: 2975 – 2981.
4. Dumpis U, Kovalova Z, Jansons J, Cupane L, Sominskaya I, Michailova M, Karayiannis P, et al.: An outbreak of HBV and HCV infections in a pediatric oncology ward: epidemiological investigations and prevention of further spread. J Med Virol 2003; 69: 331 – 338.
5. Kidd-Ljunggren K, Broman E, Ekvall H, Gustavsson O. Nosocomial transmission of hepatitis B virus infection through multiple-dose vials. J Hosp Infect 1999; 43: 57 – 62.
6. Oren I, Hershow RC, Ben-Porath E, Krivoy N, Goldstein N, Rishpon S, Shouval D, et al. A common-source outbreak of fulminant hepatitis B in a hospital. Ann Intern Med 1989; 110: 691 – 698.
7. Khan AJ, Cotter SM, Schulz B, Hu X, Rosenberg J, Robertson BH, Fiore AE, et al. Nosocomial transmission of hepatitis B virus among residents with diabetes in a skilled nursing facility. Infect Control Hosp Epidemiol 2002; 23: 313 – 318.
8. Kralj N, Hofmann F, Rieger MA. Hepatitis B- und Hepatitis C-Epidemiologie bei Beschäftigten im Gesundheitsdienst. In: Selmair H, Manns MP, eds. Virushepatitis als Berufskrankheit. Ein Leitfaden zur Begutachtung. 2nd ed. Landsberg: Ecomed, 2003: 85 – 106.
9. Gunson RN, Shouval D, Roggendorf M, Zaaijer H, Nicholas H, Holzmann H, de Schryver A, et al. Hepatitis B virus (HBV) and hepatitis C virus (HCV) infections in health care workers (HCWs): guidelines for prevention of transmission of HBV and HCV from HCW to patients. J Clin Virol 2003; 27: 213 – 230.
10. Roggendorf M, Viazov S. Health care workers and hepatitis B. J Hepatol 2003; 39: S 89 – S 92.
11. Roß RS, Niederau C, Viazov S, Schreier E, Heberer J, Häussinger D, Roggendorf M.

Begutachtungsfragen bei akuter und chronischer Hepatitis C. In: Häussinger D, Niederau C, eds. Hepatitis C. 2nd ed. Boston et al.: Blackwell: 2001, 347–373.
12. Centers for Disease Control and Prevention (CDC). Immunisation of health care workers: recommendations of the Advisory Committee on Immunisation Practices (ACIP) and the Hospital Infection Control Practices Advisory Committee. MMWR 1997; 476: 21–25.
13. NN. Stichverletzungen. Keine genauen Zahlen. Dt Ärztebl 2005; 102: B-136.
14. Centers for Disease Control and Prevention (CDC). Update: universal precautions for prevention of transmission of human immunodeficiency virus, hepatitis B virus, and other blood-borne pathogens in health-care settings. MMWR 1988; 37: 377–388.
15. National Institute for Occupational Safety and Health (NIOSH). Preventing needlestick injuries in health care settings. DHHS (NIOSH) Publication No. 2000–108.
16. Emergency Care Research Institute (ECRI). Sharps safety and needlestick prevention. Plymouth Meeting: ECRI, 2001.
17. Centers for Disease Control and Prevention (CDC). Evaluation of safety devices for preventing percutaneous injuries among health-care workers during phlebotomy procedures. Minneapolis-St. Paul, New York City, and San Francisco, 1993–1995. MMWR 1997; 46: 21–25.
18. Bricout F, Moraillon A, Sonntag P, Hoerner P, Blackwelder W, Plotkin S. Virus-inhibiting surgical glove to reduce the risk of infection by enveloped viruses. J Med Virol 2003; 69: 538–545.
19. Ständige Impfkommission (STIKO). Empfehlungen der Ständigen Impfkommission am Robert Koch-Institut. Stand Juli 2004. Epidemiol Bull 30/2004: 235–250.
20. Bonanni P, Bonaccorsi G. Vaccination against hepatitis B in health care workers. Vaccine 2001; 19: 2389–2394.
21. Jilg W, Rink C, Kallinowski B. Immunprophylaxe der Hepatitis B. Z Gastroenterol 2004; 42: 698–702.
22. Trautwein Ch, Manns MP. Vorgehen nach Nadelstichverletzung bei Hepatitis B- und C-Infektionen in der Klinik. In: Selmair H, Manns MP, eds. Virushepatitis als Berufskrankheit. Ein Leitfaden zur Begutachtung. 2nd ed. Landsberg: Ecomed, 2003: 144–149.
23. Hasselhorn HM, Hofmann F. Übertragung von HBV, HCV und HIV durch infektiöses medizinisches Personal. Eine Übersichtsdarstellung. Chirurg 2000; 71: 389–395.
24. Mele A, Ippolito G, Craxi A, Coppola RC, Petrosillo N, Piazza M, Puro V, et al. Risk management of HBsAg or anti-HCV positive healthcare workers in hospital. Dig Liver Dis 2001; 33: 795–802.
25. Puro V, Scognamiglio P, Ippolito G. Trasmissione di HIV, HBV o HCV da operatore sanitario infetto a paziente. Med Lav 2003; 94: 566–568.
26. Hofmann F, Kralj N, Hasselhorn HM. Hepatitis B- und Hepatitis C-Virus: Die Bedeutung der Infektion von Patienten durch medizinisches Personal. In: Selmair H, Manns MP, eds. Virushepatitis als Berufskrankheit. Ein Leitfaden zur Begutachtung. 2nd ed. Landsberg: Ecomed, 2003: 51–80.
27. Gerlich WH. Hepatitis B und C. Übertragungsgefahr auf Patienten durch infiziertes medizinisches Personal. Bundesgesundheitsbl Gesundheitsforsch Gesundheitsschutz 2004; 47: 369–378.
28. Quebbeman EJ, Telford GL, Hubbard S, Wadsworth K, Hardman B, Goodman H, Gottlieb MS. Risk of blood contamination and injury to operating room personnel. Ann Surg 1991; 214: 614–620.

29. Tokars JI, Bell DM, Culver DH, Marcus R, Mendelson MH, Sloan EP, Farber BF, et al. Percutaneous injuries during surgical procedures. JAMA 1992; 267: 2899–2904.
30. Welch J, Webster M, Tilzey AJ, Noah ND, Banatvala JE. Hepatitis B infections after gynaecological surgery. Lancet 1989; I: 205–208.
31. Bell DM, Shapiro CN, Ciesielski CA, Chamberland ME. Preventing bloodborne pathogen transmission from health-care workers to patients. The CDC perspective. Surg Clin North Am 1995; 75: 1189–1203.
32. Polakoff S. Acute hepatitis B in patients in Britain related to previous operations and dental treatment. Br Med J 1986; 293: 33–36.
33. Snydman DR, Hindman SH, Wineland MD, Bryan JA, Maynard JE. Nosocomial viral hepatitis B. A cluster among staff with subsequent transmission to patients. Ann Intern Med 1976; 85: 573–757.
34. Gerlich WH, Schaefer S. Infektionsgefährdung von Patienten durch Hepatitis B-Virus-infiziertes medizinisches Personal. In: Roß RS, Roggendorf M, eds. Übertragungsrisiko von HBV, HCV und HIV durch infiziertes medizinisches Personal. Lengerich: Pabst, 2004: 11–28.
35. Gerlich WH, Heermann KH, Uy A, Zyzik E, Thomssen R. Beurteilung der Infektiosität von Hepatitis-B-Antigenträgern mit Hilfe des Virus DNA-Nachweises. Öffentli Gesundheits 1987; 49: 380–384.
36. Corden S, Ballard AL, Ijaz S, Barbara JAJ, Gilbert N, Gilson RJC, Boxall EH, et al. HBV DNA levels and transmission of hepatitis B by health care workers. J Clin Virol 2003: 27: 52–58.
37. Buster EH, van der Eijk AA, de Man RA, Schalm SW. Doctor-to-patient transmission of hepatitis B virus: the potential of antiviral therapy for prevention. Scand J Gastroenterol Suppl 2004; 241: 45–49.
38. Centers for Disease Control and Prevention (CDC). Recommendations for preventing transmission of human immunodeficiency virus and hepatitis B virus to patients during exposure-prone invasive procedures. MMWR 1991; 40: 4–6.
39. Ou C-Y, Ciesielski CA, Myers G, Bandea CI, Luo CC, Korber BT, Mullins JI, et al. Molecular epidemiology of HIV transmission in a dental practice. Science 1992; 256: 1165–1171.
40. Hofmann F, Hasselhorn HM. Europäische und nordamerikanische Regelungen zur Beschäftigung von HBV-, HCV- und HIV-infektiösen Personen im Gesundheitsdienst. Chirurg 2000; 71: 396–403.
41. Roß RS, Roggendorf M. Sammlung nationaler und internationaler Empfehlungen zum Umgang mit HBV-, HCV- und HIV-infiziertem medizinischem Personal. In: Roß RS, Roggendorf M, eds. Übertragungsrisiko von HBV, HCV und HIV durch infiziertes medizinisches Personal. Lengerich: Pabst, 2004: 119–126.
42. UK Department of Health (UK DH). HIV infected health care workers: A consultation paper on management and patient notification. London: UK Department of Health, 2002.
43. Reitsma AM, Closen ML, Cunningham M, Minich HNF, Moreno JD, Nichols RL, Pearson RD, et al. Infected physicians and invasive procedures: safe practice management. Clin Infect Dis 2005; 40: 1665–1672.
44. Nassauer A. Der Betriebsarzt im Spannungsfeld zwischen Schweigepflicht und Meldepflicht. Bundesgesundheitsbl Gesundheitsforsch Gesundheitsschutz 1999; 42: 481–485.

45. Bales S, Baumann HG, Schnitzler N. Infektionsschutzgesetz. Kommentar und Vorschriftensammlung. Stuttgart et al.: Kohlhammer, 2001.
46. UK Department of Health (UK DH). Hepatitis B infected health care workers. Health Care Circular 2000/020.
47. Niedersächsisches Landesgesundheitsamt. Empfehlungen zur Verhütung der nosokomialen Übertragung von HBV, HCV und HIV durch infiziertes medizinisches Personal im Gesundheitswesen. Hannover: Niedersächsisches Landesgesundheitsamt, 2002.
48. Deutsche Vereinigung zur Bekämpfung der Viruskrankheiten (DVV). Empfehlungen zur Prävention der nosokomialen Übertragung von Hepatitis B-Virus (HBV) und Hepatitis C-Virus (HCV) durch im Gesundheitswesen Tätige (Stand: Januar 2004). In: Roß RS, Roggendorf M, eds. Übertragungsrisiko von HBV, HCV und HIV durch infiziertes medizinisches Personal. Lengerich: Pabst, 2004: 143 – 153.
49. Tedder RS, Ijaz S, Gilbert N. Evidence for a dynamic host-parasite relationship in e-negative hepatitis B carriers. J Med Virol 2002; 68: 505 – 512.
50. Gerlich WH. Berufstätigkeit von HBs-Antigen-positiven Chirurgen. Dtsch Med Wschr 1992; 117: 359 – 360.
51. Ministerie van Volksgezondheid, Welzijn en Sport. Preventie iatrogene hepatitis B. Den Haag: Ministerie van Volksgezondheid, Welzijn en Sport, 2002.
52. Buster EH, van der Eijk AA, Schalm SW. Doctor to patient transmission of hepatitis B virus: implications of HBV DNA levels and potential new solutions. Antiviral Res 2003; 60: 79 – 85.
53. Gilbert N, Corden S, Ijaz S, Grant PR, Tedder RS, Boxall EH. Comparison of commercial assays for the quantification of HBV DNA load in health care workers. Calibration differences. J Virol Methods 2002; 100: 37 – 47.
54. Pawlotsky JM, Bastie A, Hezode C, Lenjon I, Darthuy F, Remire J, Dhumeaux D. Routine detection and quantification of hepatitis B virus DNA in clinical laboratories: performance of three commercial assays. J Virol Methods 2000; 85: 11 – 21.
55. Rhodes RSG, Telford L, Hierholzer WJ, Barnes MU. Bloodborne pathogen transmission from health-care workers to patients. Legal issues and provider perspectives. Surg Clin North Am 1995; 75: 1205 – 1217.
56. Tereskerz PM, Pearson RD, Jagger J. Infected physicians and invasive procedures: national policy and legal reality. Milbank Q 1999; 77: 511 – 529.
57. Jacobs M. Arbeitsrechtliche Probleme bei der Einstellung, Beschäftigung und Kündigung HIV-, HBV- oder HCV-infizierter Arbeitnehmer im Gesundheitswesen. In: Roß RS, Roggendorf M, eds. Übertragungsrisiko von HBV, HCV und HIV durch infiziertes medizinisches Personal. Lengerich: Pabst, 2004: 96 – 118.
58. Ross RS, Viazov S, Roggendorf M. Provider-to-patient transmission of hepatitis B virus. Lancet 1999; 353; 324 – 325.
59. Tuboku-Metzger J, Chiarello L, Sinkowitz-Cochran RL, Casano-Dickerson A, Cardo D. Public attitudes and opinions toward physicians and dentists infected with bloodborne viruses: results of a national survey. Am J Infect Control 2005; 33: 299 – 303.

6 Hepatitis D

Andreas Erhardt

6.1 Epidemiologie

Weltweit sind schätzungsweise 15 Millionen Menschen mit dem Hepatitis Delta-Virus (HDV) infiziert [1]. Die Prävalenz der Erkrankung weist starke geografische Schwankungen auf (Abb. 6.**1**). Gebiete mit hoher Prävalenz umfassen den Mittelmeerraum, den Mittleren Osten, Westafrika, das Amazonasbecken und einige Inseln im Süd-Pazifik. Die Hepatitis D ist in diesen Gebieten Ausdruck der hohen HBV-Durchseuchung. Andererseits gibt es Länder mit einer Diskrepanz zwischen HBV- und HDV-Durchseuchung, wie China mit hoher HBV- aber niedriger HDV-Prävalenz. In Zentral- und Nordeuropa ist die Hepatitis D eine seltene Erkrankung. Die Prävalenz der Hepatitis D hängt wesentlich vom Risikoprofil der untersuchten Population ab. So schwankt die HDV-Durchseuchung in Deutschland zwischen 0,3 % bei

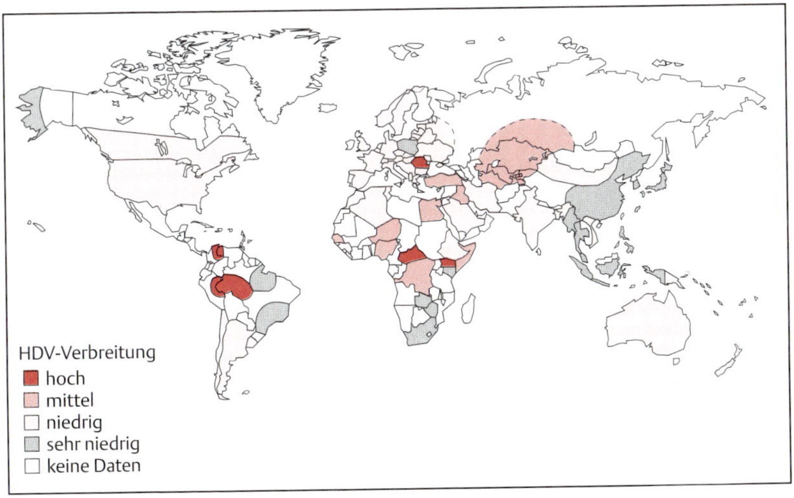

Abb. 6.**1** Weltweite Verteilung der Hepatitis-D-Infektion.

HBsAg-positiven Blutspendern und 40% bei HBsAg-positiven Drogenabhängigen [2, 3].

Über 80% der Patienten mit Hepatitis D in Deutschland sind Immigranten [4]. Während in den Jahren vor 1995 hauptsächlich Immigranten aus dem Mittelmeerraum für die Hepatitis D in Deutschland verantwortlich waren, trugen nach 1996 insbesondere Einwanderer aus den ehemaligen GUS-Staaten und Osteuropa zur vermutlich ansteigenden Prävalenz der Hepatitis D in Deutschland bei [4]. Die Abnahme der Hepatitis-D-Fälle aus dem Mittelmeerraum dürfte zum Teil Ausdruck einer geringeren Zuwanderung aus diesen Ländern und zusätzlich Ausdruck einer abnehmenden Prävalenz der Hepatitis D in den Ursprungsländern der Immigranten sein. So wurde in Italien eine Abnahme der HDV-Prävalenz unter HBsAg-Trägern von 23,4% auf 8,3% während der Jahre 1987 bis 1997 beschrieben [5, 6]. Ein ähnlicher Trend besteht in Spanien [7]. Der Rückgang der HDV-Durchseuchung wurde insbesondere bei den unter 30-Jährigen beobachtet.

Im Gegensatz hierzu scheint die Prävalenz der Hepatitis D in Osteuropa unter Einschluss der Länder der ehemaligen GUS zu steigen [8], am ehesten als Folge der unzureichenden hygienischen Standards, einer erhöhten Mobilität der Bevölkerung und eines zunehmenden intravenösen Drogenabusus. Neue Infektionsfoci außerhalb Russlands wurden in Nordindien, auf Okinawa in Japan und Albanien identifiziert [9]. In Rumänien fanden sich bei HBsAg-Trägern in bis zu 83% Antikörper gegen HDV [10]. Eine Studie an 1025 konsekutiven Immigranten aus Länder der ehemaligen GUS wies eine HDV-Prävalenz von 0,3% nach [11]. In der Republik Weißrussland fand sich unter 26 000 Blutspendern eine HDV-Prävalenz von 0,35% [12]. Diese Prävalenzen liegen deutlich über denen in Mittel- und Nordeuropa, aber auch über denen in Südeuropa. Es kann davon ausgegangen werden, dass zwischen den Jahren 1990 und 2000 durch Immigration 6000–9000 neue Fälle von Hepatitis D nach Deutschland „importiert" wurden [4]. Diese Risikogruppen verdienen daher besonderes Augenmerk.

Kurz gefasst: Eine Hepatitis D ist nur in einigen Endemiegebieten für eine Hepatitis B häufig. In Deutschland kommt die Hepatitis D überwiegend bei Immigranten aus dem Mittelmeerraum und Osteuropa und bei Drogenabusus vor.

6.2 Pathogenese

Das Hepatitis-D-Virus ist ein inkomplettes Virus, das zu seiner Vermehrung des Hüllproteins (HBsAg) des Hepatitis-B-Virus bedarf. Nur in einer kleinen Zahl der HDV-Infektionen findet sich eine replikative Hepatitis B, überwiegend liegt bei der HDV-Infektion ein HBsAg-Trägerstatus ohne nachweisbare Virusreplikation vor. Vom klinischen Verlauf ist die Simultaninfektion (zeitgleiche HDV- und HBV-Inokulation) von einer HDV-Superinfektion zu unterscheiden (HDV-Inokulation auf eine bereits bestehende Hepatitis B).

Die Pathogenese der HDV-induzierten Hepatitis ist nicht geklärt. Es ist wahrscheinlich, dass die Pathogenese nicht allein durch das Hepatitis-D-Virus, sondern auch durch das Hepatitis-B-Virus und Wirtsfaktoren bestimmt wird. Während der akuten Infektion scheint ein direkter zytopathischer Effekt im Vordergrund zu stehen, wohingegen während des chronischen Verlaufs ein immunvermittelter Zellschaden stärker zum Tragen kommt. Für einen zytopathischen Effekt spricht, dass hohe Konzentrationen des HDAg die Sekretion von Proteinen stören und Apoptose in Leberkarzinom-Zelllinien induzieren [13, 14]. Auf der anderen Seite konnten keine zytopathischen Effekte des HDAg in transgenen Mäusen und Waldmurmeltierchen (Woodchucks) nachgewiesen werden [15, 16]. Das Vorliegen einer immunvermittelten Zellschädigung zeigen Untersuchungen, die eine Korrelation zwischen Entzündungsgrad der Leber und HDV-Infektionsgrad [17] und Antikörpern gegen eine Reihe von Struktur- und Nichtstrukturproteinen nachweisen konnten [18].

6.3 Diagnostik

Das Hepatitis-Delta-Agens ist ein defektes Virus, das zu seiner Replikation das Hüllprotein (HBsAg) des Hepatitis-B Virus benötigt. Dies impliziert, dass bei einer Hepatitis D immer HBsAg nachgewiesen werden kann. Auf der anderen Seite sollte bei Nachweis von HBsAg eine Hepatitis D ausgeschlossen werden. Abb. 6.**2** zeigt die serologischen Verläufe bei einer HDV-HBV-Simultan- und einer HDV-HBV-Superinfektion. Bei der akuten HDV-HBV-Simultaninfektion finden sich sowohl Replikationsmarker der HDV-Infektion (HDV-Ak, HDV-RNA) als auch Replikationsmarker der Hepatitis B (HBeAg, HBV-DNA). In der Regel ist anti-HBc-IgM nachweisbar. Der HDV/HBV-Superinfektion liegt bei replikativer Hepatitis D gewöhnlich ein inaktiver HBsAg-Trägerstatus zu Grunde (HBV-DNA negativ, HBeAg negativ). Nur selten liegt beim chronischen Verlauf eine HDV-HBV-Koinfektion mit replikativer Hepatitis D und replikativer He-

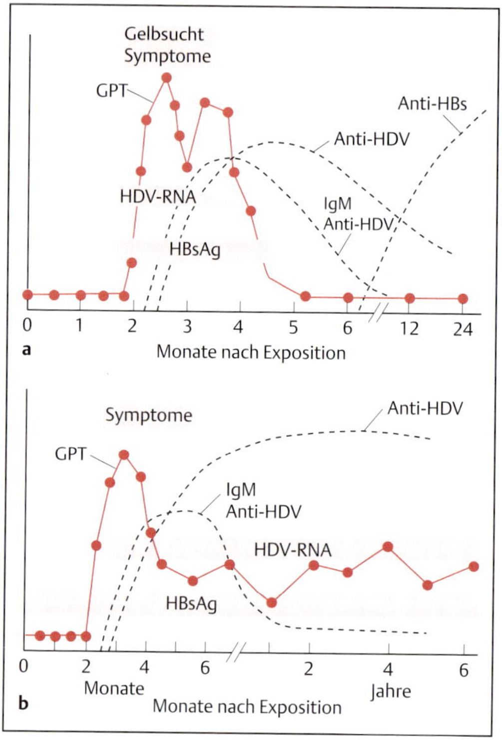

Abb. 6.**2** **A** Serologischer Verlauf der akuten HDV-HBV-Simultaninfektion. **B** Serologischer Verlauf der HDV-HBV-Superinfektion.

patitis B vor. Anti-HBc-IgM ist bei der HDV/HBV-Superinfektion nicht nachweisbar.

Die Diagnostik der Hepatitis D umfasst im engeren Sinne neben der Untersuchung der Transaminasen, die Virus-Serologie und die Virus-Nukleinsäure-Analyse. Wie bei der Hepatitis B kann es zur Beurteilung von Schweregrad oder Komplikationen der Erkrankung notwendig sein, das diagnostische Spektrum um Leberhistologie, Ultraschall des Abdomens, Computertomographie, Magnetresonanztomographie oder Ösophagogastroduodenoskopie zu erweitern (siehe Hepatitis B). Bei Diagnostik und Verlaufsbeobachtung sollte bedacht werden, dass bei der Hepatitis D das Vorliegen einer Leberzirrhose häufig und die Progression der Erkrankung zur Leberzirrhose rasch ist. Die Transaminasen-Konstellation der Hepatitis D weist eine führende Erhöhung der GPT auf. Häufig liegt die GPT bei der chronischen Hepatitis D relativ hoch.

HDV-Antikörper: Die Diagnose der Hepatitis D beruht im Wesentlichen auf dem Nachweis von Gesamt-HDV(IgM und IgG)-Antikörpern mittels ELISA oder RIA. Der Antikörpernachweis eignet sich als Suchtest auf die Hepatitis D. Die anti-HDV-Serokonversion kann der einzige serologische Hinweis für eine akute Hepatitis sein. Hochtitrig nachweisbare anti-HDV-Antikörper korrelieren mit einer HDV-Replikation und sind bei Persistenz Ausdruck einer chronischen Hepatitis D [9]. Dagegen können bei einer ausgeheilten Hepatitis D anti-HDV-Antikörper in der Regel nur niedrigtitrig nachgewiesen werden [9]. Die Bestimmung von Anti-HDV-IgM-Antikörper ist möglich. IgM-Antikörper sind bei der akuten Infektion hochtitrig nachweisbar, fallen aber bei der chronischen Infektion ab.

HDV-RNA: In der Phase der akuten Hepatitis D ist die HDV-RNA der früheste und sensitivste Marker der Infektion. Bei Nachweis von HDV-Antikörpern sollte eine replikative Hepatitis D mittels Nachweis der HDV-RNA bestätigt werden. In der Regel kommen hierfür RT-PCR-Verfahren zur Anwendung, deren Nachweisgrenze bei bis zu 10 Kopien/ml liegt [19]. Hybridisierungsassays mit einer Nachweisgrenze von 10^4 Kopien/ml bis 10^6 Kopien/ml kommen nur noch selten zur Anwendung. Kommerziell erhältliche Assays zur Bestimmung der HDV-RNA gibt es derzeit nicht. Der Nachweis der HDV-RNA kann schwierig sein, da die Virus-Titer häufig niedrig sind, die Hepatitis-D-Viren eine ausgesprochenen Sequenz-Heterogentität und eine komplexe Sekundär- und Tertiärstruktur aufweisen.

HDAg: Der Nachweis des HDAg mittels Immunfluoreszenz oder Immunhistochemie in Leberschnitten galt lange als Goldstandard für den Nachweis einer floriden Hepatitis D. Allerdings konnte gezeigt werden, dass nur bei 50 % der aktiven HDV-Infektionen HDAg im Lebergewebe nachgewiesen werden kann [20]. Der Nachweis von HDAg im Serum ist in der akuten Infektion mit 39 % zu wenig sensitiv und bei chronischer Infektion wegen der Komplexierung mit anti-HDV-Antikörpern unzuverläsig [9].

HDV-Genotypen: Bislang werden bei der HDV-Infektion drei HDV-Genotypen (I – III) unterschieden [21]. Neuere Untersuchungen legen jedoch nahe, dass mindestens 7 HDV-Genotypen existieren [22]. In der westlichen Welt sowie in Taiwan und im Libanon stellt der HDV-Genotyp I den vorherrschenden Genotyp dar. HDV-Genotyp II wird insbesondere im ostasiatischen Raum gefunden, während HDV-Genotyp III insbesondere in Südamerika nachgewiesen wird. HDV-Genotyp I und III scheinen im Vergleich zum HDV-Genotyp II gehäuft mit fulminanten Verläufen assoziiert zu sein [19]. Der HDV-Genotyp I wird bei Chronifizierung mit einem aggressiven Krankheitsverlauf in Verbindung gebracht [23].

Kurz gefasst: Bei einer Hepatitis B sollte immer auch auf eine gleichzeitig vorliegende Hepatitis D getestet werden. Als Suchtest eignet sich der HDV-Antikörpertest, die HDV-RNA zeigt eine replikative Infektion an.

6.4 Infektionsmodus und natürlicher Verlauf

Übertragungsweg und Übertragungsmodus des HDV entsprechen denen des HBV. Die Übertragung des Virus erfolgt parenteral durch Blut und Blutprodukte oder sexuell. Schwere und fulminante Verläufe sind bei der akuten Hepatitis D etwa 10-fach häufiger als bei der akuten Hepatitis-B-Monoinfektion [24 – 27]. Die Infektion mit dem Hepatitis-D-Virus kann als Simultaninfektion bei gleichzeitiger Inokulation mit dem Hepatitis-B-Virus erfolgen oder als HDV-Superinfektion bei bereits bestehender HBV-Infektion.

Die Inkubationszeit der akuten HDV-HBV-Koinfektion beträgt 3 – 7 Wochen. Die HDV-HBV-Simultaninfektion heilt in der Regel aus. Die Chronifizierungsrate entspricht der einer klassischen HBV-Monoinfektion und liegt bei Infektion im Erwachsenenalter bei etwa 1 – 5 %. Der akute Verlauf der Hepatitis D ist in der Regel klinisch nicht von dem einer akuten HBV-Monoinfektion zu unterscheiden, selten findet sich ein zweigipfliger Verlauf. Die HDV-Superinfektion kann sich auf eine replikative Hepatitis B oder eine nichtreplikative Form der Hepatitis B aufsetzen (inaktiver HBsAg-Träger). Die HDV-Superinfektion führt in bis zu 90 % der Fälle zur Chronizität [24, 28].

Mit einer Ausnahme zeigen Untersuchungen, dass die chronische Hepatitis D im Vergleich zur HBV-Monoinfektion ungünstiger verläuft [27, 29 – 33]. Die Progression zur Leberzirrhose findet ca. 10 – 15 Jahre früher statt als bei der alleinigen Hepatitis B [31 – 33]. Nach Eintritt eines zirrhotischen Leberumbaus ist das Risiko für eine Leberdekompensation und die Entstehung eines hepatozellulären Karzinoms bei der Hepatitis D im Vergleich zur HBV-Monoinfektion erhöht [32, 33]. In einer retrospektiven Analyse an Patienten mit Leberzirrhose wurde das Risiko innerhalb von 5 Jahren ein HCC zu entwickeln mit 13 % bei Vorliegen einer Hepatitis D, aber nur mit 2 – 4 % bei Vorliegen einer HBV-Monoinfektion angegeben. Die Inzidenzen für eine Leberdekompensation betrugen 18 % bei Vorliegen einer Hepatitis D, dagegen nur 8 – 14 % bei Vorliegen einer HBV-Monoinfektion [33]. Die 5-Jahres-Mortalität ist bei Patienten mit Hepatitis-D-Zirrhose gegenüber Patienten mit Hepatitis-B-Zirrhose ungefähr verdoppelt [32, 33].

6.5 Therapie und Prophylaxe

Für eine antivirale Behandlung der akuten Hepatitis D gibt es keine Evidenz. Bei der chronischen Hypatitis führen die bisherigen therapeutischen Optionen zur antiviralen Behandlung bei weniger als 10 % der Patienten zur dauerhaften Virussuppression [35 – 40], während eine virologische ETR (end of treatment response) immerhin bei 6 – 66 % der Patienten erreicht wird [40]. Es ist anzumerken, dass alle verfügbaren Therapiestudien bei der chronischen Hepatitis D auf kleinen Fallzahlen beruhen und nur in einer kleinen Zahl von Studien das virologische Ansprechen mittels sensitiver HDV-RNA Bestimmung (RT-PCR) durchgeführt wurde. Empfohlen wird derzeit Standard-Interferon-alfa in einer Dosis von 3 × 9 – 10 MU /Woche s. c. über eine Dauer von 12 Monaten [41, 42]. Möglicherweise kann durch die Gabe von pegylierten Interferonen das Ansprechen verbessert werden. In einer kleinen eigenen Pilotstudie an 12 Patienten konnte durch eine Therapie mit pegyliertem Interferon-alfa2b nach einer 12-monatigen Therapie bei 17,5 % der Patienten eine dauerhafte Virussuppression und Normaliserung der GPT erzielt werden [43]. Ergebnisse von weiteren Studien mit pegylierten Interferonen bleiben abzuwarten. Ebenso bleibt zu klären, ob durch eine länger dauernde IFN-Therapie (> 12 Monate) bei der Hepatitis D die virologischen Ansprechraten verbessert werden können [44].

Während der IFN-Therapie wird eine Normalisierung der Transaminasen in 12 – 70 % der Fälle und eine Verbessserung der Leberhistologie beobachtet [35 – 39]. Die Normalisierung der Transaminasen kann auch nach Beendigung der Therapie trotz persistierender Virämie andauern und mit einer Fibroseregression verbunden sein [38, 40, 45]. In einer Untersuchung an 36 Patienten konnte bei 25 % der mit Standard-Interferon behandelten Patienten nach 12 Jahren eine dauerhafte Normalisierung der Transaminasen beobachtet werden [45]. Daten zur Auswirkung der Interferontherapie auf den Langzeitverlauf (hepatische Dekompensation, HCC-Entwicklung, Überleben) lassen nach einer Therapie mit Interferon einen günstigen Verlauf vermuten [45]. Welche Faktoren ein Ansprechen auf die Interferontherapie begünstigen, ist nicht systematisch untersucht.

Für Lamivudin, Famciclovir, Ribavirin und eine Lamivudin/Interferon-Kombinationstherapie konnte in Pilotstudien an kleinen Patientenzahlen ein biochemisches oder virologisches Ansprechen nicht nachgewiesen werden [46 – 49]. Eine Untersuchung mit einer Kombinationstherapie aus Ribavirin und Standardinterferon erbrachte virologische Ansprechraten von 40 % [50], bedarf jedoch weiterer Überprüfung.

Bei Patienten mit fortgeschrittener Leberzirrhose sollte eine Lebertransplantation erwogen werden. Sie zeigt bei HDV/HBV-Koinfizierten 5-Jahres-

Überlebensraten bis zu 90 %. HBV-Monoinfizierte haben nach Transplantation deutlich schlechtere 5-Jahres-Überlebensraten. Die besseren Überlebensraten bei HDV/HBV-Koinfizierten gründen sich auf eine im Vergleich zur HBV-Monoinfektion geringere Reinfektions- und niedrigere Abstoßungsrate [34, 51 – 55]. Auch bei der fulminanten Hepatitis ist die orthotope Lebertransplantation eine therapeutische Option. Die 5-Jahres-Überlebensraten liegen bei etwa 70 % und sind damit schlechter als bei Lebertransplantation aufgrund einer HDV-Leberzirrhose [34].

Zur Primär- und Postexpositionsprophylaxe der Hepatitis D sind die gleichen Maßnahmen zu ergreifen wie bei der Hepatitis B. Ein Impfschutz gegen das Hepatitis-B-Virus schützt auch vor einer Hepatitis-D-Infektion.

Kurz gefasst: Die Prognose einer Hepatitis D ist schlechter als die einer Hepatitis B, da der Übergang in eine Leberzirrhose häufig ist. Eine Superinfektion mit HDV zusätzlich zu einer bereits bestehenden HBV-Infektion führt fast immer zu einer chronischen Infektion. Eine Therapie führt nur bei wenigen Patienten zum Sistieren der HDV-Virusreplikation. Immerhin kommt es jedoch bei einem Teil der Patienten trotz Viruspersistenz zu einer Verbesserung der entzündlichen Aktivität und wahrscheinlich der Prognose der Erkrankung. Eine Impfung gegen Hepatitis B schützt auch vor einer Hepatitis D.

Literatur

1. Hadziyannis SJ. Review: hepatitis delta. J Gastroenterol Hepatol 1997; 12:289 – 298.
2. Moller B, Hopf U, Hoffmann H, Alexander M, Lobeck H. Frequenz und klinische Relevanz einer Delta Virus Infektion bei HBsAg Trägern in der Berliner Region. Z Gastroenterol 1988; 26:314 – 321.
3. Roggendorf M. Pathogenese und Epidemiologie der Infektion mit dem Hepatitis Delta Virus. Z Gastroenterol 1987; 25 Suppl 2:1 – 5.
4. Erhardt A, Knuth R, Sagir A, Kirschberg O, Heintges T, Häussinger D. Socioepidemiological data on hepatitis delta in a German university clinic – increase of patients from Eastern Europe and the former Soviet Union. Z Gastroenterol 2003; 41: 1 – 4.
5. Gaeta GB, Stroffolini T, Chiaramonte M, Ascione T, Stornaiuolo G, Lobello S, Sagnelli E, Brunetto MR, Rizzetto M. Chronic hepatitis D: a vanishing Disease? An Italian multicenter study. Hepatology 2000; 32:824 – 827.
6. Sagnelli E, Stroffolini T, Ascione A, Chiaramonte M, Craxi A, Giusti G, Piccinino F. Decrease in HDV endemicity in Italy. J Hepatol 1997; 26:20 – 24.
7. Rosina F, Conoscitore P, Cuppone R, Rocca G, Giuliani A, Cozzolongo R, Niro G, Smedile A, Saracco G, Andriulli A, Manghisi OG, Rizzetto M. Changing pattern of chronic hepatitis D in Southern Europe. Gastroenterology 1999; 117:161 – 166.

8. Flodgren E, Bengtsson S, Knutsson M, Strebkova EA, Kidd AH, Alexeyev OA, Kidd-Ljunggren K. Recent high incidence of fulminant hepatitis in Samara, Russia: molecular analysis of prevailing hepatitis B and D virus strains. J Clin Microbiol 2000; 38:3311 – 3316.
9. Farci P. Delta hepatitis: an update. J Hepatol 2003; 39 Suppl 1:S212 – 219.
10. Tapalaga D, Forzani B, Hele C, Paravacini O, Ponzetto A, Theilmann L. Prevalence of the hepatitis delta virus in Rumania. Hepatogastroenterology 1986; 33:238 – 239.
11. Trautwein C, Kiral G, Tillmann HL, Witteler H, Michel G, Manns MP. Risk factors and prevalence of hepatitis E in German immigrants from the former Soviet Union. J Med Virol 1995; 45:429 – 434.
12. Kalinin AL, Zhavoronok SV, Mikhailov MI, Shilenok OG, Pavlovich IL, Grimbaum OA, Dotsenko ML, Pan'ko SS, Slobodina OV, Bud'ko VM, Stepanenko NI. Viral hepatitis delta in the republic of Belarus. Zh Mikrobiol Epidemiol Immunobiol 1998:74 – 77.
13. Negro F, Gerin JL, Purcell RH, Miller RH. Basis of hepatitis delta virus disease? Nature 1989; 341:111.
14. Cole SM, Gowans EJ, Macnaughton TB, Hall PD, Burrell CJ. Direct evidence for cytotoxicity associated with expression of hepatitis delta virus antigen. Hepatology 1991; 13:845 – 851.
15. Cullen JM, David C, Wang JG, Becherer P, Lemon SM. Subcellular distribution of large and small hepatitis delta antigen in hepatocytes of hepatitis delta virus superinfected woodchucks. Hepatology 1995; 22:1090 – 1100.
16. Hsieh SY, Chao M, Coates L, Taylor J. Hepatitis delta virus genome replication: a polyadenylated mRNA for delta antigen. J Virol 1990; 64:3192 – 3198.
17. Negro F, Baldi M, Bonino F, Rocca G, Demartini A, Passarino G, Maran E, Lavarini C, Rizzetto M, Verme G. Chronic HDV (hepatitis delta virus) hepatitis. Intrahepatic expression of delta antigen, histologic activity and outcome of liver disease. J Hepatol 1988; 6:8 – 14.
18. Philipp T, Obermayer-Straub P, Manns MP. Autoantibodies in hepatitis delta. Biomed Pharmacother 1995; 49:344 – 349.
19. Wu JC, Chen TZ, Huang YS, Yen FS, Ting LT, Sheng WY, Tsay SH, Lee SD. Natural history of hepatitis D viral superinfection: significance of viremia detected by polymerase chain reaction. Gastroenterology 1995; 108:796 – 802.
20. Govindarajan S, Valinluck B, Peters L. Relapse of acute B viral hepatitis – role of delta agent. Gut 1986; 27:19 – 22.
21. Wu JC, Choo KB, Chen CM, Chen TZ, Huo TI, Lee SD. Genotyping of hepatitis D virus by restriction-fragment length polymorphism and relation to outcome of hepatitis D. Lancet 1995; 346:939 – 941.
22. Radjef N, Gordien E, Ivaniushina V, Gault E, Anais P, Drugan T, Trinchet JC, Roulot D, Tamby M, Milinkovitch MC, Deny P. Molecular phylogenetic analyses indicate a wide and ancient radiation of African hepatitis delta virus, suggesting a deltavirus genus of at least seven major clades. J Virol. 2004 78:2437 – 2444.
23. Niro GA, Smedile A, Andriulli A, Rizzetto M, Gerin JL, Casey JL. The predominance of hepatitis delta virus genotype I among chronically infected Italian patients. Hepatology 1997; 25:728 – 734.
24. Hadler SC, De Monzon M, Ponzetto A, Anzola E, Rivero D, Mondolfi A, Bracho A, Francis DP, Gerber MA, Thung S, et al. Delta virus infection and severe hepatitis. An epidemic in the Yucpa Indians of Venezuela. Ann Intern Med 1984; 100:339 – 344.
25. Caredda F, Rossi E, d'Arminio Monforte A, Zampini L, Re T, Meroni B, Moroni

M. Hepatitis B virus-associated coinfection and superinfection with delta agent: in- distinguishable disease with different outcome. J Infect Dis 1985; 151:925–928.

26. Govindarajan S, Chin KP, Redeker AG, Peters RL. Fulminant B viral hepatitis: role of delta agent. Gastroenterology 1984; 86:1417–1420.
27. Smedile A, Farci P, Verme G, Caredda F, Cargnel A, Caporaso N, Dentico P, Trepo C, Opolon P, Gimson A, Vergani D, Williams R, Rizzetto M. Influence of delta infection on severity of hepatitis B. Lancet 1982; 2:945–947.
28. Farci P, Smedile A, Lavarini C, Piantino P, Crivelli O, Caporaso N, Toti M, Bonino F, Rizzetto M. Delta hepatitis in inapparent carriers of hepatitis B surface antigen. A disease simulating acute hepatitis B progressive to chronicity. Gastroenterology 1983; 85:669–673.
29. Huo TI, Wu JC, Lai CR, Lu CL, Sheng WY, Lee SD. Comparison of clinico-pathological features in hepatitis B virus-associated hepatocellular carcinoma with or without hepatitis D virus superinfection. J Hepatol 1996; 25:439–444.
30. Rizzetto M, Verme G, Recchia S, Bonino F, Farci P, Arico S, Calzia R, Picciotto A, Colombo M, Popper H. Chronic hepatitis in carriers of hepatitis B surface antigen, with intrahepatic expression of the delta antigen. An active and progressive disease unresponsive to immunosuppressive treatment. Ann Intern Med 1983; 98:437–441.
31. Saracco G, Rosina F, Brunetto MR, Amoroso P, Caredda F, Farci P, Piantino P, Bonino F, Rizzetto M. Rapidly progressive HBsAg-positive hepatitis in Italy. The role of hepatitis delta virus infection. J Hepatol 1987; 5:274–281.
32. Fattovich G, Boscaro S, Noventa F, Pornaro E, Stenico D, Alberti A, Ruol A, Realdi G. Influence of hepatitis delta virus infection on progression to cirrhosis in chronic hepatitis type B. J Infect Dis 1987; 155:931–935.
33. Fattovich G, Giustina G, Christensen E, Pantalena M, Zagni I, Realdi G, Schalm SW. Influence of hepatitis delta virus infection on morbidity and mortality in compensated cirrhosis type B. The European Concerted Action on Viral Hepatitis (Eurohep). Gut 2000; 46:420–426.
34. Samuel D, Muller R, Alexander G, Fassati L, Ducot B, Benhamou JP, Bismuth H. Liver transplantation in European patients with the hepatitis B surface antigen. N Engl J Med 1993; 329:1842–1847.
35. Rosina F, Rizzetto M. Treatment of chronic type D (delta) hepatitis with alpha interferon. Semin Liver Dis 1989; 9:264–266.
36. Rosina F, Pintus C, Meschievitz C, Rizzetto M. A randomized controlled trial of a 12-month course of recombinant human interferon-alpha in chronic delta (type D) hepatitis: a multicenter Italian study. Hepatology 1991; 13:1052–1056.
37. Madejon A, Cotonat T, Bartolome J, Castillo I, Carreno V. Treatment of chronic hepatitis D virus infection with low and high doses of interferon-alpha 2a: utility of polymerase chain reaction in monitoring antiviral response. Hepatology 1994; 9: 1331–1336.
38. Farci P, Mandas A, Coiana A, Lai ME, Desmet V, Van Eyken P, Gibo Y, Caruso L, Scaccabarozzi S, Criscuolo D, et al. Treatment of chronic hepatitis D with interferon alfa-2a. N Engl J Med 1994; 330:88–94.
39. Gaudin JL, Trepo C. Therapy of chronic delta hepatitis with alpha- and beta-interferon. Prog Clin Biol Res 1993; 382:345–352.
40. Di Marco V, Giacchino R, Timitilli A, Bortolotti F, Crivellaro C, Calzia R, Iannuzzi C, Prestileo T, Vajro P, Nebbia G, Stringhi C, Rosina F, Biassoni D, Callea F, Rizzetto M,

Craxi A. Long-term interferon-alpha treatment of children with chronic hepatitis delta: a multicentre study. J Viral Hepat 1996; 3:123 – 128.

41. Niro GA, Rosina F, Rizzetto M. Treatment of hepatitis D. J Viral Hepat 2005; 12:2 – 9.
42. Häussinger D, Erhardt A, Oette M. Koinfektion bei Hepatitis. Z Gastroenterol 2004; 42:724 – 730.
43. Erhardt A, Gerlich WH, Starke C, Wend UC, Donner A, Sagir A, Heintges T, Häussinger D. Treatment of chronic hepatitis delta with pegylated interferon-alfa2b. Liver, in press.
44. Lau DT, Kleiner DE, Park Y, Di Bisceglie AM, Hoofnagle JH. Resolution of chronic delta hepatitis after 12 years of interferon alfa therapy. Gastroenterology 1999; 117:1229 – 1233.
45. Farci P, Roskams T, Chessa L, Peddis G, Mazzoleni AP, Scioscia R, Serra G, Lai ME, Loy M, Caruso L, Desmet V, Purcell RH, Balestrieri A. Long-term benefit of interferon alpha therapy of chronic hepatitis D: regression of advanced hepatic fibrosis. Gastroenterology 2004; 126:1740 – 1749.
46. Lau DT, Doo E, Park Y, Kleiner DE, Schmid P, Kuhns MC, Hoofnagle JH. Lamivudine for chronic delta hepatitis. Hepatology 1999; 30:546 – 549.
47. Yurdaydin C, Bozkaya H, Gurel S, Tillmann HL, Aslan N, Okcu-Heper A, Erden E, Yalcin K, Iliman N, Uzunalimoglu O, Manns MP, Bozdayi AM. Famciclovir treatment of chronic delta hepatitis. J Hepatol 2002; 37:266 – 271.
48. Wolters LM, van Nunen AB, Honkoop P, Vossen AC, Niesters HG, Zondervan PE, de Man RA. Lamivudine-high dose interferon combination therapy for chronic hepatitis B patients co-infected with the hepatitis D virus. J Viral Hepat 2000; 7: 428 – 434.
49. Garripoli A, Di Marco V, Cozzolongo R, Costa C, Smedile A, Fabiano A, Bonino F, Rizzetto M, Verme G, Craxi A, et al. Ribavirin treatment for chronic hepatitis D: a pilot study. Liver 1994; 14:154 – 157.
50. Kaymakoglu S, Karaca C, Demir K, Poturoglu S, Danalioglu A, Badur S, Bozaci M, Besisik F, Cakaloglu Y, Okten A. Alpha interferon and ribavirin combination therapy of chronic hepatitis D. Antimicrob Agents Chemother 2005; 49:1135 – 1138.
51. Fu TB, Taylor J. The RNAs of hepatitis delta virus are copied by RNA polymerase II in nuclear homogenates. J Virol 1993; 67:6965 – 6972.
52. Mason WS, Taylor JM. Liver transplantation: a model for the transmission of hepatitis delta virus. Gastroenterology 1991; 101:1741 – 1743.
53. Samuel D, Zignego AL, Reynes M, Feray C, Arulnaden JL, David MF, Gigou M, Bismuth A, Mathieu D, Gentilini P, et al. Long-term clinical and virological outcome after liver transplantation for cirrhosis caused by chronic delta hepatitis. Hepatology 1995; 21:333 – 339.
54. Rizzetto M, Macagno S, Chiaberge E, Verme G, Negro F, Marinucci G, di Giacomo C, Alfani D, Cortesini R, Milazzo F, et al. Liver transplantation in hepatitis delta virus disease. Lancet 1987; 2:469 – 471.
55. Lucey MR, Graham DM, Martin P, Di Bisceglie A, Rosenthal S, Waggoner JG, Merion RM, Campbell DA, Nostrant TT, Appelman HD. Recurrence of hepatitis B and delta hepatitis after orthotopic liver transplantation. Gut 1992; 33:1390 – 1396.

7 Die HIV-HBV-Koinfektion

Mark Oette

7.1 Einleitung

Die Infektion mit dem humanen Immundefizienz-Virus (HIV) ist eine weltweit verbreitete Krankheit, die vor allem in den Entwicklungsländern eine hohe Prävalenz aufweist (Abb. 7.**1**). Sie wurde Anfang der 1980er-Jahre erstmals charakterisiert und ihr wichtigster Übertragungsweg, der ungeschützte Sexualkontakt, rasch erkannt. Das Vollbild der Erkrankung (AIDS) ist durch einen Immundefekt mit Kachexie bzw. dem Auftreten opportunistischer Infektionen und Malignome gekennzeichnet. Durch die breite Anwendung der hochaktiven antiretroviralen Therapie (HAART) ab Mitte der 1990er-Jahre ist die HIV-Infektion wirksam behandelbar geworden. Es kam zu einer dramatischen Abnahme der HIV-bedingten Morbidität und Mortalität. Konsekutiv wurde die HIV-Infektion zu einer chronischen Erkrankung, allerdings mit der Notwendigkeit einer kontinuierlichen und intensiven medizinischen Betreuung.

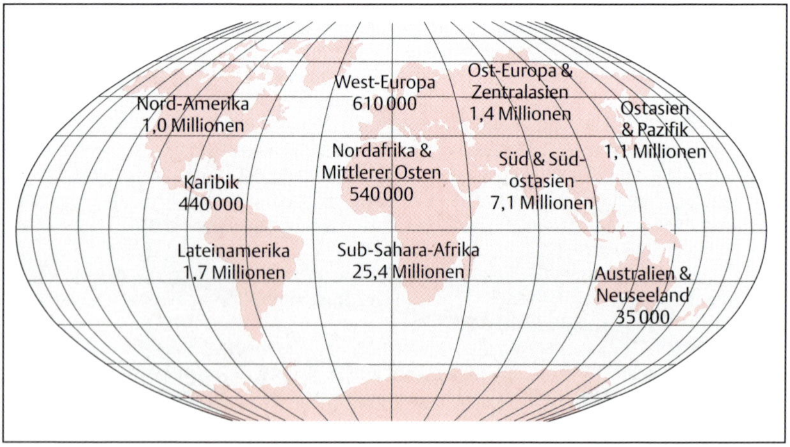

Abb. 7.**1** Erwachsene und Kinder mit HIV und AIDS, Ende 2004 (insgesamt 39,4 Millionen).

Als neues Phänomen wurde eine relative Zunahme chronischer Lebererkrankungen knapp 10 Jahre nach breiter Einführung der HAART beobachtet [1, 2]. Dies ist durch die hohe Prävalenz chronisch replikativer Hepatitiden in dieser Krankengruppe zu erklären, die einen wichtigen Komorbiditätsfaktor darstellen. Die HBV-Infektion ist in entwickelten Ländern bei HIV-Positiven um 10-mal häufiger im Vergleich zur HIV-negativen Bevölkerung [3]. Rund 80 % aller HIV-infizierten Patienten zeigen Seromarker einer Hepatitis B, je nach untersuchtem Kollektiv. In Europa findet sich bei 9 % die Konstellation einer chronischen Infektion [4]. In Deutschland wird von knapp 3000 HIV-positiven Patienten mit einer chronischen Hepatitis B ausgegangen, weltweit dürften es ca. 4 Millionen sein. Aufgrund der hohen Bedeutung der Koinfektion mit HBV und HCV werden mittlerweile regelmäßig Konsensus-Konferenzen abgehalten [5].

7.2 Gemeinsamkeiten von HIV und HBV

HIV und HBV haben ähnliche Übertragungswege und endemische Verteilungsmuster, wobei die Infektiosität des Hepatitisvirus erheblich höher als die des HIV ist. Die vorherrschenden Genotypen bei Koinfizierten sind wie bei Monoinfizierten A und D [6]. Mehrere Medikamente sind wirksam zur Behandlung beider Infektionen, da eine zytosolische reverse Transkription des Virusgenoms in beiden Fällen zur Replikation notwendig ist. Beide Virusinfektionen gelten, von wenigen Ausnahmen abgesehen, als nicht eradizierbar. Auch die Mechanismen der Resistenzentstehung auf eine medikamentöse Therapie sind relativ ähnlich.

Kurz gefasst: Durch einen ähnlichen Übertragungsweg ist die Koinfektion mit Hepatitis B bei HIV-Positiven deutlich häufiger als in der Normalbevölkerung. Eine gleichzeitige Behandlung beider Infektionen ist mit mehreren Medikamenten möglich.

7.3 HIV-HBV-Interaktion

Die wesentliche klinische Bedeutung der Koinfektion mit HIV und HBV liegt zunächst in der höheren Chronifizierungsrate der Hepatitis von 23 – 40 % gegenüber < 10 % bei HBV-Monoinfizierten [7, 8]. Die HBsAg- und HBeAg-Serokonversionsrate scheint bei HIV-Patienten erniedrigt zu sein [8]. Der Anteil chronischer Verläufe der HBV-Infektion ist jeweils abhängig vom Immunstatus und vor allem bei fortgeschrittenem Immundefekt erhöht [7, 9]. Ein weiterer wichtiger klinischer Aspekt ist die erhöhte leberassoziierte Morbidität und Mortalität bei HIV-Infizierten; dies gilt insbesondere für Patienten mit niedriger Helferzellzahl vor Beginn einer antiretroviralen Therapie [10 – 12]. In einer Studie mit mehr als 5000 Patienten, die mehr als 10 Jahre beobachtet wurden, war die Mortalität im Vergleich mit HBsAg-negativen HIV-Patienten etwa 8-mal höher (14,2/1000 Personenjahre vs. 1,7/1000) und im Vergleich mit HIV-negativen Patienten mit einer chronischen Hepatitis B etwa 15-mal höher (14,2/1000 vs. 0,8/1000) [9]. Mit 25 – 30 % sind schwere leberassoziierte Komplikationen im Laufe des Lebens bei koinfizierten Patienten deutlich häufiger als bei Monoinfizierten [13]. Die Immunrekonstitution im Rahmen der HAART kann darüber hinaus die entzündliche Aktivität der Hepatitis B verstärken [1]. Ob eine chronische Hepatitis B den Verlauf der HIV-Infektion negativ beeinflusst, ist unklar [1, 14, 15]. Im Vergleich zu HIV-Negativen ist die HB-Viruslast bei HIV-Koinfizierten meist höher und aufgrund des Immundefektes sind die Transaminasen meist niedriger [11, 16]. Diese Daten beziehen sich auf Untersuchungen vor Einführung der HAART. Es mehren sich Beobachtungen, dass unter einer erfolgreichen HAART die Prognose der HBV-assoziierten Lebererkrankung verbessert wird. Dies wurde bereits für die HCV-Koinfektion gezeigt [17].

Kurz gefasst: Bei Vorliegen einer HIV-Infektion ist die Chronifizierungsrate der Hepatitis B höher, es kommt zu einem rascheren Progress der Lebererkrankung und in Abhängigkeit vom Immunstatus besteht eine höhere Morbidität und Mortalität bei Koinfizierten im Vergleich zu monoinfizierten HIV-Positiven.

7.4 Diagnostik

Alle HIV-Infizierten sollten auf das Vorliegen einer HBV-Infektion gescreent werden [5]. Die Diagnose einer akuten oder chronisch replikativen Hepatitis B wird im Wesentlichen wie bei HIV-Negativen gestellt. Die Bestimmung von HBs-Antigen, Anti-HBs und Anti-HBc dient dem Screening. Bei positivem HBsAg werden zur weiteren Differenzierung HBeAg, anti-HBe und HBV-DNA bestimmt. Sollte nur anti-HBc positiv sein, muss zum Ausschluss einer okkulten Infektion die HBV-DNA gemessen werden. Diese atypische Serumkonstellation trat bei HIV-infizierten Patienten in einer retrospektiven Studie zu etwa 20 % auf (alleiniger Nachweis von Anti-HBc) und zeigte ein höheres Risiko für eine Reaktivierung an [18]. In Fällen mit scheinbar ausgeheilter Hepatitis B (Anti-HBc und evtl. Anti-HBs positiv, HBV-DNA negativ) sind bei zunehmendem Immundefekt Reaktivierungen der HBV-Infektion möglich. Dies gilt auch für vereinzelt beschriebene Reaktivierungen der Hepatitis B im Rahmen einer Immunrekonstitution nach Einleitung einer HAART bzw. nach Chemotherapie. Alle Patienten, die für HBsAg positiv sind, sollten auf Anti-HDV getestet werden [5].

Kurz gefasst: Alle HIV-Positiven sollten auf das Vorliegen einer Hepatitis B gescreent werden. Atypische Serumkonstellationen sind häufig.

7.5 Behandlung

Grundsätzlich sollte aufgrund der beschleunigten Progression und der erhöhten Mortalität durch die Koinfektion bei jedem Patienten eine Therapieoption geprüft werden [19]. Die Indikationen zur Behandlung werden in Anlehnung an die Empfehlungen für Monoinfizierte bei Hinweisen für eine Leberschädigung unabhängig von der CD4-Zellzahl gestellt und sind in Tab. 7.**1** zusammengefasst [3, 5]. Bei einem gesunden Carrier ist keine Therapie erforderlich. Die Durchführung einer Leberpunktion ist keine Bedingung für den Beginn einer Behandlung, daher wird diese Maßnahme nicht mehr zwingend gefordert [3]. Falls eine Indikation für eine HAART besteht, sollten allerdings auch bei niedrigen HBV-DNA-Titern HBV-wirksame Nukleosid-/Nukleotidanaloga verwendet werden.

Das primäre Therapieziel ist die Serokonversion von HBeAg zu anti-HBe und die damit verbundene Suppression der HBV-DNA, Normalisierung der Transaminasen und Verbesserung der Leberhistologie. Weitere Ziele sind eine klinische Besserung, die Reduktion des HBV-Transmissionsrisikos und

Tabelle 7.**1** Indikationen zur Therapie der HBV-Infektion bei HIV-Koinfektion

Parameter	
HBV-DNA	> 20 000 IU/ml
ALT	wiederholt > 2 facher Normalwert
Leberhistologie	> F2-Fibrose (≥ Metavir A2), Inflammation
CD4-Zellzahl	unabhängig
HI-Viruslast	unabhängig

schließlich die bessere Verträglichkeit der HAART nach Rekompensation der Leberfunktion (Abb. 7.**2**).

7.5.1 HBV-Therapie und HAART

Die Behandlung der chronischen Hepatitis B orientiert sich am Immunstatus des Patienten [12, 20]. Bei immunkompetenten Patienten unterscheiden sich die Voraussetzungen und prädiktiven Parameter der IFN-Therapie der chronischen HBV-Infektion nicht wesentlich von HIV-Negativen [21]. Ansonsten sollte die HBV-Behandlung in das Konzept der HIV-Therapie eingepasst werden. Dies bedeutet, dass meist eine von zwei typischen Konstellationen vorliegt: Bei Patienten mit Indikation zur HAART sollte sich die Behandlung der HBV-Infektion ins HIV-Therapieschema eingliedern. Eine Monotherapie einer HIV-wirksamen Substanz darf nicht angesetzt werden, um eine Resistenzentwicklung des HI-Virus zu vermeiden. Besteht keine Indikation zur HAART, sollten HBV-Therapeutika ohne HIV-Wirkung wie Adefovir oder Interferon zum Einsatz kommen. Abb. 7.**2** fasst die Strategien einschließlich der jeweils indizierten Substanzen zusammen. Als Alternative zur medikamentösen The-

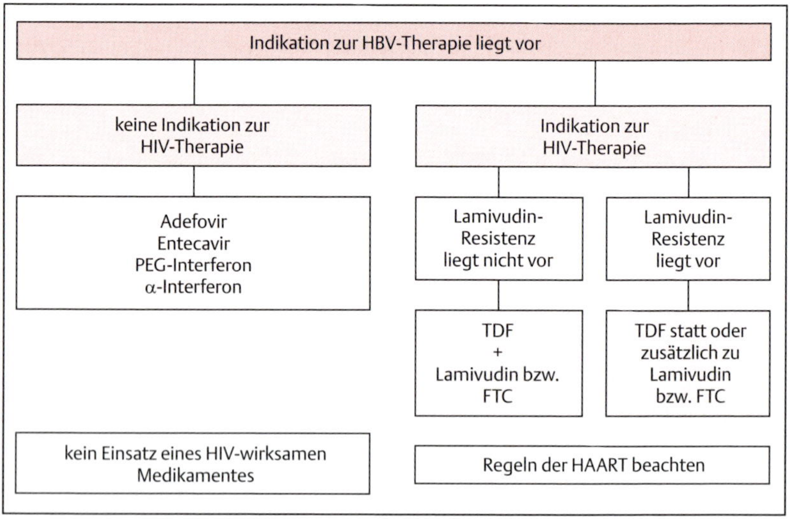

Abb. 7.**2** Strategien der medikamentösen Therapie einschließlich der jeweils indizierten Substanzen.

rapie sollte bei Patienten mit einer fortgeschrittenen Leberzirrhose auch eine Organtransplantation erwogen werden [3].

Kurz gefasst: Die Indikation zur Therapie der Hepatitis B richtet sich stark an den Empfehlungen für HIV-Negative aus. Liegt keine Indikation zur HAART vor, kommen Adefovir und Interferon in Frage, bei Indikation zur HAART stehen Tenofovir, Lamivudin, Emtricitabin und ein Kombinationspräparat mit Wirkung auf beide Infektionen zur Verfügung.

7.5.2 Erfolgsraten einer HBV-Therapie

Es liegen nur begrenzte Erfahrungen aus randomisierten, kontrollierten Studien zur Therapie der chronischen Hepatitis B mit Interferon bei HIV-Infizierten vor [20, 22, 23]. Auch in unkontrollierten Studien wurden bislang nur wenige Patienten behandelt [24–27]. Eine end-of-treatment-Response mit Verlust des HBeAg bzw. nicht nachweisbarer HBV-DNA ist bei weniger als 20 % der Behandelten beschrieben [1, 23, 26, 28]. Aus den Daten ist zu entnehmen, dass höhere CD4-Zellzahlen und erhöhte Transaminasenwerte positive Prädiktoren für einen Therapieerfolg sind [23, 24]. Darüber hinaus ist wenig bekannt über Parameter für eine erfolgreiche Therapie bei HIV-positiven Patienten. Auch zu neuen HBV-wirksamen Substanzen liegen kaum Daten vor.

7.5.3 Lamivudin

Ein gut etabliertes Medikament ist das Lamivudin (3TC; Epivir® oder Zeffix®). Die Dosis zur HIV-Therapie ist 2 × 150 mg bzw. 1 × 300 mg täglich. Der Einsatz bei der Behandlung der chronischen Hepatitis B führt zur Suppression der HB-Virusreplikation bei mehr als 80 % der Behandelten [29, 30] sowie zur Verbesserung der Leberhistologie und kann in Einzelfällen zur Rekompensation einer Leberzirrhose beitragen [31, 32]. Die HBeAg-Serokonversionsrate unter einer Behandlung mit Lamivudin bei koinfizierten Patienten beträgt rund 25 % [33]. Die optimale Dauer der Behandlung ist unklar, wobei die HIV-Infektion in der Regel eine längerfristige Einnahme notwendig macht. Die Häufigkeit einer Resistenzentwicklung wird mit mindestens 20 % der Patienten pro Jahr angegeben und liegt somit höher als bei Monoinfizierten. Nach mehrjähriger Therapie wird in bis zu 90% eine Lamivudin-Resistenz nachgewiesen [29, 31, 32, 34]. Die Entwicklung einer Resistenz oder das Absetzen von Lamivudin kann mit einer Exazerbation der chronisch replikativen Hepatitis B einhergehen [34–37]. Der klinische Nutzen der Fortsetzung einer Therapie mit Lamivudin bei Nachweis einer Resistenz ist daher unklar. Aus diesen Gründen sollte derzeit die Lamivudin-Therapie durch die Gabe von Tenofovir ergänzt werden (s. u.), dessen antivirale Wirkung auf das HBV bei Koinfizierten unabhängig vom Vorliegen einer Lamivudinresistenz belegt ist [38, 39].

7.5.4 Emtricitabin

Dem Lamivudin ähnlich ist Emtricitabin (FTC; Emtriva®), das nur einmal täglich einzunehmen ist. Obwohl nur zur HIV-Therapie zugelassen, lassen sich HBV-Serokonversionsraten von bis zu 30 % nach 2 Jahren mit langsamerer Resistenzentwicklung als gegenüber 3TC erzielen. FTC weist viele Ähnlichkeiten mit 3TC auf und kann im Austausch mit Letzterem eingesetzt werden. Eine Kombinationstherapie dieser Substanzen ist nicht sinnvoll.

7.5.5 Tenofovir

Als weiteres Medikament ist das Nukleotidanalogon Tenofovir (TDF; Viread®) für die Behandlung der HIV-Infektion, aber noch nicht für die Behandlung der Hepatitis B zugelassen. Die gute Wirkung des TDF bei beiden Viren macht es zum sehr gut geeigneten Kandidaten einer Therapie der Koinfektion [3, 38, 39]. Tenofovir wirkt auch bei Lamivudin-Resistenz. Die Standarddosis ist 1 Tablette à 300 mg einmal täglich. Aufgrund einer seltenen Nephrotoxizität sollten Kreatinin- und Phosphatwerte regelmäßig kontrolliert werden. Mit dem Truvada® wurde 2005 ein Kombinationspräparat aus Emtricitabin und Tenofovir zugelassen.

7.5.6 Adefovir

Dem Tenofovir verwandt ist das Adefovir (ADV; Hepsera®), das für die Behandlung der chronischen Hepatitis B zugelassen ist. Eine Wirkung auf HIV besteht nicht. Bei etwa 21 % der Monoinfizierten lässt sich die Virusreplikation der HBV-Infektion nach einem Jahr unter die Nachweisgrenze senken, bei 12 % tritt eine HBeAg-Serokonversion auf [40]. In der Primärtherapie ist ADV vor allem für Patienten ohne Indikation zur HAART geeignet. Die Häufigkeit von Resistenzen liegt bei knapp 2,5 % nach 2 Jahren Behandlung [41, 42]. Wegen des Fehlens von Kreuzresistenzen bietet Adefovir eine Option nach dem Auftreten einer Lamivudin-Resistenz [43]. Ähnlich wie beim Absetzen einer 3TC-Behandlung kann sich das klinische Bild einer akuten Hepatitis beim Absetzen von Adefovir entwickeln. Die Standarddosis von Adefovir beträgt 10 mg einmal täglich unter Berücksichtigung einer Dosisanpassung bei Niereninsuffizienz. In mehreren Studien wurde eine Nebenwirkungsrate im Placeboniveau gesehen. Durch die Ähnlichkeit mit TDF sollten diese Substanzen nicht miteinander kombiniert werden, obwohl die Empfindlichkeit gegenüber TDF bei Vorliegen einer ADV-Resistenz dafür spricht, dass die Wirkung der Medikamente nicht identisch ist [44].

7.5.7 Interferon

Insgesamt ist das dauerhafte Ansprechen auf eine α-Interferontherapie bei HIV-Infizierten geringer als bei nicht HIV-Infizierten [45]. Eine Interferontherapie führt zu einem Verlust des HBeAg in weniger als 10 % der Fälle [3]. Der Stellenwert von PEG-Interferonen ist noch nicht gesichert, die Gabe wird jedoch für einen Zeitraum von 48 Wochen unabhängig vom HBe-Status empfohlen [5]. Eine Interferontherapie bietet sich an bei Patienten mit positivem HBeAg, die keine HAART erhalten und insbesondere bei Genotyp A oder B [5]. Dem PEG-Interferon wird in Analogie zu Befunden bei HIV-Negativen und aufgrund der Tolerabilität der Vorzug gegeben, Studiendaten hierfür liegen jedoch noch nicht vor [3]. Die Dosierungen der jeweiligen Substanzen unterscheiden sich nicht von denen bei Monoinfizierten. Eine fortgeschrittene Leberzirrhose stellt eine Kontraindikation für Interferon dar.

7.5.8 Leberzirrhose

Das Management einer Leberzirrhose auf dem Boden einer chronisch replikativen HBV-Infektion unterscheidet sich nicht von dem bei HIV-Negativen (siehe dort). Alle 3 – 6 Monate sollten zur Früherkennung eines hepatozellulären Karzinoms die Bestimmung von α-Fetoprotein (AFP) und eine Ultraschalluntersuchung der Leber durchgeführt werden. Die HIV-Infektion stellt keine Kontraindikation für eine Lebertransplantation dar und wird mittlerweile bei Patienten, deren CD4-Zellzahl über 100/μl liegt und die effektiv mit einer HAART versorgt sind, empfohlen [3].

Aus theoretischen Gründen kann ein Therapiebeginn beider Viruserkrankungen bei Vorliegen einer Leberzirrhose problematisch sein, da die Immunrekonstitution bei erfolgreicher HIV-Therapie zu einer vorübergehenden weiteren Verschlechterung der Leberfunktion bei Auftreten eines Flairs führen kann [46]. Trotz dieser Erwägungen ist die kombinierte Behandlung vorzuziehen, da diese nicht durch Studien abgesicherten Überlegungen bei Einsatz einer inadäquaten HIV-Therapie zur Resistenzentwicklung führen können und so die Optionen der effektiven HIV-Kontrolle reduzieren [5]. Eine Lösung dieses Problems liegt in einer Vorbehandlung mit Adefovir mit anschließender Umstellung auf eine HAART mit HBV-wirksamen Substanzen. Dieses Vorgehen wird jedoch kontrovers beurteilt.

Kurz gefasst: Bei bestehender Leberzirrhose sollten alle Patienten regelmäßig auf die Entwicklung eines hepatozellulären Karzinoms gescreent werden. Das Vorliegen einer HIV-Infektion stellt keine Kontraindikation zur Lebertransplantation dar.

7.5.9 Hepatotoxizität

Es liegen mehrere Studien vor, die die Bedeutung einer Hepatotoxizität der HAART bei Vorliegen einer Koinfektion mit Hepatitis B dokumentieren. Eine erhöhte Morbidität und möglicherweise Mortalität aufgrund von leberbedingten Nebenwirkungen wurde bei HIV/HBV-Koinfizierten beschrieben [9, 29, 47 – 50]. Eine gesteigerte Hepatotoxizität wurde bei allen antiretroviralen Substanzen beobachtet, insbesondere bei Proteasehemmern, Nevirapin, Didanosin und Stavudin.

7.5.10 Impfung

Alle Patienten mit einer HIV-Infektion und negativer Hepatitis-B-Serologie sollten nach dem üblichen Schema geimpft werden (Monat 0, 1 und 6). Es ist jedoch aufgrund der Immunsuppression mit einer geringeren Effektivität der Impfung zu rechnen. Etwa 30 % der Geimpften zeigen ein primäres Nicht-Ansprechen gegenüber 2,5 % bei immunkompetenten Personen. Hier wird die Impfung mit der doppelten Dosis in 4 Schritten wiederholt (Monat 0, 1, 6, und 12) [51]. Von den erfolgreich vakzinierten HIV-Patienten werden jährlich rund 30 % ihre Impfantwort verlieren. Daher sollte der Anti-HBs-Status regelmäßig

kontrolliert werden (z. B. 1 × jährlich) und gegebenenfalls eine Auffrischimpfung durchgeführt werden. Bei Patienten, die nicht erfolgreich immunisiert werden konnten, sollte einmal jährlich ein Screening auf Hepatitis B erfolgen, um eine Neuinfektion rechtzeitig zu erkennen. Die Vakzinierung gegen Hepatitis B bei HIV-Infizierten ist eine Indikationsimpfung nach STIKO.

HIV/HBV-koinfizierte Patienten, die negativ für Hepatitis A-Ak sind, sollten gegen Hepatitis A geimpft werden. Bei Patienten, die sowohl für HBV als auch für HAV negativ sind, kann dabei eine Kombinationsimpfung durchgeführt werden (Monat 0, 1 und 6). Die Impfung gegen Hepatitis A ist eine Indikationsimpfung nach STIKO für homosexuell aktive Männer.

Literatur

1. Puoti M, Airoldi M, Bruno R, Zanini B, Spinetti A, Pezzoli C, Patroni A, et al. Hepatitis B virus co-infection in human immunodeficiency virus-infected subjects. AIDS Rev 2002; 4:27 – 35.
2. Thio CL. Hepatitis B in the human immunodeficiency virus-infected patient: epidemiology, natural history, and treatment. Semin Liver Dis 2003; 23:125 – 136.
3. Soriano V, Puoti M, Bonacini M, Brook G, Cargnel A, Rockstroh J, Thio C, et al. Care of patients with chronic hepatitis B and HIV co-infection: recommendations from an HIV-HBV International Panel. AIDS 2005; 19:221 – 240.
4. Brook MG, Gilson R, Wilkins EL. BHIVA Guidelines: coinfection with HIV and chronic hepatitis B virus. HIV Med 2003; 4 Suppl 1:42 – 51.
5. Alberti A, Clumeck N, Collins S, Gerlich W, Lundgren J, Palu G, Reiss P, et al. Short statement of the first European Consensus Conference on the treatment of chronic hepatitis B and C in HIV co-infected patients. J Hepatol 2005; 42:615 – 624.
6. Zehender G, De Maddalena C, Milazzo L, Piazza M, Galli M, Tanzi E, Bruno R. Hepatitis B virus genotype distribution in HIV-1 coinfected patients. Gastroenterology 2003; 125:1559 – 1560; author reply 1660.
7. Bodsworth NJ, Cooper DA, Donovan B. The influence of human immunodeficiency virus type 1 infection on the development of the hepatitis B virus carrier state. J Infect Dis 1991; 163:1138 – 1140.
8. Hadler SC, Judson FN, O'Malley PM, Altman NL, Penley K, Buchbinder S, Schable CA, et al. Outcome of hepatitis B virus infection in homosexual men and its relation to prior human immunodeficiency virus infection. J Infect Dis 1991; 163:454 – 459.
9. Thio CL, Seaberg EC, Skolasky R, Jr., Phair J, Visscher B, Munoz A, Thomas DL. HIV-1, hepatitis B virus, and risk of liver-related mortality in the Multicenter Cohort Study (MACS). Lancet 2002; 360:1921 – 1926.
10. Puoti M, Spinetti A, Ghezzi A, Donato F, Zaltron S, Putzolu V, Quiros-Roldan E, et al. Mortality for liver disease in patients with HIV infection: a cohort study. J Acquir Immune Defic Syndr 2000; 24:211 – 217.
11. Colin JF, Cazals-Hatem D, Loriot MA, Martinot-Peignoux M, Pham BN, Auperin A, Degott C, et al. Influence of human immunodeficiency virus infection on chronic hepatitis B in homosexual men. Hepatology 1999; 29:1306 – 1310.

12. Di Martino V, Thevenot T, Colin JF, Boyer N, Martinot M, Degos F, Coulaud JP, et al. Influence of HIV infection on the response to interferon therapy and the long-term outcome of chronic hepatitis B. Gastroenterology 2002; 123:1812 – 1822.
13. Lok AS. Chronic hepatitis B. N Engl J Med 2002; 346:1682 – 1683.
14. Gilson RJ, Hawkins AE, Beecham MR, Ross E, Waite J, Briggs M, McNally T, et al. Interactions between HIV and hepatitis B virus in homosexual men: effects on the natural history of infection. AIDS 1997; 11:597 – 606.
15. Sinicco A, Raiteri R, Sciandra M, Bertone C, Lingua A, Salassa B, Gioannini P. Coinfection and superinfection of hepatitis B virus in patients infected with human immunodeficiency virus: no evidence of faster progression to AIDS. Scand J Infect Dis 1997; 29:111 – 115.
16. Rector WG, Jr., Govindarajan S, Horsburgh CR, Jr., Penley KA, Cohn DL, Judson FN. Hepatic inflammation, hepatitis B replication, and cellular immune function in homosexual males with chronic hepatitis B and antibody to human immunodeficiency virus. Am J Gastroenterol 1988; 83:262 – 266.
17. Qurishi N, Kreuzberg C, Luchters G, Effenberger W, Kupfer B, Sauerbruch T, Rockstroh JK, et al. Effect of antiretroviral therapy on liver-related mortality in patients with HIV and hepatitis C virus coinfection. Lancet 2003; 362:1708 – 1713.
18. Hofer M, Joller-Jemelka HI, Grob PJ, Luthy R, Opravil M. Frequent chronic hepatitis B virus infection in HIV-infected patients positive for antibody to hepatitis B core antigen only. Swiss HIV Cohort Study. Eur J Clin Microbiol Infect Dis 1998; 17:6 – 13.
19. Nunez M, Puoti M, Camino N, Soriano V. Treatment of chronic hepatitis B in the human immunodeficiency virus-infected patient: present and future. Clin Infect Dis 2003; 37:1678 – 1685.
20. McDonald JA, Caruso L, Karayiannis P, Scully LJ, Harris JR, Forster GE, Thomas HC. Diminished responsiveness of male homosexual chronic hepatitis B virus carriers with HTLV-III antibodies to recombinant alpha-interferon. Hepatology 1987; 7: 719 – 723.
21. Häussinger D, Erhardt A, Oette M. Koinfektion bei Virushepatitis. Z Gastroenterol 2004; 42:724 – 730.
22. Brook MG, McDonald JA, Karayiannis P, Caruso L, Forster G, Harris JR, Thomas HC. Randomised controlled trial of interferon alfa 2A (rbe) (Roferon-A) for the treatment of chronic hepatitis B virus (HBV) infection: factors that influence response. Gut 1989; 30:1116 – 1122.
23. Wong DK, Yim C, Naylor CD, Chen E, Sherman M, Vas S, Wanless IR, et al. Interferon alfa treatment of chronic hepatitis B: randomized trial in a predominantly homosexual male population. Gastroenterology 1995; 108:165 – 171.
24. Di Martino V, Thevenot T, Boyer N, Degos F, Marcellin P. Serum alanine transaminase level is a good predictor of response to interferon alfa therapy for chronic hepatitis B in human immunodeficiency virus-infected patients. Hepatology 2000; 31:1030 – 1031.
25. Di Martino V, Lunel F, Cadranel JF, Hoang C, Parlier Y, Le Charpentier Y, Opolon P. Long-term effects of interferon-alpha in five HIV-positive patients with chronic hepatitis B. J Viral Hepat 1996; 3:253 – 260.
26. Marcellin P, Boyer N, Colin JF, Martinot-Peignoux M, Lefort V, Matheron S, Erlinger S, et al. Recombinant alpha interferon for chronic hepatitis B in anti-HIV positive patients receiving zidovudine. Gut 1993; 34:S106.
27. Visco G, Alba L, Grisetti S, Guarascio P, Narciso P, Sette P, Struglia C, et al.

Zidovudine plus interferon alfa-2b treatment in patients with HIV and chronic active viral hepatitis. Gut 1993; 34:S107–108.
28. Zylberberg H, Jiang J, Pialoux G, Driss F, Carnot F, Dubois F, Brechot C, et al. Alpha-interferon for chronic active hepatitis B in human immunodeficiency virus-infected patients. Gastroenterol Clin Biol 1996; 20:968–971.
29. Benhamou Y, Bochet M, Thibault V, Di Martino V, Caumes E, Bricaire F, Opolon P, et al. Long-term incidence of hepatitis B virus resistance to lamivudine in human immunodeficiency virus-infected patients. Hepatology 1999; 30:1302–1306.
30. Carton JA, Maradona JA, Asensi V, Rodriguez M, Martinez A. Lamivudine for chronic hepatitis B and HIV co-infection. AIDS 1999; 13:1002–1003.
31. Dore GJ, Cooper DA, Barrett C, Goh LE, Thakrar B, Atkins M. Dual efficacy of lamivudine treatment in human immunodeficiency virus/hepatitis B virus-co-infected persons in a randomized, controlled study (CAESAR). The CAESAR Co-ordinating Committee. J Infect Dis 1999; 180:607–613.
32. Hoff J, Bani-Sadr F, Gassin M, Raffi F. Evaluation of chronic hepatitis B virus (HBV) infection in coinfected patients receiving lamivudine as a component of anti-human immunodeficiency virus regimens. Clin Infect Dis 2001; 32:963–969.
33. Benhamou Y, Katlama C, Lunel F, Coutellier A, Dohin E, Hamm N, Tubiana R, et al. Effects of lamivudine on replication of hepatitis B virus in HIV-infected men. Ann Intern Med 1996; 125:705–712.
34. Pillay D, Cane PA, Ratcliffe D, Atkins M, Cooper D. Evolution of lamivudine-resistant hepatitis B virus and HIV-1 in co-infected individuals: an analysis of the CAESAR study. CAESAR co-ordinating committee. AIDS 2000; 14:1111–1116.
35. Bruno R, Sacchi P, Malfitano A, Filice G. YMDD-mutant HBV strain as a cause of liver failure in an HIV-infected patient. Gastroenterology 2001; 121:1027–1028.
36. Petry W, Adams O, Häussinger D. Fatal hepatitis B reinfection after orthotopic liver transplantation in an HBsAg negative patient following withdrawal of lamivudine. J Hepatol 2000; 33:514–515.
37. Bessesen M, Ives D, Condreay L, Lawrence S, Sherman KE. Chronic active hepatitis B exacerbations in human immunodeficiency virus-infected patients following development of resistance to or withdrawal of lamivudine. Clin Infect Dis 1999; 28: 1032–1035.
38. Ristig MB, Crippin J, Aberg JA, Powderly WG, Lisker-Melman M, Kessels L, Tebas P. Tenofovir disoproxil fumarate therapy for chronic hepatitis B in human immunodeficiency virus/hepatitis B virus-coinfected individuals for whom interferon-alpha and lamivudine therapy have failed. J Infect Dis 2002; 186:1844–1847.
39. Nelson M, Portsmouth S, Stebbing J, Atkins M, Barr A, Matthews G, Pillay D, et al. An open-label study of tenofovir in HIV-1 and Hepatitis B virus co-infected individuals. AIDS 2003; 17:F7–10.
40. Marcellin P, Chang TT, Lim SG, Tong MJ, Sievert W, Shiffman ML, Jeffers L, et al. Adefovir dipivoxil for the treatment of hepatitis B e antigen-positive chronic hepatitis B. N Engl J Med 2003; 348:808–816.
41. Xiong X, Flores C, Yang H, Toole JJ, Gibbs CS. Mutations in hepatitis B DNA polymerase associated with resistance to lamivudine do not confer resistance to adefovir in vitro. Hepatology 1998; 28:1669–1673.
42. Angus P, Vaughan R, Xiong S, Yang H, Delaney W, Gibbs C, Brosgart C, et al. Resistance to adefovir dipivoxil therapy associated with the selection of a novel mutation in the HBV polymerase. Gastroenterology 2003; 125:292–297.

43. Benhamou Y, Bochet M, Thibault V, Calvez V, Fievet MH, Vig P, Gibbs CS, et al. Safety and efficacy of adefovir dipivoxil in patients co-infected with HIV-1 and lamivudine-resistant hepatitis B virus: an open-label pilot study. Lancet 2001; 358:718–723.
44. Schildgen O, Schewe CK, Vogel M, Daumer M, Kaiser R, Weitner L, Matz B, et al. Successful therapy of hepatitis B with tenofovir in HIV-infected patients failing previous adefovir and lamivudine treatment. AIDS 2004; 18:2325–2327.
45. Wong DK, Cheung AM, O'Rourke K, Naylor CD, Detsky AS, Heathcote J. Effect of alpha-interferon treatment in patients with hepatitis B e antigen-positive chronic hepatitis B. A meta-analysis. Ann Intern Med 1993; 119:312–323.
46. Velasco M, Moran A, Tellez MJ. Resolution of chronic hepatitis B after ritonavir treatment in an HIV-infected patient. N Engl J Med 1999; 340:1765–1766.
47. Wit FW, Weverling GJ, Weel J, Jurriaans S, Lange JM. Incidence of and risk factors for severe hepatotoxicity associated with antiretroviral combination therapy. J Infect Dis 2002; 186:23–31.
48. Martinez E, Blanco JL, Arnaiz JA, Perez-Cuevas JB, Mocroft A, Cruceta A, Marcos MA, et al. Hepatotoxicity in HIV-1-infected patients receiving nevirapine-containing antiretroviral therapy. AIDS 2001; 15:1261–1268.
49. Gisolf EH, Dreezen C, Danner SA, Weel JL, Weverling GJ. Risk factors for hepatotoxicity in HIV-1-infected patients receiving ritonavir and saquinavir with or without stavudine. Prometheus Study Group. Clin Infect Dis 2000; 31:1234–1239.
50. Sulkowski MS, Thomas DL, Chaisson RE, Moore RD. Hepatotoxicity associated with antiretroviral therapy in adults infected with human immunodeficiency virus and the role of hepatitis C or B virus infection. JAMA 2000; 283:74–80.
51. Hoffmann C, Rockstroh JK, Kamps BS. HIV.NET 2005.Wuppertal: Steinhäuser 2005.

8 HBV-HCV-Koinfektion

Abdurrahman Sagir und Dieter Häussinger

8.1 Epidemiologie

Wegen der gemeinsamen Übertragungswege der beiden Infektionen ist eine Koinfektion von Hepatitis-B- und -C-Viren nicht selten. Nach Schätzungen der WHO wird für die HCV-Infektion von einer Prävalenz von ca. 3 % ausgegangen. Ungefähr 10 – 20 % der chronischen HBs-Ag-Träger sind positiv für HCV-Ak, und 2 – 10 % der HCV-Ak-positiven Patienten besitzen Marker für eine HBV-Infektion. [1 – 5]. Bei ca. 40 % der HBs-Ag-Träger, die positiv für HCV-Ak sind, kann HCV-RNA und bei ca. 58 % HBV-DNA nachgewiesen werden [6].

In soziodemografischen Untersuchungen konnten folgende Risikofaktoren für eine Koinfektion identifiziert werden [6]: Alter > 42 Jahre, Bluttransfusionen, i. v. Drogenabusus, ungeschützter Geschlechtsverkehr, niedriger Bildungsstand.

Einen Unterschied in der Höhe der GPT zwischen Monoinfizierten und Koinfizierten gibt es nicht. Es konnte jedoch gezeigt werden, dass Patienten mit einer Koinfektion zu schwankenden GPT-Erhöhungen neigen [6]. Der Grund hierfür ist nicht klar. In Bezug auf die Höhe der HBV-DNA und der HCV-RNA sind die Ergebnisse nicht einheitlich. In einigen Untersuchungen konnte eine höhere HBV-DNA in Koinfizierten nachgewiesen werden, wobei in anderen eine niedrigere HBV-DNA vorlag [7, 8]. Da es sich bei den einzelnen Untersuchungen jeweils um kleine Patientenkollektive handelte, kann aktuell keine eindeutige Aussage hierzu gemacht werden.

8.2 Natürlicher Verlauf

8.2.1 Histologie

In einer prospektiven Studie konnte gezeigt werden, dass die jährliche Inzidenz der Leberzirrhose 2,4 % bei HBeAg-positiven und 1,3 % bei Anti-HBe-positiven Patienten liegt [9]. Untersuchungen zum natürlichen Verlauf der chronischen HCV-Infektion deuten auf eine durchschnittliche Dauer von ca. 30 Jahren zwischen dem Infektionszeitpunkt und der Entwicklung einer Leberzirrhose hin. Bei einem Drittel der HCV Infizierten scheint eine rasch progrediente Verlaufsform vorzuliegen, bei der eine Leberzirrhose in weniger als 20 Jahren auftritt [10]. Da sowohl HBV- als auch HCV-Infektionen zu einer Leberzirrhose führen können, ist anzunehmen, dass koinfizierte Patienten einem höheren Risiko zur Entwicklung einer Leberzirrhose ausgesetzt sind [11]. Daten über den zeitlichen Verlauf der HBV-HCV-Koinfektion liegen nicht vor.

In einer Studie mit 142 konsekutiv eingeschlossenen Patienten mit chronischer Hepatitis zeigte sich, dass koinfizierte Patienten in der Leberbiopsie einen signifikant höheren Fibrosegrad (Knodell-score) haben als Monoinfizierte ($2{,}1 \pm 1{,}2$ vs. $1{,}5 \pm 1{,}1$; $p < 0{,}05$) [12]. HBs-Ag-positive Patienten mit nachweisbarer HBV-DNA zeigen einen signifikant höheren Fibrosegrad (Knodell-score) als Koinfizierte ohne nachweisbare HBV-DNA ($10{,}9 \pm 1{,}9$ vs. $8{,}4 \pm 3{,}5$; $p = 0{,}05$) [4]. Der schwerere histologische Verlauf konnte schon vorher in einem kleineren Kollektiv nachgewiesen werden [13].

Bei Erwachsenen entsteht das hepatozelluläre Karzinom in etwa 75 – 95 % der Fälle auf dem Boden einer vorbeschriebenen Leberzirrhose, die als wichtigste Ursache gilt [14 – 17]. Die chronischen Virushepatitiden B und C sowie chronischer Alkoholabusus gelten in den meisten Regionen der Welt als die wichtigsten ätiologischen Faktoren für die Entwicklung einer Leberzirrhose und eines HCC. Über den Zusammenhang zwischen einer chronischen HBV-Infektion und der HCC-Entwicklung liegen umfangreiche Daten vor. Es besteht eine Korrelation zwischen der Rate der HBs-Ag-Träger und der HCC-Mortalität [18]. Da die chronische HBV- und HCV-Infektion jeweils unabhängige Faktoren zur Entwicklung eines HCC sind, stellt sich die Frage, ob die Doppelinfektion mit einem besonders hohen Risiko einhergeht. In einer Untersuchung, in der 290 Patienten mit einer nachgewiesenen Leberzirrhose über einen Zeitraum von 8 – 90 Monaten beobachtet wurden, lag die Inzidenz eines hepatozellulären Karzinoms in der Gruppe der Koinfizierten signifikant höher (40 %) im Vergleich zu HBV-Monoinfizierten (19,8 %) [19]. Es liegen nur unzureichende Daten einzelner Arbeitsgruppen zur Entwicklung eines HCCs bei Doppelinfizierten vor. Es gibt jedoch eine Metaanalyse, in der 32 Studien berücksichtigt wurden [3]. Die Odds Ratio zur Entwicklung eines HCC lag bei HBs-Ag-Positivität bei 22,5 und bei 17,3 bei HCV-RNA-Positivität. Die Doppelinfektion führte zu einem dramatischen Anstieg der OR auf 165 und ist damit deutlich höher als das Risiko der einzelnen Infektionen. Daher sollten Patienten mit einer Doppelinfektion noch engmaschiger einer Screeninguntersuchung unterzogen werden als Monoinfizierte.

Kurz gefasst: Eine Doppelinfektion mit HBV und HCV führt zu einem schwereren Verlauf der Lebererkrankung und sehr viel häufiger zur Entwicklung eines Leberzellkarzinoms als die jeweiligen Monoinfektionen.

8.3 Virusinteraktionen

Die Interaktion zwischen HBV und HDV ist gut untersucht. Daten zur Interaktion zwischen HBV und HCV liegen jedoch nur in beschränktem Maße vor. Die Ergebnisse der vorliegenden Studien zeigten unterschiedliche Abhängigkeiten und Interaktionen. Einige Untersuchungen kamen zum Schluss, dass das HCV überwiegend die Replikation des HBV hemmt, wobei andere Studien einen Anstieg der Replikation zeigten [5, 7, 20].

Meistens jedoch lassen sich bei der HBV-HCV-Koinfektion für beide Viren niedrigere Virustiter nachweisen. Eine Arbeit untersuchte jeweils 55 HBV- bzw. HCV-Monoinfizierte und 25 HBV-HCV-Koinfizierte [7]. Die mittlere HBV-DNA bei Monoinfizierten lag bei $1{,}2 \times 10^7$ Kopien/ml. Dem gegenüber lag die mittlere HBV-DNA im Serum bei Koinfizierten nur bei $8{,}2 \times 10^4$ Kopien/ml. Bei der HCV-RNA zeigte sich das gleiche Bild. Die Viruslast lag bei den Monoinfizierten im Mittel bei $1{,}7 \times 10^6$ Kopien/ml im Vergleich zu $1{,}9 \times 10^5$ Kopien/ml bei den Koinfizierten.

Eine weitere Arbeit zeigte, dass bei der Virusinteraktion die Hemmung der HCV-Replikation von der Nachweisbarkeit des HBV abhängt. Zarski et al. untersuchten die Charakteristika von 23 HBsAg- und Anti-HCV-positiven Patienten. Hierbei hatten die HBsAg-positiven Patienten mit nachweisbarer HBV-DNA im Serum signifikant niedrigere HCV-Titer als HBV-DNA-negative Patienten [4].

Die direkte Suppression der HBV-Replikation durch das HCV-Core-Protein konnte schon 1993 nachgewiesen werden [21]. Weitere Untersuchungen bestätigten dieses Ergebnis, und konnten auch den Mechanismus, der dafür verantwortlich sein soll, nachweisen [20, 22]. Das HCV-Core-Protein kann direkt die Aktivität des Enhancer 1 des Hepatitis-B-Virus um den Faktor 11 hemmen und die Aktivität des Enhancer 2 auf 25 % reduzieren [20]. Weiterhin kommt es durch Komplexbildung, bestehend aus HCV Core-Protein und HBV-Polymerase, zur Hemmung der Replikation [22].

Während Jardi et al. keine Assoziation zwischen der Höhe der HBV-DNA und HCV-Genotypen fanden, ließ sich jedoch im Zellmodell eine stärkere Hemmung des Enhancer 1 durch das Core-Protein des Genotyps 1b nachweisen als durch das Core-Protein des HCV-Genotyps 1a oder 3 [20].

Kurz gefasst: Die beiden Viren scheinen sich gegenseitig in der Höhe der Replikation zu hemmen.

8.4 Therapie

Hier sollte eine apparente von einer okkulten HBV-Infektion unterschieden werden (Tab. 8.**1**): Verläuft die HBV-HCV-Koinfektion apparent, so kann bei positivem HBsAg HBV-DNA nachgewiesen werden. Bei der okkulten Form kann trotz negativem HBsAg HBV-DNA mit den sehr sensitiven Nachweisverfahren wie der PCR oder der nested-PCR nachgewiesen werden [23–25]. Die jährliche Konversionsrate von HBsAg zu Anti-HBs beträgt bei HBV-Monoinfizierten ca. 0,4 % und 2,1 % bei HBV-HCV-Koinfizierten [26]. Dies wird klinisch als Ausheilung einer replikativen Hepatitis B gewertet. Das Fehlen von HBsAg bei positiven HBc-Ak kann aber das Vorliegen einer okkulten (Ko-)Infektion bei gleichzeitiger HCV-Infektion nicht ausschließen. Zur weiteren Klärung der Situation kann daher die Durchführung einer PCR zum Nachweis von HBV-DNA bei allen HBc-Ak-positiven Patienten dienen.

Da die HBV-HCV-Koinfektion im Vergleich zur jeweiligen Monoinfektion relativ selten ist, liegen keine größeren kontrollierten Studien zur Therapie der Koinfektion vor. Bei den zur Verfügung stehenden Daten handelt es sich um Untersuchungen, die selten eine Fallzahl von mehr als 20 besaßen.

Die Erfahrungen der Therapie der HBV-HCV-Koinfektion beruhen überwiegend auf der Therapie der HCV-Infektion. Hierbei wurde das Hauptaugenmerk auf die Eliminierung des HCV gesetzt. Wie oben erwähnt, wird zwischen einer apparenten und einer okkulten HBV-Infektion unterschieden. Sagnelli und Mitarbeiter zeigten, dass schon der isolierte Nachweis von HBc-Ak bei Patienten, d. h. eine okkulte HBV-Infektion, bei einer chronischen HCV-Infektion das Therapieansprechen verschlechtert [27]. Dieser Effekt konnte nur in der Gruppe mit isoliertem HBc-Ak-Nachweis beobachtet werden. Bei 15 der 51 Patienten mit isoliertem HBc-Ak konnte mittels PCR HBV-DNA amplifiziert werden. In der Gruppe mit Nachweisbarkeit von HBs-Ak und HBc-Ak gelang der Nachweis der HBV-DNA in keinem der Patienten.

Weltmann und Mitarbeiter zeigten in einer Studie mit 8 Koinfizierten, die mit 3 × 3 Millionen Einheiten IFN-αb über 6 Monate behandelt wurden, dass diese im Vergleich zu 16 HCV-Monoinfizierten ein schlechteres Therapieansprechen besitzen [13]. Lediglich bei einem der 8 Koinfizierten kam es zur HBs-Serokonversion. Villa und Mitarbeiter untersuchten den Einfluss einer höheren IFN-Dosis auf das Therapieansprechen. Hierzu wurden 30 Koinfi-

Tabelle 8.1 Unterscheidung zwischen apparenter und okkulter HBV-HCV-Koinfektion

	Apparenter Verlauf	Okkulter Verlauf
HBsAg	positiv	negativ
HBs-Ak	negativ	negativ/positiv
HBc-Ak	positiv	positiv
HBV-DNA (PCR)	positiv	positiv
HCV-RNA	positiv	positiv

zierte randomisiert und mit 3 × 6 bzw. 3 × 9 Millionen Einheiten IFN über 6 Monate behandelt [28]. In der Gruppe mit der höheren IFN-Dosis sprachen 5 Patienten, im Sinne einer HCV-RNA-Negativierung und HBV-DNA-Eliminierung, an. Keiner der Patienten mit der niedrigen Dosis sprach auf die Therapie an. Somit scheinen höhere IFN-Dosen bei Koinfizierten nötig zu sein, wenn überhaupt ein Einfluss auf die Infektionen erzielt werden soll.

Entsprechend verhält sich dies auch bei Patienten mit einer okkulten HBV-Infektion bei Vorliegen einer HCV-Infektion. Cacciola und Mitarbeiter konnten bei 26 von 55 Patienten, die auf eine Interferontherapie nicht angesprochen hatten, eine okkulte HBV-Infektion nachweisen, wogegen dies nur bei 7 von 28 Patienten, die auf die IFN-Therapie angesprochen hatten, der Fall war [11]. Zusätzlich konnte in einer weiteren Studie gezeigt werden, dass es bei keinem der HBV-HCV Koinfizierten mit einer okkulten HBV-Infektion zu einer anhaltenden Transaminasennormalisierung kam, gegenüber 29 % der HCV-Monoinfizierten [29].

Aus Untersuchungen zur HBV- bzw. HCV-Monoinfektion ist bekannt, dass die Therapie mit pegyliertem Interferon bzw. die Kombination mit Ribavirin die Ansprechraten auf eine Therapie erhöht. Derzeit liegen jedoch keine Daten zur Kombinationstherapie einer Koinfektion vor.

Kurz gefasst: Die Therapieaussichten sind bei Koinfektion schlechter als bei Monoinfektionen. Auch eine okkulte HBV-Infektion (HBV-DNA bei isoliertem HBc-Ak nachweisbar trotz negativem HBsAg) scheint das Therapieansprechen auf eine Therapie der Hepatitis C zu verschlechtern. Bei der HBV-HCV-Koinfektion liegt das primäre Therapieziel in der Behandlung der HCV-Infektion. Ob eine 24-wöchige Therapiedauer bei HCV-HBV-Koinfizierten mit den HCV-Genotypen 2 und 3 ausreichend ist, ist zurzeit nicht bekannt. Solange keine Daten hierfür vorliegen, sollten koinfizierte Patienten auch mit einem HCV-Genotyp 2/3 über 48 Wochen therapiert werden.

Literatur

1. Bruix J, Sherman M, Llovet JM, Beaugrand M, Lencioni R, Burroughs AK, Christensen E, et al. Clinical management of hepatocellular carcinoma. Conclusions of the Barcelona-2000 EASL conference. European Association for the Study of the Liver. J Hepatol 2001; 35:421 – 430.
2. Chiaramonte M, Stroffolini T, Vian A, Stazi MA, Floreani A, Lorenzoni U, Lobello S, et al. Rate of incidence of hepatocellular carcinoma in patients with compensated viral cirrhosis. Cancer 1999; 85:2132 – 2137.
3. Donato F, Boffetta P, Puoti M. A meta-analysis of epidemiological studies on the combined effect of hepatitis B and C virus infections in causing hepatocellular carcinoma. Int J Cancer 1998; 75:347 – 354.
4. Zarski JP, Bohn B, Bastie A, Pawlotsky JM, Baud M, Bost-Bezeaux F, Tran van Nhieu J, et al. Characteristics of patients with dual infection by hepatitis B and C viruses. J Hepatol 1998; 28:27 – 33.
5. Sato S, Fujiyama S, Tanaka M, Yamasaki K, Kuramoto I, Kawano S, Sato T, et al. Co-infection of hepatitis C virus in patients with chronic hepatitis B infection. J Hepatol 1994; 21:159 – 166.
6. Gaeta GB, Stornaiuolo G, Precone DF, Lobello S, Chiaramonte M, Stroffolini T, Colucci G, et al. Epidemiological and clinical burden of chronic hepatitis B virus/hepatitis C virus infection. A multicenter Italian study. J Hepatol 2003; 39:1036 – 1041.
7. Jardi R, Rodriguez F, Buti M, Costa X, Cotrina M, Galimany R, Esteban R, et al. Role of hepatitis B, C, and D viruses in dual and triple infection: influence of viral genotypes and hepatitis B precore and basal core promoter mutations on viral replicative interference. Hepatology 2001; 34:404 – 410.
8. Fukuda R, Ishimura N, Niigaki M, Hamamoto S, Satoh S, Tanaka S, Kushiyama Y, et al. Serologically silent hepatitis B virus coinfection in patients with hepatitis C virus-associated chronic liver disease: clinical and virological significance. J Med Virol 1999; 58:201 – 207.
9. Liaw YF, Lin DY, Chen TJ, Chu CM. Natural course after the development of cirrhosis in patients with chronic type B hepatitis: a prospective study. Liver 1989; 9:235 – 241.
10. Seeff LB. Natural history of hepatitis C. Am J Med 1999; 107:10S–15S.
11. Cacciola I, Pollicino T, Squadrito G, Cerenzia G, Orlando ME, Raimondo G. Occult hepatitis B virus infection in patients with chronic hepatitis C liver disease. N Engl J Med 1999; 341:22 – 26.
12. Sagnelli E, Pasquale G, Coppola N, Scarano F, Marrocco C, Scolastico C, Santantonio T, et al. Influence of chronic coinfection with hepatitis B and C virus on liver histology. Infection 2004; 32:144 – 148.
13. Weltman MD, Brotodihardjo A, Crewe EB, Farrell GC, Bilous M, Grierson JM, Liddle C. Coinfection with hepatitis B and C or B, C and delta viruses results in severe chronic liver disease and responds poorly to interferon-alpha treatment. J Viral Hepat 1995; 2:39 – 45.
14. Johnson PJ. Epidemiology of hepatocellular carcinoma in the West. Pathol Biol (Paris) 1992; 39:896 – 897.
15. Johnson PJ. Hepatitis viruses, cirrhosis, and liver cancer. J Surg Oncol Suppl 1993; 3:28 – 33.

16. Simonetti RG, Camma C, Fiorello F, Cottone M, Rapicetta M, Marino L, Fiorentino G, et al. Hepatitis C virus infection as a risk factor for hepatocellular carcinoma in patients with cirrhosis. A case–control study. Ann Intern Med 1992; 116:97 – 102.
17. Trevisani F, D'Intino PE, Caraceni P, Pizzo M, Stefanini GF, Mazziotti A, Grazi GL, et al. Etiologic factors and clinical presentation of hepatocellular carcinoma. Differences between cirrhotic and noncirrhotic Italian patients. Cancer 1995; 75:2220 – 2232.
18. Hadziyannis SJ. Hepatocellular carcinoma and type B hepatitis. Clin Gastroenterol 1980; 9:117 – 134.
19. Alberti A, Pontisso P, Chemello L, Fattovich G, Benvegnu L, Belussi F, De Mitri MS. The interaction between hepatitis B virus and hepatitis C virus in acute and chronic liver disease. J Hepatol 1995; 22:38 – 41.
20. Schuttler CG, Fiedler N, Schmidt K, Repp R, Gerlich WH, Schaefer S. Suppression of hepatitis B virus enhancer 1 and 2 by hepatitis C virus core protein. J Hepatol 2002; 37:855 – 862.
21. Shih CM, Lo SJ, Miyamura T, Chen SY, Lee YH. Suppression of hepatitis B virus expression and replication by hepatitis C virus core protein in HuH-7 cells. J Virol 1993; 67:5823 – 5832.
22. Chen SY, Kao CF, Chen CM, Shih CM, Hsu MJ, Chao CH, Wang SH, et al. Mechanisms for inhibition of hepatitis B virus gene expression and replication by hepatitis C virus core protein. J Biol Chem 2003; 278:591 – 607.
23. Zhang YY, Hansson BG, Kuo LS, Widell A, Nordenfelt E. Hepatitis B virus DNA in serum and liver is commonly found in Chinese patients with chronic liver disease despite the presence of antibodies to HBsAg. Hepatology 1993; 17:538 – 544.
24. Thiers V, Nakajima E, Kremsdorf D, Mack D, Schellekens H, Driss F, Goudeau A, et al. Transmission of hepatitis B from hepatitis-B-seronegative subjects. Lancet 1988; 2:1273 – 1276.
25. Liang TJ, Blum HE, Wands JR. Characterization and biological properties of a hepatitis B virus isolated from a patient without hepatitis B virus serologic markers. Hepatology 1990; 12:204 – 212.
26. Sheen IS, Liaw YF, Lin DY, Chu CM. Role of hepatitis C and delta viruses in the termination of chronic hepatitis B surface antigen carrier state: a multivariate analysis in a longitudinal follow-up study. J Infect Dis 1994; 170:358 – 361.
27. Sagnelli E, Coppola N, Scolastico C, Mogavero AR, Stanzione M, Filippini P, Felaco FM, et al. Isolated anti-HBc in chronic hepatitis C predicts a poor response to interferon treatment. J Med Virol 2001; 65:681 – 687.
28. Villa E, Grottola A, Buttafoco P, Colantoni A, Bagni A, Ferretti I, Cremonini C, et al. High doses of alpha-interferon are required in chronic hepatitis due to coinfection with hepatitis B virus and hepatitis C virus: long term results of a prospective randomized trial. Am J Gastroenterol 2001; 96:2973 – 2977.
29. Zignego AL, Fontana R, Puliti S, Barbagli S, Monti M, Careccia G, Giannelli F, et al. Impaired response to alpha interferon in patients with an inapparent hepatitis B and hepatitis C virus coinfection. Arch Virol 1997; 142:535 – 544.

9 Therapie

Tobias Heintges

9.1 Einleitung

In großen Untersuchungen konnte bei chronischer HBV-Infektion eine Reduktion des Karzinomrisikos und eine Verbesserung der Prognose durch eine Interferon-Therapie nachgewiesen werden [1, 2]. Zugelassen zur Therapie ist sowohl konventionelles Interferon wie auch pegyliertes (retardiertes) Interferon. Lamivudin ist eine weitere Option für die auch eine Verbesserung der Prognose gezeigt werden konnte, solange es nicht zur Entstehung von Virusmutanten kommt [3]. Adefovir ist ein Nukleotidanalogon, das auch bei Vorliegen einer Lamivudinresistenz wirksam ist [4, 5]. Entecavir ist ein Nukleosidanalogon mit sehr hoher molekularer Potenz [6].

Weitere Substanzen, die im Folgenden charakterisiert werden und derzeit zur Therapie der HBV-Infektion verwendet oder weiter evaluiert werden, sind die Nuklosid- bzw. Nukleotidanaloga Tenofovir, Emtricitabin, Clevudin, Valtorcitabin, Telbivudin, L-Nukleoside und β-L-Fd4C.

Während Nukleotidanaloga aus einer Base, einem Zucker und einem Phosphatrest bestehen, fehlt bei den Nukleosidanaloga der Phosphatrest.

9.2 Therapieziele

Bei Patienten mit HBV-Infektion soll durch eine medikamentöse Therapie ein Fortschreiten der Lebererkrankung verhindert bzw. eine Verbesserung der Leberfunktion bei bereits eingetretenem Leberschaden erreicht werden. Die derzeit verfügbaren Therapien versuchen dieses Ziel vor allem durch einen antiviralen Wirkmechanismus mit sekundär verringerter Entzündungsreaktion zu erreichen. Als indirekte Marker eines Therapieerfolges gelten daher derzeit neben den Parametern einer entzündlichen Leberreaktion (z. B. Serumtransaminasen und histologische Aktivität) vor allem virale Marker der HBV-Infektion.

9.2.1 HBV-DNA

Zum Nachweis der HBV-DNA gibt es heute mehrere sensitive Methoden mit einer Nachweisgrenze in Abhängigkeit vom verwendeten Test von ca. 50 Kopien/ml [16] (siehe auch Kap. 4). Die älteren Hybridisierungsverfahren sind sehr gut reproduzierbar, die Nachweisgrenze liegt jedoch mit 2,5 pg/ml – das entspricht ca. 700 000 Kopien/ml – relativ hoch. Zielparameter der älteren Therapiestudien war daher die HBeAg-Serokonversion (bei HBeAg-positiven Patienten) und die „Negativierung der HBV-DNA", d. h. die HBV-DNA sank unter die Nachweisgrenze von 2,5 pg/ml. Die HBeAg-Serokonversion zu HBe-Ak ist mit einem begleitenden Absinken der HBV-DNA auf Werte von deutlich kleiner als 100 000 Kopien/ml, aber oft mit noch verbleibenden geringen Konzentrationen von z. B. 1000 Kopien/ml verbunden. Dabei kommt es in aller Regel zu einer Normalisierung der GPT und der Histologie [2]. Auch die Prognose der Patienten für klinische Endpunkte wie Dekompensationen der Lebererkrankung und Tod wird verbessert [2].

Das Ziel HBV-DNA-Negativierung in den heute gebräuchlichen sensitiven Amplifizierungsverfahren (PCR, bDNA, TMA etc.) mit Nachweisgrenzen von bis zu 300 Kopien/ml bei neueren Studien ist daher wesentlich schwerer zu erreichen, hat aber eine noch höher einzuschätzende Bedeutung für den Patienten (siehe auch Kap. 4).

9.2.2 HBeAg

Es konnte gezeigt werden, dass eine therapieinduzierte HBeAg-Serokonversion die Prognose der Patienten signifikant verbessert [2]. Parallel zur HBeAg-Serokonversion kommt es meist zu einem deutlichen Abfall der HBV-DNA und einem deutlichen Abfall bzw. einer Normalisierung der Transaminasen.

9.2.3 HBsAg

Eine Elimination des HBsAg und damit die vollständige Eradikation aller Virusantigene gelingen durch die Therapie mit Interferon-α nur bei 15 % und bei Nukleosidanaloga noch seltener. Obwohl dies wünschenswert ist, stellt die HBsAg-Serokonversion daher nicht das primäre Therapieziel dar [2]. Auch bei einer Negativierung aller Virusantigene im Serum von erfolgreich therapierten Patienten bleiben in der Leber häufig noch geringe Mengen von HBV-DNA nachweisbar.

9.2.4 Therapieindikationen

Bei der chronischen HBV-Infektion unterscheidet man grundsätzlich mehrere prognostisch bedeutsame Verlaufsformen. Es gibt die niedrig replikative Form (HBV-DNA < 100 000 Kopien/ml und in aller Regel HBe-Antigen (HBeAg) negativ, GPT normal bzw. gering erhöht). Diese niedrig replikative Form wird auch als inaktiver HBs-Antigen (HBsAg)-Träger-Status bezeichnet. Diese Form ist durch eine günstige Prognose mit nur geringem Zirrhoserisiko gekennzeichnet [7]. Eine Therapieindikation besteht bei dieser Situation daher meist nicht.

Zum anderen gibt es hoch replikative Formen (HBV-DNA > 10^5 Kopien/ml, HBeAg kann positiv oder negativ sein), bei denen wiederum eine immunaktive von der immuntoleranten Form in Abhängigkeit von der entzündlichen Aktivität (erkennbar an der Höhe der GPT oder der entzündlichen Aktivität in der Leberhistologie) unterschieden wird. Die hoch replikative, immunaktive Form ist eine ernst zu nehmende Lebererkrankung, die ohne Therapie nach 5 Jahren in etwa 15 % zu einer Leberzirrhose führt [8]. Komplizierend drohen im Zirrhosestadium der zunehmende Funktionsverlust, die Folgen der portalen Hypertension sowie das Leberzellkarzinom (HCC). Die Inzidenz eines HCC ist stark von der Höhe der HBV-DNA abhängig und steigt oberhalb eines Grenzwertes von 100 000 Kopien stark an (Abb. 9.**1**) [9]. Speziell diese Patienten sollten daher einer Therapie zugeführt werden. Auch ohne Therapie werden spontane Serokonversionen von hoch replikativer HBeAg-positiver in eine HBeAg-negative Form mit entsprechender Reduktion der entzündlichen Aktivität in etwa 5 % pro Jahr beobachtet.

Kurz gefasst: Die Höhe der HBV-DNA und der Transaminasen sind die wesentlichen Faktoren zur Beurteilung der Therapieindikation bei der Hepatitis B. Die Indikation zu einer Therapie ist bei einer HBV-DNA über 100 000 Kopien mit erhöhten Transaminasen und fehlenden Kontraindikationen gegeben. Für die Auswahl der geeigneten Therapieoption spielen das Stadium des Leberschadens (Fibrose/Zirrhose), die Entzündungsaktivität (Höhe der GPT) das Lebensalter und die Krankheitsdauer des Patienten, der HBeAg-Status, die Höhe der Viruslast sowie der HBV-Genotyp eine wichtige Rolle.

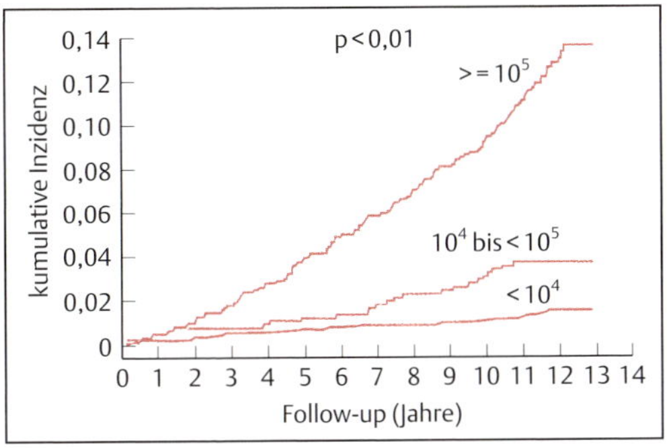

Abb. 9.**1** Die kumulative Inzidenz des hepatozellulären Karzinoms zeigt eine starke Abhängigkeit von der Viruslast und ist bei 10^5 und mehr Kopien stark erhöht (Chen et al. J Hepatology 2005; 42, Suppl.2, 16: 35).

9.3 Medikation

9.3.1 Interferone

Interferon-α

Durch eine 4- bis 6-monatige Interferon-α-Behandlung (5 – 6 Mio. IE 3 × pro Woche subkutan) kann bei ca. 30– 40 % der Patienten eine Serokonversion von HBeAg zu Anti-HBe erzielt werden [40, 51]. Als günstige Prognosefaktoren gelten vor allem eine niedrige HBV-DNA als Zeichen einer geringen Virusreplikation und eine hohe Entzündungsaktivität vor Therapiebeginn (Tab. 9.**1**). Die Entzündungsaktivität zeigt sich an hohen Transaminasen und hoher histologischer Aktivität. Für den Erfolg einer Interferontherapie ist auch der virale Genotyp des HBV von großer Bedeutung, wie erst kürzlich gezeigt werden konnte [10 – 12]. So liegen die Ansprechraten für die Genotypen A und B mit 40 – 45 % fast doppelt so hoch wie für die Genotypen C und D mit 15 – 25 % (Abb. 9.**2**) [10, 11, 13 – 15]. In Deutschland ist der günstige Genotyp A am häufigsten, nicht ganz so häufig ist der Genotyp D (Tab. 9.**2**) [11]. Günstig, aber von nicht so großer Bedeutung ist eine kurze Infektionsdauer ohne fortgeschrittenen Leberschaden. Auch eine hohe Anzahl an Mutationen im Bereich des basalen Core-Promotors des HBV ist günstig für das Therapieansprechen, jedoch wird dieser Parameter klinisch nicht routinemäßig angewendet [16]. Als ungünstig gelten Koinfektionen mit dem Hepatitis D-Virus (HDV) oder mit HIV (Kap. 7).

Patienten mit einer hoch replikativen immuntoleranten HBV-Infektion, die häufig auf eine perinatal erworbene Infektion hinweist, weisen unter Therapie eine deutlich niedrigere Serokonversionrate (9 %) auf als Patienten mit deutlich erhöhten Transaminasen [17]. Diese Patienten haben meist HBV-DNA Spiegel von mehr als 10^7 Kopien/ml. Außerdem sind die Transaminasen meist normal oder nur auf das Doppelte der Norm erhöht. Daher ist eine Interferontherapie bei der immuntoleranten Form meist nicht sinnvoll.

Die spontane Serokonversionsrate beträgt ca. 5 % pro Jahr [40]; dies ist für die Beurteilung der Effektivität der verschiedenen Therapieformen zu berücksichtigen.

Die Ansprechraten bei der Hepatitis B sind dosisabhängig [17]. So zeigen Untersuchungen zur täglichen Gabe von IFN in einer Dosierung von 4,5 Mio. IE insbesondere bei Patienten mit ungünstiger Konstellation (hoher Viruslast und normalen bzw. nur gering erhöhten Transaminasen) eine deutlich bessere Ansprechrate als die dreimalige Gabe von 6 Mio. IE wöchentlich [18]. Im angelsächsischen Sprachraum sind tägliche Interferongaben üblich, dies ent-

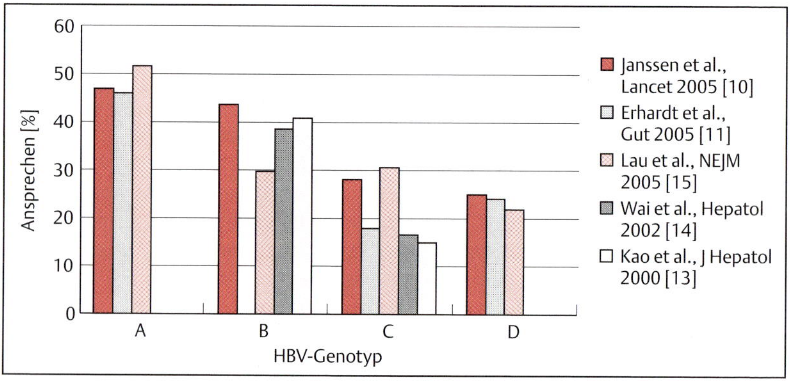

Abb. 9.**2** Ansprechraten auf eine Interferontherapie in Abhängigkeit vom HBV-Genotyp.

Tabelle 9.**1** Interferontherapie: die Ansprechrate ist hoch signifikant abhängig von der Höhe der HBV-DNA und der Höhe der entzündlichen Aktivität, hier Höhe der GPT (Daten nach [2])

	HBeAg-Verlust	**Kein HBeAg-Verlust**	**p**
HBV-DNA (pg/ml)	88,2 8,8	280 25,2	< 0,001
GPT (U/l)	143,3 13,1	81,3 6,4	< 0,001

Tabelle 9.2 HBV-Genotyp-Verteilung nach HBeAg-Status (Quelle: [11])

HBV-Genotyp	HBeAg-positiv [%] (n = 119)	HBeAg-negativ [%] (n = 46)	Gesamt [%] (n = 165)
A	51 (61)	37 (17)	47 (78)
B	5 (6)	–	3 (6)
C	8 (10)	2 (1)	7 (11)
D	32 (8)[1]	61 (28)[1]	40 (66)
E	3 (3)	–	2 (3)
G	1 (1)	–	1 (1)

[1] $p < 0{,}01$

spricht auch dem eigenen Vorgehen [19]. Die von der DGVS empfohlene Dosierung für konventionelles Interferon ist derzeit entweder täglich 5–6 Mio. IE oder 3 × pro Woche 9–10 Mio. IE [20]. Ist es durch Interferon zu einer Serokonversion des HBeAg zu HBeAk gekommen, so ist diese Konversion meist dauerhaft und nur in ca. 10 % kommt es zu einem Rückfall [21–23]. Eine Serokonversion des HBsAg, d. h. ein Verlust des HBsAg und die Ausbildung von HBs-Antikörpern (HBsAk) wird nur in ca. 11 % der Fälle beobachtet [2]. Über die Jahre steigt diese Konversion dann aber auf bis zu 50 % an [2, 22, 23].

Kontraindikationen

Kontraindikationen für eine Interferon-Therapie sind u. a.: Autoimmunerkrankungen, dekompensierte Leberzirrhose, ausgeprägte Thrombo- oder Leukopenie sowie eine Schwangerschaft. Die häufigste Nebenwirkung ist die dosisabhängige grippeähnliche Symptomatik. Ernsthafte Nebenwirkungen sind vor allem Knochenmarksdepression, Dekompensation einer vorbestehenden Leberzirrhose, Neuauftreten einer therapieinduzierten oder Verschlechterung einer bestehenden Autoimmunerkrankung und psychiatrische Komplikationen wie Depression und sogar im Einzelfall Suizidalität.

Pegyliertes Interferon (PEG-IFN)

Ein wesentlicher Fortschritt in der Therapie der chronischen Hepatitis C-Virus (HCV)-Infektion war die Einführung der pegylierten Interferone (PEG-IFN).

Durch die kovalente Bindung von Polyethylenglykol an das Interferonmolekül wird eine bis zu 10fache Verlängerung der Halbwertszeit erreicht, sodass eine einmal wöchentliche Gabe ausreicht, um einen wirksamen IFN-α-Serumspiegel über eine Woche zu erzielen. Zur Gabe von PEG-IFN im Vergleich zu Standard-Interferon bei der chronischen HBV-Infektion ist bisher nur eine kleinere Studie publiziert. Hierbei wurden 194 IFN-naive Patienten in vier Gruppen randomisiert. In der Kontrollgruppe wurde Standard-Interferon mit dreimal 4,5 Mio. IE IFN-α2a pro Woche relativ niedrig dosiert. Dies wurde mit der einmal wöchentlichen Gabe von PEG-IFN-2a von 90 µg, 180 µg und 270 µg verglichen [24]. Nach einer Therapie über 24 Wochen wurden die Patienten 24 Wochen nachbeobachtet. Die HBe-Serokonversionsraten am Ende der Nachbeobachtungszeit lagen in der PEG-IFN mit 37 %, 35 % und 27 % nur wenig höher als in der Kontrollgruppe (herkömmliches IFN) mit 25 %. Nur bei Betrachtung eines kombinierten Therapieansprechens mit HBeAg-Verlust und HBV-DNA-Negativierung (HBV-DNA < 500 000 Kopien/ml) und Normalisierung der GPT zeigte sich ein statistisch signifikanter Unterschied der Ansprechraten bei 24 % der mit PEG-IFN behandelten Patienten gegenüber 12 % der Patienten, die mit dem konventionellen IFN behandelt wurden ($p = 0{,}036$). Die Autoren folgern, dass PEG-IFN dem konventionellen IFN in der Behandlung der HBV-Infektion überlegen ist. Es ist jedoch anzumerken, dass die Kontrollgruppe eine nach heutiger Einschätzung zu geringe Dosis des konventionellen Interferons erhielt. Außerdem bleibt unklar, warum die Gruppe mit der höchsten PEG-IFN-Dosis keine bessere Ansprechrate als die Kontrollgruppe zeigte. Zusammenfassend kann aber angenommen werden, dass pegyliertes Interferon einem Standard-Interferon mindestens gleichwertig ist.

In weiteren Studien wurde pegyliertes Interferon ohne sicheren wissenschaftlichen Hintergrund über 48 Wochen statt wie bisher konventionelles Interferon über 16–24 Wochen dosiert [10, 15]. Eine Studie mit PEG-Interferon 2a ergab eine HBeAg-Serokonversion bei 32 % der asiatischen Patienten [15]. Bei Einsatz von pegyliertem alfa-Interferon 2b zeigten sich HBeAg-Serokonversionsraten von 36 % [10, 15, 25]. Mittlerweile ist pegyliertes alfa-Interferon 2a, jedoch noch nicht pegyliertes alfa-Interferon 2b zur Behandlung der Hepatitis B zugelassen (Tab. 9.**3**). Vor allem die höhere Akzeptanz für den Patienten wegen der nur einmaligen wöchentlichen Gabe ist der Hauptgrund, dass zunehmend pegyliertes Interferon zur Therapie der Hepatitis B eingesetzt wird.

Tabelle 9.**3** Antivirale Substanzen: Dosierung, Aktivität gegen den Lamivudin (YMDD)-Mutantenstamm und Studienphasen der verschiedenen Substanzen

Substanz	**Dosierung**	**Lamivudin-resistenz-wirksam**	**Handelsname bzw. Zulassungsstatus, Studienphase**	**Bemerkung**
Alfa-Interferon 2a	3 x 9 Mio. IE s. c. pro Woche oder täglich 4,5 Mio. IE s. c.	ja	Roferon (nicht zugelassen zur Therapie der Hepatitis B)	Konventionelles Interferon, Vorteil: definierte Therapiedauer Nachteil: hohe Nebenwirkungsrate
Alfa-Interferon 2b	3 x 9 Mio. IE s. c. pro Woche oder täglich 5 Mio. IE s. c.	ja	Intron A	Konventionelles Interferon, Vorteil: definierte Therapiedauer Nachteil: hohe Nebenwirkungsrate
PEG-Interferon 2a	180 µg pro Woche s. c.	ja	Pegasys	pegyliertes Interferon, wöchentliche Gabe Vorteil: definierte Therapiedauer Nachteil: hohe Nebenwirkungsrate
PEG-Interferon 2b	100 µg pro Woche s. c. für 32 Wochen, dann Reduktion auf 50 % für 20 Wochen	ja	Derzeit noch nicht zugelassen für Hepatitis B (PEG-Intron) Phase III	pegyliertes Interferon, wöchentliche Gabe Vorteil: definierte Therapiedauer Nachteil: hohe Nebenwirkungsrate
Lamivudin	1 x 100 mg pro Tag, p. o.	nein	Epivir, Zeffix	Nukleosidanalogon Vorteil: günstiges Nebenwirkungsprofil Nachteil: unklare Therapiedauer, häufige Resistenzentwicklung
Adefovir	1 x 10 mg pro Tag, p. o.	ja	Hepsera	Nukleotidanalogon Vorteil: günstiges Nebenwirkungsprofil Nachteil: unklare Therapiedauer

Tabelle 9.**3** (Fortsetzung)

Substanz	**Dosierung**	**Lamivudin-resistenz-wirksam**	**Handelsname bzw. Zulassungsstatus, Studienphase**	**Bemerkung**
Tenofovir	1 x 300 mg pro Tag, p. o.	ja	Viread (bisher nur für HIV zugelassen) Phase III	Nukleotidanalogon Vorteil: günstiges Nebenwirkungsprofil Nachteil: unklare Therapiedauer
Entecavir	1 x 0,5 mg pro Tag, p. o.; 1 x 1 mg pro Tag, p. o. bei Lamivudinresistenz	ja, aber Dosiserhöhung	Baraclude	Nukleosidanalogon Vorteil: günstiges Nebenwirkungsprofil Nachteil: unklare Therapiedauer
Emtricitabin (FTC)	1 x 200 mg pro Tag, p. o.	nein	Emtriva (bisher nur für HIV zugelassen) Phase III	Nukleosidanalogon Vorteil: günstiges Nebenwirkungsprofil Nachteil: unklare Therapiedauer, häufige Resistenzentwicklung
Clevudin	1 x 30 mg pro Tag, p. o. (?)	nein	Phase III	Nukleosidanalogon
Telbivudin, L-dT	1 x 600 mg pro Tag, p. o.	nein	Phase III	Nukleosidanalogon
Valtorcitabin	1 x 900 mg pro Tag, p. o.	nein	Phase II	Nukleosidanalogon
β-L-Fd4C		ja	Phase II	Nukleosidanalogon

HBeAg-negative Patienten

Beim in Deutschland häufigen Genotyp A findet sich die bei HBeAg-negativen Patienten häufigste ursächliche G1896A-Mutation im Präcorebereich jedoch nicht bzw. nur selten. Dies erklärt das seltenere Vorkommen der HBeAg-negativen chronischen Hepatitis in Nordeuropa und Nordamerika (Abb. 9.**3**). Von dieser Patientengruppe sind mit Interferon in 4 randomisierten Studien nur insgesamt 86 Patienten behandelt worden [26–29]. Diese Studien kommen ausnahmslos aus Italien und Griechenland, in denen der ungünstige Genotyp D vorherrscht. Hier zeigte sich nach Absetzen der Therapie eine hohe Rückfallquote von etwa 50 % mit einer dauerhaften Ansprechrate von 15 –30 %. Als signifikanter Prognoseparameter zeigte sich nur eine verlängerte Therapiedauer, sodass die EASL- und die DGVS-Konsensuskonferenz empfiehlt diese Patienten nur dreimal pro Woche mit Standard-Interferon, aber dafür über 48 Wochen zu behandeln [20, 30].

Unsere eigene Arbeitsgruppe hat bei deutschen Patienten jedoch keine schlechteren dauerhaften Ansprechraten bei HBeAg-negativen Patienten im Vergleich zu HBeAg-positiven Patienten gefunden [16]. Dies zeigt auch eine andere große europäisch-asiatische Studie mit pegyliertem Interferon und einer Therapiedauer über ein Jahr mit einer relativ hohen dauerhaften Ansprechrate von 43 % (HBV-DNA < 20 000 Kopien) bei allerdings relativ kurzer Nachbeobachtungszeit von 6 Monaten. Auch bei der HBeAg-negativen Form der Hepatitis B ist die Ansprechrate auf eine Interferontherapie stark vom Genotyp abhängig (Genotyp A: 59 % vs. Genotyp D: 29 %, $p < 0{,}05$) (Tab. 9.**4**) [11]. Die Autoren halten daher zum gegenwärtigen Zeitpunkt für wahrscheinlich, dass die Ursache für die ungünstigen Ansprechraten bei HBeAg-negativen Pa-

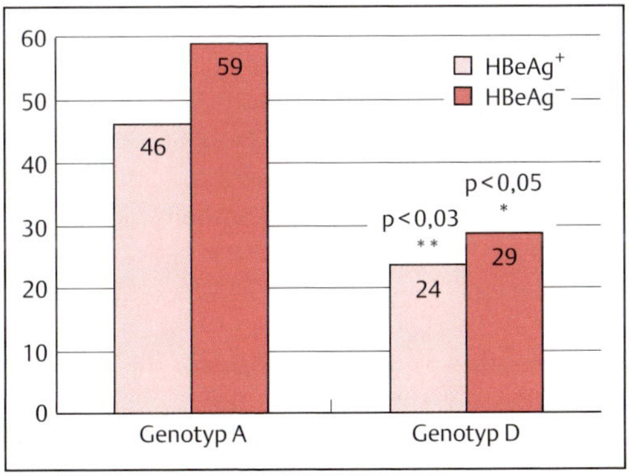

Abb. 9.**3** Häufigkeit verschiedener HBV-Genotypen in Abhängigkeit vom HBeAg-Status (Quelle: [11]).

Tabelle 9.**4** Ansprechraten auf eine Interferontherapie in Abhängigkeit vom HBV-Genotyp (Quelle: [11])

	Genotyp A	Genotyp D	p-Wert
n	78	66	
Kumulative IFN Dosis (MU)	418+21	447+20	n. s.
Therapiedauer (Monate)	6,7	6,2	n. s.
Ansprechrate Ende der Therapie [%]	59	46	n. s.
Rückfall (% von Ansprechen Ende der Therapie)	17	43	
Dauerhaftes Ansprechen [%]	49	26	< 0,005

tienten in den genannten Studien der häufige, für Interferon ungünstige HBV-Genotyp D und nicht der negative HBeAg-Status ist. Daher denken wir, dass auch die aktuellen Empfehlungen der Fachgesellschaften die Bedeutung des HBeAg-Status über- und die Bedeutung der HBV-Genotypen eher unterschätzen.

Kurz gefasst: Wegen der größeren Bequemlichkeit und einer mindestens gleichwertigen Wirksamkeit wird heute zunehmend pegyliertes Interferon auch bei der Hepatitis B über 24–48 Wochen eingesetzt. Die ausführlichen Dosisempfehlungen sind in Tab. 9.**3** zusammengestellt. Die empfohlene Dosis ist je nach HBeAg-Status unterschiedlich und ist für HBeAg-positive Patienten 3 × 9 Mio. IE pro Woche oder tgl. 5–6 Mio. IE konventionelles alfa-Interferon über 4–6 Monate. PEG-Interferon 2a wird über 24–48 Wochen mit 180 µg pro Woche dosiert. PEG-Interferon 2b wird mit 1,5 µg pro kg KG, jedoch maximal mit 100 µg pro Woche über 32 Wochen und anschließend mit halber Dosis für weitere 20 Wochen gegeben.
Für HBeAg-negative Patienten werden 3 × 5 Mio. Standard-Interferon pro Woche über 12 Monate empfohlen. Für PEG-Interferon 2a sind 180 µg pro Woche über 48 Wochen zugelassen. PEG-Interferon 2b wird mit 100 µg pro Woche für 32 Wochen und dann 50 µg für weitere 20 Wochen dosiert (Zulassung noch nicht erteilt). Bei HBeAg-Positiven gibt es aber derzeit keine wissenschaftlichen Erkenntnisse, die eine Therapie über 24 Wochen hinaus begründen.
Die in Studien und Konsensusempfehlungen getroffene Unterscheidung in HBeAg-positive und HBeAg-negative Patienten wegen unterschiedlicher Ansprechraten wird nach Meinung des Autors wahrscheinlich hauptsäch-

lich durch geografisch unterschiedliche Genotypenverteilung hervorgerufen. Daher sollte der HBV-Genotyp bei der Entscheidung für eine der vorliegenden Therapieoptionen eine mindestens so große Rolle spielen wie der HBeAg-Status.

9.3.2 Lamivudin

Lamivudin ist ein Nukleosidanalogon, das die virale Polymerase inhibiert. Die Dosierung zur Therapie der Hepatitis B ist 100 mg pro Tag. Diese Dosierung ist niedriger als die zur HIV-Therapie verwendete Dosierung von 2 × 150 mg pro Tag. Die Nebenwirkungen bewegen sich in der Größenordnung einer Placebogabe und sind damit für den Patienten deutlich günstiger als eine Interferongabe [31]. Selten und meist nur bei höheren Dosierungen kann es zu einer Pankreatitis kommen.

Initial führt die Gabe von Lamivudin bei den meisten Patienten zu einer hochgradigen Suppression der HBV-Replikation mit Abnahme der entzündlichen Aktivität (Abb. 9.**4**, antivirale Potenzen) [32, 33]. In verschiedenen Studien konnten nach 52-wöchiger Therapie HBeAg-Serokonversionsraten von 16 – 18 % beobachtet werden [32, 33]. Eine HBV-DNA-Negativierung (< 10^6 Kopien/ml) findet man nach 52 Wochen Therapie bei ca. 50 % [33]. Wenn die Medikation nach einem Jahr abgesetzt wird, kommt es jedoch bei den meisten Patienten zu einem schnellen Rückfall der Virusreplikation und der entzünd-

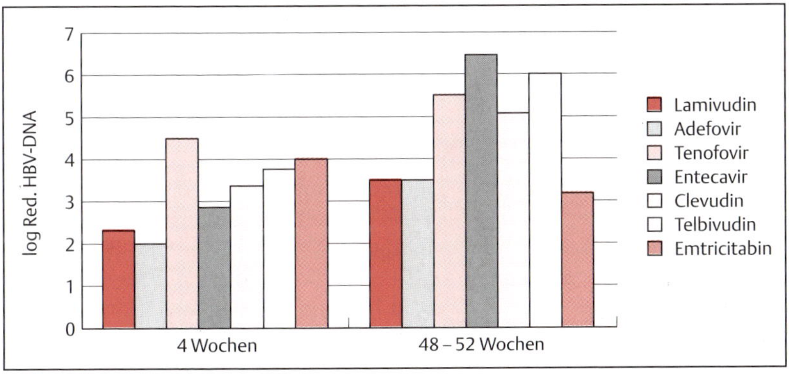

Abb. 9.**4** Antivirale Potenzen von Nukleosidanaloga.

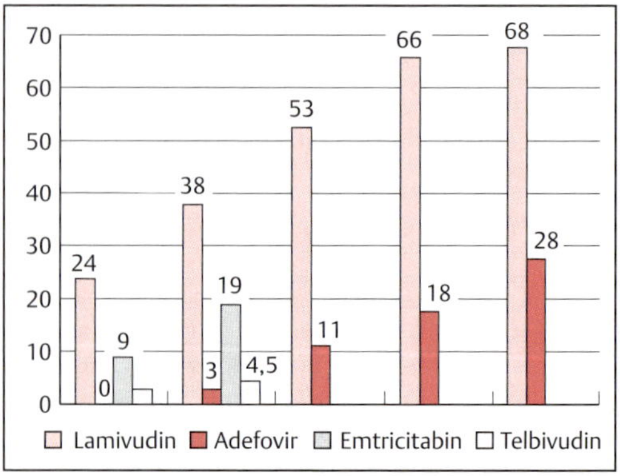

Abb. 9.**5** Resistenzen gegen Nukleosid-/Nukleotidanaloga mit zunehmender Therapiedauer (Quellen: [31], [35], [58], [59], [70], [76]).

lichen Aktivität in der Leber [32]. Wird die Therapie über mehrere Jahre angelegt, so ist jedoch eine deutliche Verbesserung der histologischen Aktivität zu beobachten [34]. Nach 4 Jahren steigt die HBeAg-Serokonversionsrate außerdem weiter an und erreicht 47 % [35]. Besonders Patienten mit fortgeschrittener und auch dekompensierter Lebererkrankung profitieren von einer Therapie über mehrere Jahre für die klinischen Endpunkte Fortschreiten der Lebererkrankung und Leberzellkarzinom [3, 36 – 38].

Die günstigen Parameter für eine Lamivudintherapie sind – ähnlich wie bei einer Interferontherapie – niedrige HBV-DNA und hohe entzündliche Aktivität, erkennbar z. B. an hohen Transaminasen [39, 40]. Die HBV-Genotypen spielen bei der Lamivudintherapie eine untergeordnete Rolle [41]. Interferon-Nonresponder sprechen nicht schlechter auf eine Lamivudintherapie an als nicht vortherapierte Patienten.

Virale Resistenzen

Das Hauptproblem einer länger dauernden Lamivudintherapie ist die virale Resistenzentwicklung (Abb. 9.**5**). Hierbei handelt es sich meist um Mutationen im Bereich des YMDD-Motivs (Aminosäuren 551 – 554) der HBV-Polymerase. Das Auftreten von Mutationen macht sich durch einen Wiederanstieg der HBV-DNA und in der Regel durch einen Transaminasenanstieg bemerkbar, der meist milder ist als vor der Therapie, jedoch auch zum weiteren Fortschreiten der Lebererkrankung führen kann [3, 31]. Nach einem Jahr Therapie finden sich bei 15 – 32 % der Patienten solche Mutationen, nach zwei Jahren Therapie sind es 40 %, nach drei Jahren 55 %, nach vier Jahren 66 % und nach fünf Jahren 69 % (Abb. 9.**5**: Resistenzentwicklung unter Lamivudintherapie in Abhängigkeit von der Therapiedauer). Kommt es zu einem Wiederauftreten von HBV-DNA unter einer Lamivudintherapie, sollte auf ein anderes Nukleosidanalogon mit bekannter Wirksamkeit gegen Lamivudinmutanten (z. B. Adefovir, Tenofovir oder Entecavir) gewechselt werden [42–46]. Um ein Wiederaufflammen der Entzündungsaktivität zu vermeiden, sollten beide Substanzen für einige Wochen überlappend gegeben werden, bevor Lamivudin endgültig abgesetzt wird. Das dauerhafte Weiterführen von Lamivudin in Kombination mit anderen Nukleosidanaloga beim Auftreten von Mutanten ist nicht notwendig, kann jedoch im Einzelfall bei fortgeschrittener Zirrhose zur Vermeidung von Resistenzen und nachfolgendem entzündlichen Flare überlegt werden [42, 47].

Die Lamivudintherapie ist in den meisten Fällen als Langzeittherapie angelegt und sollte erst 6–12 Monate nach HBeAg-Konversion abgesetzt werden. Die Rückfallquote nach erfolgter HBeAg-Konversion und einem Lamivudinauslassversuch ist 30–50 % [21, 48]. Bei HBeAg-negativen Patienten ist ein günstiger Zeitpunkt für einen Absetzversuch unklar. Es sollte jedenfalls für ebenfalls mindestens 6–12 Monate eine negative PCR für HBV-DNA vorliegen, sonst ist ein Absetzversuch ohne Erfolgsaussichten.

9.3.3 Kombinationstherapie von Lamivudin mit Interferon

Daten zur Kombinationstherapie von Interferon mit Lamivudin brachten widersprüchliche Ergebnisse [10, 49–53]. Die größte Studie mit konventionellem Interferon zeigte eine signifikant höhere HBe-Serokonversionsrate in der Kombinationsgruppe gegenüber der Interferon-Monotherapie für die per-protocol, aber nicht für die intent-to-treat Analyse (29 % vs. 19 %, p = 0,12 bzw. 36 % vs. 19 %, p = 0,02 [50]. Die anderen Studien zeigten keine signifikante Verbesserung der Ansprechrate durch eine zusätzliche Kombinationstherapie [49, 51, 52]. Eine Studie bei HBeAg-negativen Patienten zur Kombinationstherapie mit pegyliertem Interferon ergab eine stärkere Virussuppression unter der kombinierten Therapie, aber keine höheren langfristigen Ansprechraten als bei der alleinigen Interferontherapie [53]. Ähnliche Ergebnisse zeigten zwei größere Studien an HBeAg-positiven Patienten [10, 54]. Nach derzeitiger Datenlage kann daher eine Kombinationstherapie aus Interferon und Lamivudin nicht empfohlen werden.

Kurz gefasst: Lamivudin hat weniger Nebenwirkungen als Interferon und ist zunächst bei den meisten Patienten wirksam. Im weiteren Verlauf der im Gegensatz zum Interferon meist langjährigen Therapie kommt es aber häufig zur Entstehung von viralen Resistenzen, die zu einem Wiederanstieg der entzündlichen Aktivität führt. Lamivudin ist Mittel der Wahl bei Patienten mit ungünstiger Konstellation für eine Interferontherapie, Kontraindikationen gegen eine Interferongabe oder bei fortgeschrittenem Leberschaden.

9.3.4 Adefovirdipivoxil

Adefovirdipivoxil ist ein orales Prodrug von Adefovir. Adefovir ist ein Nukleotidanalogon von Adenosinmonophosphat, welches die reverse Transkriptase und die DNA-Polymerase hemmt und auch geringe antiretrovirale Aktivität aufweist [55]. Die Substanz ist mit 10 mg einmal pro Tag sehr gut verträglich, nur in höherer Dosierung wurden gelegentlich reversible Nierenschäden beobachtet.

In der Zulassungsstudie für HBeAg-positive Patienten zeigte sich nach Gabe von Adefovir 10 mg pro Tag über 48 Wochen ein histologisches Ansprechen von 53 % versus 25 % in der Placebo-Gruppe ($p < 0{,}001$) [53]. Eine HBV-DNA-Negativierung (< 1000 Kopien/ml, cave: ältere Studien z. B. zum Lamivudin verwenden eine Detektionsgrenze von ca. 100 000 Kopien/ml) wurde bei 21 % und 0 % ($p < 0{,}001$) beobachtet. Die HBeAg-Serokonversionsraten unter Therapie waren bei den behandelten Patienten mit 12 % vs. 6 % signifikant häufiger. Auch die Normalisierung der GPT war in der behandelten Gruppe (48 % vs. 16 %, $p < 0{,}001$) signifikant häufiger [53]. Daten zum weiteren Verlauf dieser Patientenkohorte zeigten eine stetig zunehmende Serokonversion von HBeAg zu HBeAk über eine Therapiedauer von bis zu 144 Wochen, d. h. fast 3 Jahren auf 46 % [56]. Nach erfolgter Serokonversion und einem Absetzen der Adefovirtherapie frühestens 6 – 12 Monate später ist dieser Erfolg wahrscheinlich in der Mehrzahl der Fälle dauerhaft [57].

In einer Zulassungsstudie bei HBeAg-negativen Patienten zeigte sich nach Gabe von 10 mg Adefovir täglich oder Placebo über 48 Wochen ein histologisches Ansprechen bei 64 % vs. 33 % ($p < 0{,}001$) [5]. Eine HBV-DNA-Negativierung (< 1000 Kopien/ml) konnte bei 51 % der behandelten Patienten gegenüber 0 % in der Kontrollgruppe beobachtet werden ($p < 0{,}001$). Der mittlere Abfall der HBV-DNA nach 48 Wochen lag bei 3,9 log-Stufen [5]. Eine Normalisierung der GPT war nach 48 Wochen in der Adefovir-Gruppe signifikant häufiger als in der Placebo-Gruppe (72 % vs. 29 %, $p < 0{,}001$). Nachfolgedaten zeigen, dass die Zahl der Patienten mit negativer HBV-DNA (< 1000 Kopien/ml) bis zur Woche 192 (fast 4 Jahre) stabil bei 77 % verbleibt [58]. Bei diesen Patienten gibt es allerdings bisher keine Daten zum dauerhaften Therapieerfolg nach Absetzen der Substanz.

In beiden Studien waren die beobachteten Nebenwirkungen nicht unterschiedlich im Vergleich zur Placebo-Gruppe. Die Adefovir-assoziierten Mutationen (z. B. N236T) werden bei einer Monotherapie nach 4 Jahren bei bis zu 18 % der HBeAg-negativen Patienten beobachtet, liegen damit aber deutlich niedriger als bei Lamivudin (Abb. 9.**5**) [59]. Zusammenfassend sind die vorliegenden Daten zur effektiven Hemmung der Virusreplikation bei niedrigen viralen Resistenzraten ermutigend.

Die Wirksamkeit des Adefovir bei Patienten mit Lamivudinresistenz wurde nachgewiesen [42, 44, 45, 60, 61]. Die HBV-Genotypen spielen für die Ansprechrate auf Adefovir keine wesentliche Rolle [62]. Es liegen nur wenige Daten zur Kombinationstherapie von Lamivudin und Adefovir vor. In einer ersten Studie konnte im beobachteten Zeitraum kein zusätzlicher Benefit durch die Gabe von Adefovir nachgewiesen werden [63]. In kleineren Studien und in vitro wurde eine additive antivirale Wirksamkeit gefunden [64, 65]. Ob sich ein klinisch relevanter Einfluss bei einer längeren Kombinationstherapie im Hinblick auf die virale Resistenzentstehung findet, bleibt abzuwarten.

Kurz gefasst: Adefovir ist gut verträglich und wirksam. Bei Patienten mit Resistenzen gegen Lamivudin oder wenn eine Resistenzentstehung gegen Lamivudin mit aufflammender entzündlicher Aktivität vermieden werden soll, sollte die Substanz gegeben werden. Vor allem bei HbeAg-negativer Hepatitis B mit der Notwendigkeit einer eher langen Therapiedauer ist die seltenere virale Resistenzentwicklung im Vergleich zu Lamivudin relevant. Bisher gibt es keine Daten zur Wirksamkeit nach Absetzen der Medikation bei HBeAg-negativen Patienten.

9.3.5 Tenofovir Disoproxil Fumarate (TDF, Viread)

TDF ist das oral verfügbare Prodrug von Tenofovir. Tenofovir ist ein azyklisches Nukleotid mit inhibitorischer Aktivität gegenüber der reversen Transkriptase und ist dem Adefovir nah verwandt. Diese Substanz wurde bisher vor allem bei Patienten mit einer HIV-Infektion untersucht. Tenofovir DF 300 mg ist seit

2002 in Deutschland unter dem Namen Viread zur Behandlung der HIV-1-Infektion zugelassen.

Das Nebenwirkungsspektrum der Substanz ist sehr günstig. Studien zu HBV wurden bislang vorwiegend bei HIV-HBV-Koinfizierten durchgeführt und zeigten hier nach Lamivudinresistenz einen Abfall der HBV-DNA um ca. 5 log-Stufen durch die Gabe von Tenofovir [66–68]. In der bisher größten Studie wurde nach Lamivudinresistenz die Wirksamkeit von Tenofovir vs. Adefovir untersucht [45]. Hier wurde nach Tenofovir bei allen untersuchten 35 Patienten im Vergleich zu 44% der Patienten mit Adefovir ein Abfall der HBV-DNA unter 400 Kopien/ml beobachtet ($p = 0{,}001$) [45]. Der Abfall der HBV-DNA betrug im Mittel 5,5 log nach 48 Wochen (Abb. 9.**4**) [45]. Nach einer Therapiedauer von bis zu 130 Wochen fand man bei 35% der Patienten eine HBeAg-Negativierung und bei 14% sogar eine HBsAg-Negativierung [45].

9.3.6 Emtricitabin (FTC, Emtriva)

FTC ist ein Cytosin-Nukleosidanalogon mit antiviraler Potenz gegen HBV und HIV [69]. Es unterscheidet sich von Lamivudin nur durch eine Fluorsubstitution am 5′-Ende des Nukleosids (Abb. 9.**2**). Es ist in Deutschland zur Behandlung von HIV unter dem Namen Emtriva zugelassen. Die Dosierung zur Therapie der Hepatitis B ist 200 mg am Tag [70]. Es steht auch eine Kombinationsmedikation aus Tenofovir und Emtricitabin (Truvada) zur Verfügung. Nach 2 Jahren fand sich eine HBV-DNA-Negativierung (< 4700 Kopien/ml) in 53% und eine HBeAg-Konversion bei 33% [70]. Eine Normalisierung der GPT fand sich bei 85% [70]. Insgesamt wurde FTC gut vertragen. Die Resistenzentwicklung stieg von 9% nach 48-wöchiger Therapie auf 19% nach 96 Wochen an (Abb. 9.**5**) [70]. Die virale Resistenz gegenüber FTC (M204I/V ± L180M) entspricht der YMDD-Mutation, die unter der Therapie mit Lamivudin beobachtet wird.

Kurz gefasst: Tenofovir und Entricitabin sind Reservesubstanzen zur Therapie der chronischen Hepatitis B, die derzeit jedoch nur zur HIV-Therapie zugelassen sind. Speziell Tenofovir ist jedoch eine sehr wirksame Substanz, die eingesetzt werden sollte, wenn die bisher zugelassenen Substanzen Lamivudin und Adefovir nicht ausreichend wirksam sind.

9.3.7 Entecavir (Baraclude)

Entecavir ist ein oral verfügbares Guanosin-Analogon, das mit einer täglichen Dosierung von nur 0,5 mg (bis 1 mg) pro Tag die stärkste molekulare antivirale Aktivität in der Gruppe der Nukleosidanaloga hat. Nach 48 Wochen Therapie bei HBeAg-positiven Patienten fiel die HBV-DNA im Mittel um 7 log-Stufen ab und 64 % der Patienten hatten eine HBV-DNA < 300 Kopien/ml (Abb. 9.**4**) [71]. Nach 96 Wochen Therapie waren die HBV-DNA < 300 Kopien/ml bei 81 % der Entecavir- und bei 39 % der Lamivudinbehandelten. Eine HBeAg-Serokonversion wurde jedoch nur gleich häufig bei 21 % unter Entecavir vs. 18 % unter Lamivudin bzw. 31 % vs. 26 % nach 96 Wochen beobachtet. Falls es nach Ende der Therapie zu einer Konversion des HBeAg gekommen ist, so ist nach Absetzen der Therapie dieses Ansprechen bei beiden Substanzen bei ca. 70 % der Patienten dauerhaft [71]. Bei HBeAg-negativen Patienten war die HBV-DNA im Mittel um 5 log-Stufen abgefallen. Wenn die Substanz bei HBeAg-negativen Patienten, die nach 48 Wochen mit einer HBV-DNA von < 300 Kopien/ml angesprochen hatten, abgesetzt wurde, blieb die HBV-DNA nur bei 3 % der Patienten dauerhaft negativ [71]. Das Problem der Wahl des richtigen Absetzzeitpunktes bei HBeAg-negativen Patienten ist daher auch bei dieser Substanz gegeben.

Entecavir ist auch gegenüber Lamivudin-resistenten HBV-Stämmen wirksam, jedoch ist die Wirksamkeit verglichen mit dem Wildtyp geringer, bei Lamividinresistenz muss Entecavir daher mit 1,0 mg pro Tag höher dosiert werden. Allerdings erreichen trotzdem nur 21 % der LAM-resistenten Patienten eine HBV-DNA < 400 Kopien/ml [6, 72]. Entecavir-assoziierte Mutationen wurden bisher bei Patienten ohne Vortherapie nach bis zu 2 Jahren nicht gefunden. Falls jedoch Patienten mit vorbestehenden Resistenzen gegen Lamivudin behandelt wurden, beobachtete man innerhalb des ersten Jahres bei ca. 6 % und im Verlauf von 2 Jahren bei 10 % der Patienten virale Resistenzen [71]. Die Substanz wurde mit einem ähnlichen Nebenwirkungsprofil wie Lamivudin gut toleriert [6, 72]. Interessanterweise scheint das Ansprechen auf Entecavir – anders als bei den vorgenannten Substanzen – nicht von der Höhe der GPT abhängig zu sein [73]. Die Substanz ist in den USA unter dem Namen Baraclude zugelassen, die Zulassung in Deutschland wird für 2006 erwartet.

Kurz gefasst: Eine der potentesten Substanzen zur Absenkung der HBV-DNA ist das Entecavir. Bisher fehlen jedoch noch Langzeitdaten, die zeigen, dass dies auch gleichbedeutend mit guten dauerhaften Resultaten nach Absetzen der Substanz ist. Die Standarddosis ist 0,5 mg pro Tag bzw. 1 mg pro

Tag, falls bereits eine Lamivudinresistenz vorliegt. Im Vergleich zu anderen oral wirksamen Substanzen ist die Ansprechrate möglicherweise von der Höhe der Transaminasen unabhängig, was die Substanz dann besonders für Patienten mit niedrigen Transaminasen geeignet macht. In den USA ist die Substanz zugelassen, mit der Zulassung von Entecavir in Deutschland wird in 2006 gerechnet.

9.3.8 Neue Substanzen in der Erprobung

Clevudin (L-FMAU, 2′-Fluoro-methyl-β-L-arabinofuranosyl)

Clevudin ist ein Pyrimidin-Nukleosidanalogon, das die HBV-Replikation hemmt. In einer Phase-2-Studie wurde während einer Therapie über 4 Wochen bei allen verwendeten Dosierungen eine Viruslastreduktion um mehr als 2 log-Stufen beobachtet. Im Nachbeobachtungszeitraum von 24 Wochen kam es trotz der kurzen Therapiedauer nicht zu einem sofortigen Wiederanstieg der HBV-DNA, sondern es zeigte sich eine niedrigere HBV-DNA im Vergleich zur HBV-DNA vor Therapiebeginn. Bei 7 von 28 Patienten kam es sogar zum HBeAg-Verlust und bei 5 Patienten zur Serokonversion [74]. Ein günstiges Zeichen für ein Therapieansprechen war ein transienter Transaminasenanstieg unter der Therapie, sodass für diese Substanz auch ein immunmodulatorischer Effekt diskutiert wird. In einer Phase-3-Studie mit einer Clevudingabe von 30 mg/Tag über 24 Wochen und nachfolgender Beobachtung von 24 Wochen nach Absetzen zeigte sich jedoch eine HBeAg-Serokonversionsrate, die nicht unterschiedlich war zum Placeboarm [75]. Trotz virologischem Rückfall wurden jedoch etwas niedrigere HBV-DNA-Spiegel gesehen. Daher wird dieses Nukleosidanalogon wahrscheinlich ebenso wie die anderen Substanzen dieser Gruppe länger dosiert werden müssen, um bessere dauerhafte Ansprechraten zu erzielen.

Telbivudin (L-dT) und andere L-Nukleoside

Die L-Nukleoside stellen eine Gruppe von natürlichen Nukleosiden dar, die in der β-Konfiguration vorliegen. Ein inhibitorischer Effekt auf die HBV-Replikation konnte für mehrere Substanzen wie zum Beispiel: L-thymidine (L-dT), L-2′-deoxycytidin (L-dC), L-2′-deoxyadenosin (L-dA) und ACH-126,443 (β-L-Fd4C) nachgewiesen werden. Bei Gabe von Telbivudin in einer Dosierung von

600 mg pro Tag zeigte sich ein mittlerer HBV-DNA-Abfall von immerhin 6 log-Stufen nach 2 Jahren Therapie (Abb. 9.**4**) [76]. Die Verträglichkeit der Substanz war gut. Nach 2 Jahren Therapie waren 71 % der Patienten HBV-DNA negativ und 81 % hatten eine normale GPT [76]. Telbivudin ist kreuzresistent zu Lamivudin (Abb. 9.**5**). Derzeit läuft eine Phase-3-Zulassungsstudie für die Substanz. Mit der Zulassung in den USA ist für 2006 zu rechnen.

Valtorcitabin ist ebenfalls eine viel versprechende Substanz, die synergistische Effekte mit Telbivudin aufweist [77]. ACH-126,443 ist ein L-Nukleosid-analogon mit einer 10- bis 30fach höheren Potenz gegen HBV als Lamivudin oder Adefovir. In vitro konnte eine inhibitorische Wirkung von β-L-Fd4C auf HBV mit der YMDD Mutation ($IC^{50} < 50$ ng/ml) nachgewiesen werden.

Kurz gefasst: Viel versprechende Substanzen in der klinischen Prüfung bzw. kurz vor der Zulassung sind derzeit u. a.: Clevudin, Telbivudin, Valtorcitabin und β-L-Fd4C.

Kombinationen von Nukleosidanaloga

Die bisher untersuchten Kombinationen von verschiedenen Nukleosid-/Nukleotidanaloga haben bisher keine verbesserten dauerhaften Ansprechraten oder deutlich verstärkte Absenkungen der HBV-DNA zeigen können. Dies gilt z. B. für die folgenden Kombinationen: Telbivudin/Lamivudin, Emtricitabin/Clevudin, Tenofovir/Lamivudin [78]. Ungünstige Kombinationen wegen enger struktureller Ähnlichkeit sind Lamivudin und Emtricitabin bzw. Adefovir und Tenofovir. Ein wichtiger positiver Aspekt der Kombinationen könnte aber die verringerte Häufigkeit von viralen Resistenzen sein, die sich dann auch im Langzeitverlauf als bessere dauerhafte Ansprechraten niederschlagen könnten.

9.3.9 Ausblick

Eine neue viel versprechende Klasse von nicht-nukleosidischen Inhibitoren stellen Heteroaryl-dihydropyrimidine wie Bay-41 – 4109 und andere Derivate dar. Diese inhibieren die Reifung des Nukleokapsids (Core-Partikel) und führen so zur Hemmung der Replikation. Die Synthese der viralen Proteine selbst wird nicht unterdrückt. Zu dieser Substanzklasse liegen bisher nur präklinische Daten vor [79]. Auch Imino-Glykoside inhibieren die Enkapsidation der viralen DNA [80]. Außerdem ist eine große Zahl von weiteren Substanzen aus der Gruppe der Nukleosidanaloga derzeit in der Entwicklung, sodass in den nächsten Jahren mit der Zulassung weiterer oral anwendbarer Substanzen zu rechnen ist.

9.4 Nicht medikamentöse Therapie

Neben einer Alkoholkarenz gibt es keine gesicherten Faktoren, die den Verlauf einer Hepatitis-B-Infektion günstig beeinflussen. Regelmäßige körperliche Bewegung ist günstig für das allgemeine Wohlbefinden. Die Ernährung sollte abwechslungsreich und vielseitig sein. Eine spezielle Leberdiät wird nicht empfohlen.

9.4.1 Indikation

Eine Therapie einer Hepatitis B wird bei einer relevanten Virusreplikation von über 100 000 Kopien/ml und entzündlicher Aktivität empfohlen. Wenn die Transaminasen nur weniger als das Zweifache der Norm erhöht oder normal sind, wird eine Therapie nur bei sorgfältiger Indikationsstellung empfohlen [17, 81, 82]. Die Indikationen sollten aber vor allem dann großzügig gestellt werden, wenn bei Patienten bereits eine fortgeschrittene Fibrose/Zirrhose vorliegt. Bei diesen oder anderen Problempatienten ist eine Reduktion auch einer nur gering vorliegenden entzündlichen Aktivität besonders wichtig (s. u.).

9.5 Medikamentöse Differenzialtherapie nach prätherapeutischen Kriterien (Tab. 9.5)

9.5.1 Höhe der entzündlichen Aktivität

Eine hohe entzündliche Aktivität korreliert invers mit der Höhe der HBV-DNA und damit der Höhe der Virusreplikation. Dies ist wahrscheinlich darauf zurückzuführen, dass Patienten mit einer guten Immunreaktion auch eine eher niedrige Virusreplikation aufweisen. Bei dieser Konstellation sind die Erfolgsaussichten einer Interferontherapie relativ günstig [2]. Aber auch eine orale antivirale Therapie ist bei dieser Patientengruppe günstig [39, 40]. Das bedeutet auf der anderen Seite, je niedriger die entzündliche Aktivität und damit je

Tabelle 9.5 Differenzielles Vorgehen bei der Therapie in Abhängigkeit von verschiedenen prätherapeutischen Variablen

HBeAg	Genotyp	Transaminasen	Therapie
+	alle	Normal oder < 2 x ON	Geringe Erfolgsrate, eher abwarten
+	A, B	> 2 x ON	Interferon versuchen, bei Non-Response Nukleosid-/ Nukleotidanaloga
+	C, D	> 2 x ON	Nukleosid-/Nukleotidanaloga
+	C, D	> 5 x ON	Interferon kann versucht werden, sonst Nukleosid-/ Nukleotidanaloga
–	A, B	> 5 x ON	Interferon, Nukleosid-/Nukleotidanaloga
–	C, D	> 2 x ON	Nukleosid-/Nukleotidanaloga, Interferon schlecht wirksam

Als Voraussetzung einer Therapieindikation sollte die HBV-DNA höher als 100 000 Kopien/ml, im Einzelfall je nach Höhe der entzündlichen Aktivität aber mindestens 10 000 Kopien/ml sein. ON = obere Grenze des Normwertes

ausgeprägter die Immuntoleranz des Patienten, umso weniger Erfolg versprechend ist eine Therapie generell. Besonders deutlich ist dies bei Patienten mit fehlender entzündlicher Aktivität (normale Transaminasen) und sehr hoher Virusreplikation (oft > 10^7 Mio. Kopien/ml). Diese immuntoleranten Patienten sprechen sehr schlecht auf jede derzeit zur Verfügung stehende Therapie an. Generell gilt daher, je niedriger die entzündliche Aktivität, umso ungünstiger werden zwar alle derzeitigen Therapieoptionen, vor allem aber die Erfolgsaussichten einer Interferontherapie. Bei geringer entzündlicher Aktivität und gegebener Therapieindikation sollten primär orale Substanzen gegeben werden.

9.5.2 HBeAg-positive HBV-Infektion

Bei HBeAg-positiven Patienten und Transaminasen von mehr als dem Fünffachen des Normalwertes ist vor allem eine Interferontherapie Erfolg versprechend [20]. Sind die Transaminasen zwischen dem Zwei- und Fünffachen der Norm erhöht, sieht nur die Europäische Fachgesellschaft einen Vorzug für Interferon [81], während die amerikanischen und die deutschen Empfehlungen Interferon oder Nukleosid-/Nukleotidanaloga als gleichwertig einschätzen [20, 82]. Hier sollten die weiteren Charakteristika der Patienten wie Höhe der

HBV-DNA, Stadium der Lebererkrankung und viraler Genotyp zur Therapieentscheidung mit herangezogen werden (Tab. 9.**5**).

9.5.3 HBeAg-negative HBV-Infektion

Bei Patienten mit negativem HBeAg sind höhere Rückfallraten nach primär erfolgreicher Interferontherapie beschrieben worden, weswegen in dieser Patientengruppe eine Therapie über ein Jahr empfohlen wird [17, 81]. Auch bei diesen Patienten gilt, dass eine Therapie umso aussichtsreicher ist, je höher die Transaminasen sind. Daher halten die Europäische und die Amerikanische Fachgesellschaft bei Transaminasen von mehr als dem Zweifachem des Normalwertes eine initiale Interferontherapie für Erfolg versprechend [81, 82]. Die Deutschen Konsensusempfehlungen sehen Vorteile für Lamivudin als Primärtherapie [17]. Auch hier sollte der virale Genotyp für die Auswahl der Therapie mit berücksichtigt werden (Tab. 9.**5**).

Unabhängig vom HBeAg-Status wird nur in Ausnahmefällen eine Therapieindikation gesehen, wenn die Transaminasen weniger als das Zweifache der Norm erhöht oder normal sind [17, 81, 82].

9.5.4 Genotypen

Der virale Genotyp hat für die Erfolgsaussichten einer Interferontherapie eine große Bedeutung. Es konnte gezeigt werden, dass die Ansprechraten bei Patienten mit den Genotypen A und B nahezu doppelt so gut sind wie bei den Genotypen C und D (Tab. 9.**4**) (Abb. 9.**2**) [10, 11]. Diese Differenz ließ sich sowohl für HBeAg-positive wie auch -negative Patienten zeigen [11]. Daher sollte der virale Genotyp vor allem im Zweifelsfall eine wichtige Rolle bei der Entscheidung für Interferon oder eine orale Medikation als Therapie der ersten Wahl spielen (Tab. 9.**5**).

9.5.5 Therapieversager

Nach einer erfolglosen Interferontherapie sollte eine orale Therapie versucht werden. Derzeit wird häufig zunächst eine Lamivudintherapie versucht und beim Auftreten von Mutanten auf z. B. Adefovir gewechselt. Es kann aber auch initial mit Adefovir begonnen werden. Auch bei Patienten, bei denen ein entzündlicher Flare bei Entstehung einer Lamivudinresistenz vermieden werden muss, sollte mit Adefovir begonnen werden. Dabei sollte aber bedacht werden, dass Patienten mit hoher HBV-Replikation und niedriger entzündlicher Aktivität (hohe HBV-DNA und niedrige GPT) sowohl auf Interferon als auch auf Nukleosid-/Nukleotidanaloga schlecht ansprechen [2, 40]. Als weitere Substanzen stehen das bisher nur für die HIV-Therapie zugelassene Tenofovir und (ab 2006) Entecavir zur Verfügung. Bei Patienten mit Mutationen z. B. unter einer Lamivudintherapie sollte im Regelfall auf ein anderes Nukleosid-/Nukleotidanalogon gewechselt werden. Beim Entstehen von Mutanten ist zu beachten, dass vereinzelt nach abruptem Absetzen des Lamivudin nach vermeintlich neu aufgetretener Wirkungslosigkeit starke Reaktivierungen, teilweise auch mit fatalem Ausgang beobachtet wurden [83]. Daher sollte für eine Übergangszeit von wenigen Wochen Lamivudin überlappend mit der neuen Substanz gegeben werden. Ein Wechsel von Lamivudin auf Emtricitabin oder von Adefovir auf Tenofovir ist wegen der sehr ähnlichen Struktur der Substanzen und Kreuzresistenzen nicht sinnvoll.

9.6 Problempatienten

9.6.1 Fortgeschrittener Leberschaden/ dekompensierte Leberzirrhose

Bei diesen Patienten ist eine erfolgreiche Therapie besonders wichtig, da sie durch die Lebererkrankung deutlich in ihrer Lebenserwartung eingeschränkt sind. Eine Therapie mit Interferon sollte allenfalls bei einer gut kompensierten Lebererkrankung im Stadium Child-Pugh A versucht werden [84]. Bei höhergradig eingeschränkter Leberfunktion (Child-Pugh B und C) kann eine Interferontherapie eine akute Dekompensation mit Leberversagen induzieren. Die gute Verträglichkeit der Nukleosid-/Nukleotidanaloga auch bei dieser Patientengruppe macht diese Substanzen daher bei dieser Indikation zur ersten Wahl [36 – 38]. Langzeitergebnisse einer Lamivudintherapie bei Patienten mit fortgeschrittener Fibrose oder Zirrhose zeigen, dass die Häufigkeit von Dekompensationen der Lebererkrankung verringert wird [3]. Dieser Effekt ist vor allem signifikant solange keine Lamivudinresistenzen entstehen. Kommt es zum Auftreten von Lamivudinresistenzen bei Patienten mit Zirrhose, kann die Gabe von Adefovir wieder zu einer Verringerung der HBV-DNA und einer Verbesserung der Leberfunktion führen [44].

9.6.2 Niereninsuffizienz

Eine Interferontherapie ist bei Patienten mit terminal negativer Niereninsuffizienz nur selten wirksam. Daher ist bei diesen Patienten eine orale antivirale Therapie angezeigt [85]. Es sind jedoch die deutlich niedrigeren Dosierungen bei niereninsuffizienten Patienten und besonders Dialysepatienten zu beachten (siehe Produktmonographien). So wird bei Dialysepatienten Lamivudin mit 300 mg pro Woche, Adefovir mit 10 mg pro Woche und Entecavir mit 0,05 mg ohne und 0,1 mg pro Tag mit Lamivudinresistenzen dosiert (Dosierung durch Saft möglich). Eine Lamivudintherapie ist bei Dialysepatienten ähnlich wirksam wie bei Nierengesunden [85]. Bei Nierentransplantierten sollte Interferon nicht eingesetzt werden, da es eine Abstoßung des Nierentransplantates induzieren kann. Lamivudin ist jedoch gut verträglich und wirksam, eine Mutantenentstehung ist jedoch häufiger [85–87].

9.6.3 Immunsuppression/Chemotherapie

Immunsupprimierte Patienten mit einer chronischen Hepatitis B weisen häufig einen rasch progredienten Verlauf der Lebererkrankung auf. Daher ist eine antivirale Therapie bei diesen Patienten besonders wichtig. Die HBV-Replikation kann unter Immunsuppression stark ansteigen. Daher ist eine Hepatitis B eine relative Kontraindikation für eine medikamentöse Immunsuppression. Dieser Effekt ist besonders bei einer Kortisontherapie zu beobachten, da HBV einen replikationssteigernden Steroidrezeptor besitzt. Da eine Interferontherapie bei kompromittiertem Immunsystem in der Regel nicht wirksam ist, werden Nukleosid-/Nukleotidanaloga eingesetzt. Bei einer Chemotherapie kommt es in der Regel zu einem Ansteigen der HBV-Replikation [88]. Diese kann mit schweren Schüben einer Hepatitis einhergehen, die eine Weiterführung einer Chemotherapie unmöglich machen können. Daher müssen bei diesen Patienten orale Nukleosid-/Nukleotidanaloga schon vor der Chemotherapie gegeben werden, um diese Situation zu vermeiden [89–91]. Auch bei einer nicht replikativen Form z. B. einem inaktiven HBsAg-Träger kann eine immunsuppressive Chemotherapie zu einer Reaktivierung mit einem schweren hepatitischen Schub führen. Bei einer myeloablativen Chemotherapie z. B. vor Knochenmarkstransplantation sind sogar bei serologischen Konstellationen eines Z. n. Hepatitis B (nur HBc-Ak-positiv) schwere Reaktivierungen der Hepatitis beschrieben worden. Auch bei diesen Patienten sollte daher in großzügiger Indikationsstellung parallel zu einer Chemotherapie eine Gabe von Lamivudin 100 mg pro Tag erfolgen [89–92]. Die antivirale Therapie sollte bis

6 Monate, bei myeloablativen Therapien sogar bis 12 Monate nach Abschluss der Chemotherapie fortgeführt werden.

9.6.4 Organtransplantationen

Generell sollte nach Organtransplantation die medikamentöse Immunsuppression möglichst rasch auf eine Erhaltungsdosis reduziert werden. Steroidhaltige Schemata sollten nicht als Dauertherapie gegeben werden. Die gleichzeitige Gabe von Lamivudin hat sich bei der Transplantation von verschiedenen soliden Organen bei Vorliegen einer HBV-Infektion als vorteilhaft erwiesen.

Bei nierentransplantierten Patienten ist die Langzeitüberlebensrate bei gleichzeitig vorliegender Hepatitis B wegen häufigerer Leberdekompensationen vor allem in der zweiten Dekade nach Transplantation eingeschränkt [93]. Lamivudin hat sich bei Patienten zur Nierentransplantation als sicher und effektiv erwiesen [86, 94]. Bei Resistenzentwicklung sollte auf Adefovir umgestellt werden. Auch bei herztransplantierten Patienten ist das Langzeitüberleben durch eine HBV-Infektion ab der zweiten Dekade reduziert. Interferon ist wegen vermehrten Transplantatabstoßungen kontraindiziert, weswegen Lamivudin eingesetzt werden sollte. Daten zu Adefovir liegen noch nicht vor.

9.6.5 Schwangere/Neugeborene

Eine Behandlung von Schwangeren ist in der Regel nicht notwendig. Eine Interferontherapie ist kontraindiziert. Bei Vorliegen einer replikativen Hepatitis B bei der Mutter kommt es unter der Geburt häufig zu einer Infektion den Neugeborenen. Die Infektiosität ist direkt abhängig von der Höhe der Serum-HBV-DNA der Mutter. Eine Passage des HBeAg durch die Plazenta ist bereits vor der Geburt möglich und scheint für die Induktion einer Immuntoleranz beim Neugeborenen eine Rolle zu spielen. Kommt es zu einer Infektion des Neugeborenen, so verläuft die Infektion in mehr als 90 % chronisch und es kommt nicht zu einer Ausheilung. Zur Vermeidung einer perinatalen Übertragung ist daher die sofortige Simultanimpfung nach der Geburt notwendig [95]. Hierzu werden HBsAg und HB-Immunglobuline jeweils getrennt in den M. deltoideus injiziert (siehe Kap. 3). Durch dieses Vorgehen kann in den meisten Fällen eine chronische Infektion des Neugeborenen vermieden werden [95]. Neuere Daten von Patienten mit HIV-Infektion zeigen allerdings bisher, dass die Gabe von Lamivudin im letzten Trimenon für Mutter und Kind unbedenklich ist [96]. Weiterhin zeigen Daten aus Europa und Asien, dass durch die Gabe von Lamivudin im letzten Trimenon zusätzlich zur Simultanimpfung ein noch besserer Schutz des Neugeborenen erreicht werden kann [97, 98]. Daher scheint das Vorgehen mit Lamivudingabe im letzten Trimenon in einer Dosierung von 100 mg pro Tag und die sofortige Simultanimpfung des Neugeborenen nach der Geburt ein noch effektiveres Vorgehen darzustellen, auch wenn dies bisher noch keinen Eingang in die Empfehlungen der Fachgesellschaften gefunden hat. Eine alleinige Lamivudingabe ohne Impfung ist nicht ausreichend.

9.6.6 Fulminante Hepatitis

Obwohl bei Patienten mit fulminanter Hepatitis meist nur sehr niedrige HBV-DNA-Spiegel vorliegen, sollte Lamivudin wegen seiner sehr guten Verträglichkeit eingesetzt werden. Daten zur fulminanten Hepatitis zeigen eine Wirksamkeit vor allem nach Reaktivierung unter Immunsuppression [94]. Eine Verlegung von Patienten mit fulminanter Hepatitis B in ein Transplantationszentrum sollte frühzeitig erwogen werden.

9.6.7 Akute Hepatitis

Eine akute Hepatitis B wird wegen einer zu erwartenden Spontanheilungsrate im Erwachsenenalter von über 90 % in aller Regel nicht behandelt. Ausnahmen sollten gemacht werden, wenn ein erhöhtes Risiko besteht eine chronische Infektion zu entwickeln, wie bei immunsupprimierten Patienten z. B. durch Chemotherapie oder Hämodialyse [99]. Hier kommen in erster Linie die oral verabreichbaren Substanzen in Betracht. Kontrollierte Daten zu diesen Indikationen fehlen jedoch bisher.

9.7 Fazit

Interferon stellt weiterhin bei fehlenden Kontraindikationen und relevanter entzündlicher Aktivität mit erhöhten Transaminasen wegen einer definierten Therapiedauer das Mittel der Wahl zur Behandlung der HBV-Infektion dar. Patienten mit geringerer entzündlicher Aktivität oder Non-Responder auf eine IFN-Therapie sollten mit Nukleosid-/Nukleotidanaloga behandelt werden. Bei einer Resistenzentwicklung unter der Therapie mit Lamivudin, die mit zunehmender Therapiedauer steigt, stehen Adefovir, Entecavir und Tenofovir als weitere Therapieoptionen zur Verfügung. Die weitere klinische Untersuchung der aufgeführten Substanzen wird deren künftigen Stellenwert in der Therapie der HBV-Infektion genauer charakterisieren. Insgesamt lassen aber die potenten Nukleosidanaloga, die sich derzeit in klinischer Untersuchung befinden, in der Zukunft auf hoch wirksame Kombinationstherapien hoffen. Ähnlich wie bei der HIV-Therapie könnte dann eine Kombinationstherapie vor allem zur Vermeidung von Virusmutanten zu höheren dauerhaften Ansprechraten führen.

Literatur

1. Lin SM, Sheen IS, Chien RN, Chu CM, Liaw YF. Long-term beneficial effect of interferon therapy in patients with chronic hepatitis B virus infection. Hepatology 1999; 29:971 – 975.
2. Niederau C, Heintges T, Lange S, Goldmann G, Niederau CM, Mohr L, Haussinger D. Long-term follow-up of HBeAg-positive patients treated with interferon alfa for chronic hepatitis B. N Engl J Med 1996; 334:1422 – 1427.
3. Liaw YF, Sung JJ, Chow WC, Farrell G, Lee CZ, Yuen H, Tanwandee T, et al. Lamivudine for patients with chronic hepatitis B and advanced liver disease. N Engl J Med 2004; 351:1521 – 1531.
4. Marcellin P, Chang TT, Lim SG, Tong MJ, Sievert W, Shiffman ML, Jeffers L, et al. Adefovir dipivoxil for the treatment of hepatitis B e antigen-positive chronic hepatitis B. N Engl J Med 2003; 348:808 – 816.
5. Hadziyannis SJ, Tassopoulos NC, Heathcote EJ, Chang TT, Kitis G, Rizzetto M, Marcellin P, et al. Adefovir dipivoxil for the treatment of hepatitis B e antigen-negative chronic hepatitis B. N Engl J Med 2003; 348:800 – 807.
6. Lai CL, Rosmawati M, Lao J, Van Vlierberghe H, Anderson FH, Thomas N, Dehertogh D. Entecavir is superior to lamivudine in reducing hepatitis B virus DNA in patients with chronic hepatitis B infection. Gastroenterology 2002; 123:1831 – 1838.
7. de Franchis R, Meucci G, Vecchi M, Tatarella M, Colombo M, Del Ninno E, Rumi MG, et al. The natural history of asymptomatic hepatitis B surface antigen carriers. Ann Intern Med 1993; 118:191 – 194.
8. Liaw YF, Tai DI, Chu CM, Chen TJ. The development of cirrhosis in patients with chronic type B hepatitis: a prospective study. Hepatology 1988; 8:493 – 496.
9. Chen CJ, Yang HI, Su J, Jen CL, You SL, Lu SN, Huang GT, Iloeje UH. Risk of hepatocellular carcinoma across a biological gradient of serum hepatitis B virus DNA level. JAMA 2006; 295:65 – 73.
10. Janssen HL, van Zonneveld M, Senturk H, Zeuzem S, Akarca US, Cakaloglu Y, Simon C, et al. Pegylated interferon alfa-2b alone or in combination with lamivudine for HBeAg-positive chronic hepatitis B: a randomised trial. Lancet 2005; 365:123 – 129.
11. Erhardt A, Blondin D, Hauck K, Sagir A, Kohnle T, Heintges T, Haussinger D. Response to interferon alfa is hepatitis B virus genotype dependent: genotype A is more sensitive to interferon than genotype D. Gut 2005; 54:1009 – 1013.
12. Sanchez-Tapias JM, Costa J, Mas A, Bruguera M, Rodes J. Influence of hepatitis B virus genotype on the long-term outcome of chronic hepatitis B in western patients. Gastroenterology 2002; 123:1848 – 1856.

13. Kao JH, Wu NH, Chen PJ, Lai MY, Chen DS. Hepatitis B genotypes and the response to interferon therapy. J Hepatol 2000; 33:998 – 1002.
14. Wai CT, Chu CJ, Hussain M, Lok AS. HBV genotype B is associated with better response to interferon therapy in HBeAg(+) chronic hepatitis than genotype C. Hepatology 2002; 36:1425 – 1430.
15. Lau GK, Piratvisuth T, Luo KX, Marcellin P, Thongsawat S, Cooksley G, Gane E, et al. Peginterferon Alfa-2a, lamivudine, and the combination for HBeAg-positive chronic hepatitis B. N Engl J Med 2005; 352:2682 – 2695.
16. Erhardt A, Reineke U, Blondin D, Gerlich WH, Adams O, Heintges T, Niederau C, et al. Mutations of the core promoter and response to interferon treatment in chronic replicative hepatitis B. Hepatology 2000; 31:716 – 725.
17. Blum HE, Berg T, Tillmann HL, Von Weizsacker F. Vorgehen bei Problemsituationen bei der chronischen Hepatitis B. Z Gastroenterol 2004; 42:692 – 697.
18. Sagir A, Heintges T, Erhardt A, Kirschberg O, Häussinger D. Daily interferon alfa 2a improves response rates in patients with chronic hepatitis B dramatically. Hepatology 2002; 36:624.
19. Hoofnagle JH, di Bisceglie AM. The treatment of chronic viral hepatitis. N Engl J Med 1997; 336:347 – 356.
20. Manns MP, Caselmann WH, Wiedmann KH, Wedemeyer H. Standardtherapie der chronischen Hepatitis B. Z Gastroenterol 2004; 42:687 – 691.
21. van Nunen AB, Hansen BE, Suh DJ, Lohr HF, Chemello L, Fontaine H, Heathcote J, et al. Durability of HBeAg seroconversion following antiviral therapy for chronic hepatitis B: relation to type of therapy and pretreatment serum hepatitis B virus DNA and alanine aminotransferase. Gut 2003; 52:420 – 424.
22. Lau DT, Everhart J, Kleiner DE, Park Y, Vergalla J, Schmid P, Hoofnagle JH. Long-term follow-up of patients with chronic hepatitis B treated with interferon alfa. Gastroenterology 1997; 113:1660 – 1667.
23. van Zonneveld M, Honkoop P, Hansen BE, Niesters HG, Murad SD, de Man RA, Schalm SW, et al. Long-term follow-up of alpha-interferon treatment of patients with chronic hepatitis B. Hepatology 2004; 39:804 – 810.
24. Cooksley WG, Piratvisuth T, Lee SD, Mahachai V, Chao YC, Tanwandee T, Chutaputti A, et al. Peginterferon alpha-2a (40 kDa): an advance in the treatment of hepatitis B e antigen-positive chronic hepatitis B. J Viral Hepat 2003; 10:298 – 305.
25. Chan HL, Leung NW, Hui AY, Wong VW, Liew CT, Chim AM, Chan FK, et al. A randomized, controlled trial of combination therapy for chronic hepatitis B: comparing pegylated interferon-alpha2b and lamivudine with lamivudine alone. Ann Intern Med 2005; 142:240 – 250.
26. Pastore G, Santantonio T, Milella M, Monno L, Mariano N, Moschetta R, Pollice L. Anti-HBe-positive chronic hepatitis B with HBV-DNA in the serum response to a 6-month course of lymphoblastoid interferon. J Hepatol 1992; 14:221 – 225.
27. Lampertico P, Del Ninno E, Manzin A, Donato MF, Rumi MG, Lunghi G, Morabito A, et al. A randomized, controlled trial of a 24-month course of interferon alfa 2b in patients with chronic hepatitis B who had hepatitis B virus DNA without hepatitis B e antigen in serum. Hepatology 1997; 26:1621 – 1625.
28. Fattovich G, Farci P, Rugge M, Brollo L, Mandas A, Pontisso P, Giustina G, et al. A randomized controlled trial of lymphoblastoid interferon-alpha in patients with chronic hepatitis B lacking HBeAg. Hepatology 1992; 15:584 – 589.
29. Hadziyannis S, Bramou T, Makris A, Moussoulis G, Zignego L, Papaioannou C.

Interferon alfa-2b treatment of HBeAg negative/serum HBV DNA positive chronic active hepatitis type B. J Hepatol 1990; 11 Suppl 1:S133 – 136.
30. EASL International Consensus Conference on Hepatitis B. 13 – 14 September, 2002: Geneva, Switzerland. Consensus statement (short version). J Hepatol 2003; 38: 533 – 540.
31. Lok AS, Lai CL, Leung N, Yao GB, Cui ZY, Schiff ER, Dienstag JL, et al. Long-term safety of lamivudine treatment in patients with chronic hepatitis B. Gastroenterology 2003; 125:1714 – 1722.
32. Dienstag JL, Schiff ER, Wright TL, Perrillo RP, Hann HW, Goodman Z, Crowther L, et al. Lamivudine as initial treatment for chronic hepatitis B in the United States. N Engl J Med 1999; 341:1256 – 1263.
33. Lai CL, Chien RN, Leung NW, Chang TT, Guan R, Tai DI, Ng KY, et al. A one-year trial of lamivudine for chronic hepatitis B. Asia Hepatitis Lamivudine Study Group. N Engl J Med 1998; 339:61 – 68.
34. Dienstag JL, Goldin RD, Heathcote EJ, Hann HW, Woessner M, Stephenson SL, Gardner S, et al. Histological outcome during long-term lamivudine therapy. Gastroenterology 2003; 124:105 – 117.
35. Chang TT, Lai CL, Chien RN, Guan R, Lim SG, Lee CM, Ng KY, et al. Four years of lamivudine treatment in Chinese patients with chronic hepatitis B. J Gastroenterol Hepatol 2004; 19:1276 – 1282.
36. Villeneuve JP, Condreay LD, Willems B, Pomier–Layrargues G, Fenyves D, Bilodeau M, Leduc R, et al. Lamivudine treatment for decompensated cirrhosis resulting from chronic hepatitis B. Hepatology 2000; 31:207 – 210.
37. Sponseller CA, Bacon BR, Di Bisceglie AM. Clinical improvement in patients with decompensated liver disease caused by hepatitis B after treatment with lamivudine. Liver Transpl 2000; 6:715 – 720.
38. Kapoor D, Guptan RC, Wakil SM, Kazim SN, Kaul R, Agarwal SR, Raisuddin S, et al. Beneficial effects of lamivudine in hepatitis B virus-related decompensated cirrhosis. J Hepatol 2000; 33:308 – 312.
39. Perrillo RP, Lai CL, Liaw YF, Dienstag JL, Schiff ER, Schalm SW, Heathcote EJ, et al. Predictors of HBeAg loss after lamivudine treatment for chronic hepatitis B. Hepatology 2002; 36:186 – 194.
40. Chien RN, Liaw YF, Atkins M. Pretherapy alanine transaminase level as a determinant for hepatitis B e antigen seroconversion during lamivudine therapy in patients with chronic hepatitis B. Asian Hepatitis Lamivudine Trial Group. Hepatology 1999; 30:770 – 774.
41. Chan HL, Wong ML, Hui AY, Chim AM, Tse AM, Hung LC, Chan FK, et al. Hepatitis B virus genotype has no impact on hepatitis B e antigen seroconversion after lamivudine treatment. World J Gastroenterol 2003; 9:2695 – 2697.
42. Peters MG, Hann Hw H, Martin P, Heathcote EJ, Buggisch P, Rubin R, Bourliere M, et al. Adefovir dipivoxil alone or in combination with lamivudine in patients with lamivudine-resistant chronic hepatitis B. Gastroenterology 2004; 126:91 – 101.
43. Levine S, Hernandez D, Yamanaka G, Zhang S, Rose R, Weinheimer S, Colonno RJ. Efficacies of entecavir against lamivudine-resistant hepatitis B virus replication and recombinant polymerases in vitro. Antimicrob Agents Chemother 2002; 46:2525 – 2532.
44. Perrillo R, Hann HW, Mutimer D, Willems B, Leung N, Lee WM, Moorat A, et al. Adefovir dipivoxil added to ongoing lamivudine in chronic hepatitis B with YMDD mutant hepatitis B virus. Gastroenterology 2004; 126:81 – 90.

45. van Bommel F, Wunsche T, Mauss S, Reinke P, Bergk A, Schurmann D, Wiedenmann B, et al. Comparison of adefovir and tenofovir in the treatment of lamivudine-resistant hepatitis B virus infection. Hepatology 2004; 40:1421 – 1425.
46. Kuo A, Dienstag JL, Chung RT. Tenofovir disoproxil fumarate for the treatment of lamivudine-resistant hepatitis B. Clin Gastroenterol Hepatol 2004; 2:266 – 272.
47. Fung SK, Andreone P, Han SH, Rajender Reddy K, Regev A, Keeffe EB, Hussain M, et al. Adefovir-resistant hepatitis B can be associated with viral rebound and hepatic decompensation. J Hepatol 2005; 43:937 – 943.
48. Dienstag JL, Cianciara J, Karayalcin S, Kowdley KV, Willems B, Plisek S, Woessner M, et al. Durability of serologic response after lamivudine treatment of chronic hepatitis B. Hepatology 2003; 37:748 – 755.
49. Schiff ER, Dienstag JL, Karayalcin S, Grimm IS, Perrillo RP, Husa P, de Man RA, et al. Lamivudine and 24 weeks of lamivudine/interferon combination therapy for hepatitis B e antigen-positive chronic hepatitis B in interferon nonresponders. J Hepatol 2003; 38:818 – 826.
50. Schalm SW, Heathcote J, Cianciara J, Farrell G, Sherman M, Willems B, Dhillon A, et al. Lamivudine and alpha interferon combination treatment of patients with chronic hepatitis B infection: a randomised trial. Gut 2000; 46:562 – 568.
51. Yalcin K, Degertekin H, Yildiz F, Celik Y. Comparison of 12-month courses of interferon-alpha-2b-lamivudine combination therapy and interferon-alpha-2b monotherapy among patients with untreated chronic hepatitis B. Clin Infect Dis 2003; 36:1516 – 1522.
52. Mutimer D, Naoumov N, Honkoop P, Marinos G, Ahmed M, de Man R, McPhillips P, et al. Combination alpha-interferon and lamivudine therapy for alpha- interferon-resistant chronic hepatitis B infection: results of a pilot study. J Hepatol 1998; 28:923 – 929.
53. Marcellin P, Lau GK, Bonino F, Farci P, Hadziyannis S, Jin R, Lu ZM, et al. Peginterferon alfa-2a alone, lamivudine alone, and the two in combination in patients with HBeAg-negative chronic hepatitis B. N Engl J Med 2004; 351:1206 – 1217.
54. Lau G, Luo KX, Marcellin P, Thongasawat S, Cooksley G, Fried M, Chow WC, et al. Peginterferon alfa-2a (40KD) (Pegasys R) monotherapy and in combination with Lamivudine is more effective than Lamivudine monotherapy in HBEAG-positive chronic Hepatitis B: results from a large, multinational study. Hepatology 2004; 40:171 A.
55. Benhamou Y, Bochet M, Thibault V, Calvez V, Fievet MH, Vig P, Gibbs CS, et al. Safety and efficacy of adefovir dipivoxil in patients co-infected with HIV-1 and lamivudine-resistant hepatitis B virus: an open-label pilot study. Lancet 2001; 358:718 – 723.
56. Marcellin P, Chang TT, Lim SG, Sievert W, Tong M, Arterburn S, Xiong S, et al. Increasing Serologic, Virologic and Biochemical Response Over Time To Adefovir Dipivoxil (ADV) 10 mg in HBeAg+ Chronic Hepatitis (CHB) Patients. EASL 2005.
57. Chang. Journal of Hepatology 2004; 40 Suppl.1:424.
58. Hadziyannis SJ, Tassopoulos NC, Heathcote EJ, Chang TT, Kitis G, Rizzetto M, Marcellin P, et al. Long-term therapy with adefovir dipivoxil for HBeAg-negative chronic hepatitis B. N Engl J Med 2005; 352:2673 – 2681.
59. Locarnini S, Qi X, Arterburn S, Snow A, Brosgart C, Currie G, Wolfsohn M, et al. Incidence and predictors of emergence of adefovir resistant HBV during four years of adefovir dipivoxil therapy with chronic hepatitis B. EASL 2005.

60. Schiff ER, Lai CL, Hadziyannis S, Neuhaus P, Terrault N, Colombo M, Tillmann HL, et al. Adefovir dipivoxil therapy for lamivudine-resistant hepatitis B in pre- and post-liver transplantation patients. Hepatology 2003; 38:1419 – 1427.
61. Westland CE, Yang H, Delaney WEt, Wulfsohn M, Lama N, Gibbs CS, Miller MD, et al. Activity of adefovir dipivoxil against all patterns of lamivudine-resistant hepatitis B viruses in patients. J Viral Hepat 2005; 12:67 – 73.
62. Westland C, Delaney Wt, Yang H, Chen SS, Marcellin P, Hadziyannis S, Gish R, et al. Hepatitis B virus genotypes and virologic response in 694 patients in phase III studies of adefovir dipivoxil1. Gastroenterology 2003; 125:107 – 116.
63. Sung JJY, Lai JK, Zeuzem S, al. e. A randomised double-blind phase II study of Laminvudine (LAM) compared to Lamivudine plus Adefovir Dipivoxil (ADV) for treatment naive patients with chronic Hepatitis B (CHB): week 52 analysis. J Hepatol 2003; 38:25 – 26.
64. Lau G, Cooksley H, Ribeiro RM, Powers KA, Mommeja-Marin H, Mondou E, Rousseau F, et al. Randomized, double-blind study comparing Adefovir dipivoxil (ADV) plus Emtricitabine (FTC) combination therapy versus ADV alone in HBEAG (+) chronic Hepatitis B: efficacy and mechanisms of treatment response. Hepatology 2004; 40:272 A.
65. Delaney WEt, Yang H, Miller MD, Gibbs CS, Xiong S. Combinations of adefovir with nucleoside analogs produce additive antiviral effects against hepatitis B virus in vitro. Antimicrob Agents Chemother 2004; 48:3702 – 3710.
66. Nunez M, Perez-Olmeda M, Diaz B, Rios P, Gonzalez-Lahoz J, Soriano V. Activity of tenofovir on hepatitis B virus replication in HIV-co-infected patients failing or partially responding to lamivudine. Aids 2002; 16:2352 – 2354.
67. Dore GJ, Cooper DA, Pozniak AL, DeJesus E, Zhong L, Miller MD, Lu B, et al. Efficacy of tenofovir disoproxil fumarate in antiretroviral therapy-naive and -experienced patients coinfected with HIV-1 and hepatitis B virus. J Infect Dis 2004; 189:1185 – 1192.
68. Benhamou Y, Tubiana R, Thibault V. Tenofovir disoproxil fumarate in patients with HIV and lamivudine-resistant hepatitis B virus. N Engl J Med 2003; 348:177 – 178.
69. Buti M, Esteban R. Entecavir, FTC, L-FMAU, LdT and others. J Hepatol 2003; 39 Suppl 1:S139 – 142.
70. Gish RG, Trinh H, Leung N, Chan FK, Fried MW, Wright TL, Wang C, et al. Safety and antiviral activity of emtricitabine (FTC) for the treatment of chronic hepatitis B infection: A two-year study. J Hepatol 2005; 43:60 – 66.
71. Gish R, Chang TT, de Man R, Gadano A, Sollano J, Han KH, Goodman Z, et al. Entecavir results in substantial virologic and biochemical improvement and HBeAg seroconversion through 96 weeks of treatment in HbeAg-positive chronic hepatitis B Patients (Study ETV-022). AASLD 2005.
72. Tenney DJ, Levine SM, Rose RE, Walsh AW, Weinheimer SP, Discotto L, Plym M, et al. Clinical emergence of entecavir-resistant hepatitis B virus requires additional substitutions in virus already resistant to Lamivudine. Antimicrob Agents Chemother 2004; 48:3498 – 3507.
73. Rosmawati M, Schiff E, Prana R, Sievert W, Zhu J, Cross A, Apelian D, et al. Entecavir is superior to Lamivudine at reducing HBV DNA in Nucleoside-Naive Patients with HBeAg-positive chronic hepatits B regardless of baseline Alanine Aminotransferase levels. AASLD 2004.
74. Marcellin P, Mommeja-Marin H, Sacks SL, Lau GK, Sereni D, Bronowicki JP, Conway B, et al. A phase II dose-escalating trial of clevudine in patients with chronic hepatitis B. Hepatology 2004; 40:140 – 148.

75. Yoo BC, Kim JH, Lee KS. A 24-week clevudine monotherapy produced profound on-treatment viral suppression as well as sustained viral suppression and normalization of aminotransferase levels for 24 weeks off-treatment in HBeAg(+) chronic hepatitis B patients. AASLD 2005.
76. Lai CL, Leung NW, Teo EK. Phase IIb extended treatment trial of telbivudine (LdT) vs. lamivudine (3TC) vs. combination treatment in hepatitis B patients: two-year results. AGA 2005.
77. Lai CL, Brown NA, Myers M, Yuen MF, Wai CT, Lloyd D, Pietropaolo K, et al. Valtorcitabine provides potent suppression of Hepatitis B virus in patients with chronic Hepatitis B: results of a phase I/II clinical trial. Hepatology 2004; 40:173 A.
78. Lai CL, Leung N, Teo EK, Tong M, Wong F, Hann HW, Han S, et al. A 1-year trial of telbivudine, lamivudine, and the combination in patients with hepatitis B e antigen-positive chronic hepatitis B. Gastroenterology 2005; 129:528 – 536.
79. Deres K, Schroder CH, Paessens A, Goldmann S, Hacker HJ, Weber O, Kramer T, et al. Inhibition of hepatitis B virus replication by drug-induced depletion of nucleocapsids. Science 2003; 299:893 – 896.
80. Mehta A, Carrouee S, Conyers B, Jordan R, Butters T, Dwek RA, Block TM. Inhibition of hepatitis B virus DNA replication by imino sugars without the inhibition of the DNA polymerase: therapeutic implications. Hepatology 2001; 33:1488 – 1495.
81. de Franchis R, Hadengue A, Lau G, Lavanchy D, Lok A, McIntyre N, Mele A, et al. EASL International Consensus Conference on Hepatitis B. 13 – 14 September, 2002 Geneva, Switzerland. Consensus statement (long version). J Hepatol 2003; 39 Suppl 1:S3 – 25.
82. Lok AS, McMahon BJ. Chronic hepatitis B: update of recommendations. Hepatology 2004; 39:857 – 861.
83. Petry W, Adams O, Haussinger D. Fatal hepatitis B reinfection after orthotopic liver transplantation in an HBsAg negative patient following withdrawal of lamivudine. J Hepatol 2000; 33:514 – 515.
84. Marcellin P, Giuily N, Loriot MA, Durand F, Samuel D, Bettan L, Degott C, et al. Prolonged interferon-alpha therapy of hepatitis B virus-related decompensated cirrhosis. J Viral Hepat 1997; 4 Suppl 1:21 – 26.
85. Lapinski TW, Flisiak R, Jaroszewicz J, Michalewicz M, Kowalczuk O. Efficiency and safety of lamivudine therapy in patients with chronic HBV infection, dialysis or after kidney transplantation. World J Gastroenterol 2005; 11:400 – 402.
86. Gane E, Pilmore H. Management of chronic viral hepatitis before and after renal transplantation. Transplantation 2002; 74:427 – 437.
87. Chan TM, Fang GX, Tang CS, Cheng IK, Lai KN, Ho SK. Preemptive lamivudine therapy based on HBV DNA level in HBsAg-positive kidney allograft recipients. Hepatology 2002; 36:1246 – 1252.
88. Lau GK, Leung YH, Fong DY, Au WY, Kwong YL, Lie A, Hou JL, et al. High hepatitis B virus (HBV) DNA viral load as the most important risk factor for HBV reactivation in patients positive for HBV surface antigen undergoing autologous hematopoietic cell transplantation. Blood 2002; 99:2324 – 2330.
89. Locasciulli A, Bruno B, Alessandrino EP, Meloni G, Arcese W, Bandini G, Cassibba V, et al. Hepatitis reactivation and liver failure in haemopoietic stem cell transplants for hepatitis B virus (HBV)/hepatitis C virus (HCV) positive recipients: a retrospective study by the Italian group for blood and marrow transplantation. Bone Marrow Transplant 2003; 31:295 – 300.

90. Hsu CH, Hsu HC, Chen HL, Gao M, Yeh PY, Chen PJ, Cheng AL. Doxorubicin activates hepatitis B virus (HBV) replication in HBV-harboring hepatoblastoma cells. A possible novel mechanism of HBV reactivation in HBV carriers receiving systemic chemotherapy. Anticancer Res 2004; 24:3035 – 3040.
91. Lau GK, He ML, Fong DY, Bartholomeusz A, Au WY, Lie AK, Locarnini S, et al. Preemptive use of lamivudine reduces hepatitis B exacerbation after allogeneic hematopoietic cell transplantation. Hepatology 2002; 36:702 – 709.
92. Rossi G, Pelizzari A, Motta M, Puoti M. Primary prophylaxis with lamivudine of hepatitis B virus reactivation in chronic HbsAg carriers with lymphoid malignancies treated with chemotherapy. Br J Haematol 2001; 115:58 – 62.
93. Kliem V, Ringe B, Holhorst K, Frei U. Kidney transplantation in hepatitis B surface antigen carriers. Clin Investig 1994; 72:1000 – 1006.
94. Lee WC, Wu MJ, Cheng CH, Chen CH, Shu KH, Lian JD. Lamivudine is effective for the treatment of reactivation of hepatitis B virus and fulminant hepatic failure in renal transplant recipients. Am J Kidney Dis 2001; 38:1074 – 1081.
95. Andre FE, Zuckerman AJ. Review: protective efficacy of hepatitis B vaccines in neonates. J Med Virol 1994; 44:144 – 151.
96. Brocklehurst P, Volmink J. Antiretrovirals for reducing the risk of mother-to-child transmission of HIV infection. Cochrane Database Syst Rev 2002:CD003510.
97. van Zonneveld M, van Nunen AB, Niesters HG, de Man RA, Schalm SW, Janssen HL. Lamivudine treatment during pregnancy to prevent perinatal transmission of hepatitis B virus infection. J Viral Hepat 2003; 10:294 – 297.
98. Xu W, Cui Y, Wang L, Lin Z, Li X, Zhang S, Qiao F, et al. Efficacy and safety of Lamivudine in late pregnancy for the prevention of mother-child transmission of Hepatitis B; a multicentre, randomised, double-blind, placebo-controlled study. Hepatology 2004; 40:272 A.
99. Kondili LA, Osman H, Mutimer D. The use of lamivudine for patients with acute hepatitis B (a series of cases). J Viral Hepat 2004; 11:427 – 431.

10 Hepatitis-B-Virus-assoziiertes hepatozelluläres Karzinom

Andrea Tannapfel

10.1 Inzidenz

Etwa 15 % aller malignen Tumoren entstehen als Folge einer (chronischen) Virusinfektion. Neben Herpesviren bei T-Zell-Lymphomen oder Zervixkarzinomen besitzt die Infektion mit dem Hepatitis-B-Virus (HBV) die stärkste Assoziation zur Entwicklung eines hepatozellulären Karzinoms (HCC) [1, 2].

Das HCC ist weltweit das fünfthäufigste Karzinom und steht an dritter Stelle aller Todesursachen bei Malignomen. Die Inzidenz schwankt – parallel zur Durchseuchung mit Hepatitisviren – weltweit von 5–48 Neuerkrankungen pro 100 000 Einwohnern pro Jahr (Tab. 10.**1**). Während Europa und Nordamerika zu den Niedriginzidenzgebieten mit etwa 5–12 Neuerkrankungen pro Jahr zählen, gehören Asien und Afrika mit einer jährlichen Neuerkrankungsrate von 48 pro 100 000 Einwohnern zu den Hochinzidenzgebieten. Innerhalb der letzten Jahre ist ein Inzidenzanstieg zu verzeichnen [3].

Bei einer weltweiten Zahl von 350 Millionen HBV-Infizierten ist auch mit einem weiteren Inzidenzanstieg des HBV-assoziierten HCC in den nächsten Jahren zu rechnen. Die HBV-Infektion ist mit einem 15- bis 25%igem Risiko assoziiert, an einer Lebererkrankung (Zirrhose, HCC) zu versterben [3]. Weltweit zeigen 40 % aller HCC-Patienten Zeichen einer chronischen HBV-Infektion. Die chronische Infektion durch das Hepatitis-B-Virus stellt damit weltweit die häufigste Ursache für die Entstehung eines hepatozellulären Karzinoms dar. Im Gegensatz hierzu spielt das Hepatitis C-Virus (HCV) eine relativ geringe Rolle in Afrika und China, nimmt aber in den westlichen Industrieländern (USA, Westeuropa) beständig zu [4]. So stieg der Anteil HCV-positiver Patienten mit HCC im Zeitraum 1989–2001 von 29 % auf 51 % an. Im selben Zeitraum nahm in Kalifornien der Anteil HBV-seropositiver Patienten mit HCC von 43 % auf 30 % ab. Die Metaanalyse von 32 Studien, basierend auf der Analyse von 4500 Patienten mit HCC (Kontrollgruppe 7000 Patienten) zeigte eine Erhöhung des relativen HCC-Risikos bei HBV und HCV-Koinfektion von 135 [3–6]. Besteht isoliert eine Hepatitis-B-Virus Infektion, ist das Risiko 20fach höher als im Vergleich zur Normalbevölkerung. Synergistische Schädigungseffekte wie schwerer Alkoholkonsum, Diabetes mellitus oder ein erhöhter Body-Mass-Index erhöhen das Risiko HBV-infizierter Patienten, ein HCC zu entwickeln, weiter [7] (Tab. 10.**1**, 10.**2**) (Abb. 10.**1**).

Kurz gefasst: Die Häufigkeit eines HBV-assoziierten Leberzellkarzinoms korreliert mit der Prävalenz der chronischen Hepatitis B und ist daher besonders häufig in den Endemiegebieten in Südostasien und Afrika zu finden.

Tabelle 10.**1** Inzidenz von hepatozellulären Karzinomen pro 100 000 Einwohnern

Land	Männer	Frauen
weltweit	14,9	5,5
Europa		
Westeuropa	5,8	1,6
Südeuropa	9,8	3,4
Nordeuropa	2,6	1,3
Amerika		
Nordamerika	4,1	1,6
Südamerika	4,8	3,6
Asien/Afrika		
Ostasien	35,4	12,6
Südostasien	18,3	5,7
Afrika	24,2	12,9

Tabelle 10.**2** Risiko der Entstehung eines hepatozellulären Karzinoms

	HCC	
	ohne Leberzirrhose	**mit Leberzirrhose**
hohes Risiko	Hepatitis-B-Virus Aflatoxin Kombinationsnoxen Alkohol	Hepatitis-B-Virus Hepatitis-C-Virus Hämochromatose
mittleres Risiko	Hepatits-C-Virus	Alkohol Galaktosämie α_1-Antitrypsinmangel Autoimmunhepatitis NASH (?)
geringes Risiko	Rauchen (?) Steroide Fettleber (?)	PBC Morbus Wilson PSC (cave: Cholangio-Ca)

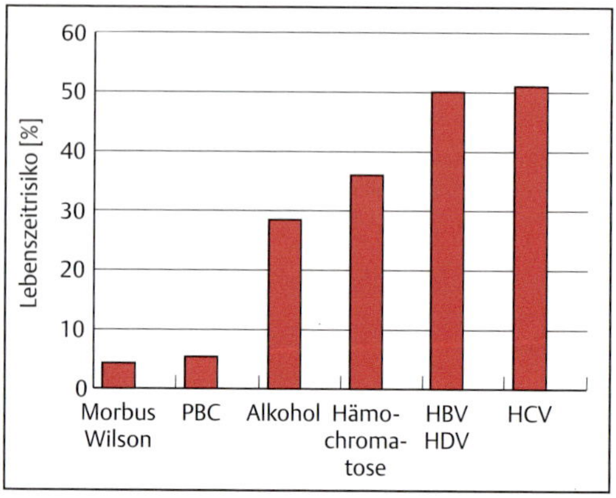

Abb. 10.**1** Risiko der Entstehung eines HCC auf dem Boden einer Leberzirrhose in Abhängigkeit der Grunderkrankung.

10.2 Die Leberzirrhose als präkanzeröse Bedingung

Präkanzeröse Bedingungen (engl.: conditions) sind klinisch oder klinisch-anamnestisch definierte Situationen, bei deren Vorhandensein das Risiko für maligne Tumoren im Vergleich zum Nichtvorhandensein dieser Faktoren erhöht ist. Derartige „Krebsrisikosituationen" für HCC sind beispielsweise angeborene Stoffwechselerkrankungen (Hämochromatose oder der α_1-Antitrypsinmangel). Die Leberzirrhose – gleich welcher Ätiologie – gilt ebenfalls als präkanzeröse Bedingung [8].

Die **präkanzeröse Läsion** ist demgegenüber definiert als eine histopathologische Veränderung (dysplastischer Knoten, s. u.), aus der sich mit höherer Wahrscheinlichkeit ein Karzinom entwickelt als im entsprechenden nicht so veränderten Normalgewebe.

Insgesamt gilt, dass die Leberzirrhose als präkanzeröse Bedingung angesehen werden muss. Innerhalb des sehr formalen Karzinogeneseablaufs stellt sie den zweiten Schritt dar, die Promotion, in der die innerhalb der Initiation erworbenen genetischen Schäden durch die Weitergabe an Tochterzellen irreversibel werden (Abb. 10.**2**, s. Farbtafel I). Etwa 80 % aller hepatozellulären Karzinome entstehen auf dem Boden einer Leberzirrhose. In Entwicklungsländern ist die zugrunde liegende Ursache meist die Hepatitis-B-Virus-Infektion, in den entwickelten westlichen Ländern ist es die Infektion mit dem Hepatitis C-Virus. Die jährliche Inzidenz des HCC in einer HBV-induzierten Zirrhose liegt bei 2 – 7 %; in einer Zirrhose, die auf dem Boden einer HCV-Infektion entstanden ist, bei 3–5%. In Gebieten mit einer geringen Hepatitis-B-Virus-Durchseuchung ist der chronische Alkoholismus der am häufigsten evaluierbare ätiopathologische Faktor. 15% aller Patienten mit Alkoholzirrhose entwickeln ein hepatozelluläres Karzinom, wobei sich das Risiko nicht signifikant verringert, wenn das Trinken aufgegeben wird. Insgesamt haben neben Alkohol auch Diabetes mellitus und Umweltfaktoren (orale Kontrazeptiva, Arsen, Aflatoxine) eine synergistisch-potenzierende Wirkung. Patienten über 50 haben ein 4-fach erhöhtes HCC-Risiko, männliches Geschlecht erhöht das Risiko auf das 2- bis 3-fache [3–7].

Die Entstehung des hepatozellulären Karzinoms wird heute als multifaktorieller Prozess verstanden, der – ähnlich wie im Kolorektum – sequenziell abläuft und eine Wechselwirkung von Viren, Chemikalien, Hormonen, Alkohol und generellen Ernährungsfaktoren darstellt [9] (Abb. 10.**3**, s. Farbtafel II).

Die Leberzirrhose wird als Nebeneinander von Zelluntergang, Zellregeneration und Fibrose verstanden. In vivo-Untersuchungen konnten zeigen, dass die Expression unterschiedlicher virusinduzierter Entzündungsmediatoren proliferationsfördernd ist und eine Rolle in der malignen Transformation spielt. Synergistische Effekte des Hepatitis-B-Virus und der chronischen Entzündungsreaktion sind daher hochwahrscheinlich. Allerdings scheinen HBV oder HCV unterschiedliche genetische Veränderungen zu induzieren, worauf erste Daten aus Mikroarrayanalysen hinweisen [10–12]. Durch die Etablierung von transgenen Mausmodellen ist es möglich, zumindest einzelne Teilaspekte des Zusammenhangs von chronischer Entzündung, Zellproliferation, Fibrose-Entstehung und maligner Transformation zu verstehen.

Kurz gefasst: Das Vorliegen einer Leberzirrhose per se führt gehäuft zum Auftreten eines hepatozellulären Karzinoms. Die Häufigkeit der malignen Entartung ist jedoch außerdem stark abhängig von der Ätiologie der Leberzirrhose und dem Vorliegen weiterer Noxen.

10.3 Hepatitis-B-Virus als „Karzinogen"

Schon seit langem ist bekannt, dass HBV-DNA in die zelluläre DNA der Wirtszelle integrieren kann. Die Integration führt zur dauerhaften Persistenz des Virusgenoms in der Wirtszelle, ist jedoch nicht notwendig für die Virusreplikation. In hepatozellulären Karzinomzellen konnte integrierte Virus-DNA nachgewiesen werden. Dabei scheint sich die Virus-DNA-Integration bereits relativ früh im Verlauf der Infektion zu ereignen und wird als dynamischer

Prozess verstanden, d. h. zufällig und an wechselnder Lokalisation. Während der lang dauernden chronischen Infektion, bei der ein Nebeneinander von zellulärer Proliferation, Zelluntergang und Faserneubildung zu beobachten ist, sind immer wieder rearrangierende Virusintegrale zu beobachten [3, 13]. Deletionen (z. B. 1p, 1q, 17p) und Transpositionen von unterschiedlichen Chromosomen sind beschrieben. Generell kann die HBV-Integration eine gewisse chromosomale Instabilität hervorrufen, die zur chromosomalen Unordnung während des Transformationsprozesses führt. Während der chronischen Entzündungsreaktion mit persistierendem Inflammationsreiz wird ein zelluläres „Stressumfeld" für die einzelne Zelle induziert. So wirkt beispielsweise oxidativer Stress in einem „mutagenen" Umfeld (Abb. 10.**3**, s. Farbtafel II).

Ergebnisse aus dem Tiermodell des Woodchuck-Hepatitis-Virus (WHV) zeigen, dass die Insertion der WHV-DNA in c-myc-Onkogenabschnitte ein häufigeres Ereignis ist als beim Menschen. Im humanen HCC scheint demgegenüber die HBV-Integration nahezu zufällig zu erfolgen und dabei Genprodukte zu betreffen, die eine wichtige Rolle in der intrazellulären Signaltransduktion, Proliferations- und Apoptoseregulation spielen [2]. Der Unterschied zwischen Tiermodell (WHV) und humanem HCC könnte auf die unterschiedliche Virämie zurückzuführen sein. Die WHV-Infektion geht generell mit einer hohen Virämie mit einer Kopienzahl von bis zu 10^{11}/ml einher. Im Gegensatz hierzu werden beim Menschen im Rahmen einer chronischen HBV-Infektion normalerweise weniger als 10^{9} Kopien/ml gefunden. Die hohe Kopienzahl des WHV-Virusgenoms könnte das stochastisch höhere Integrationspotenzial erklären [13, 18].

10.3.1 HBx und hepatozelluläres Karzinom

Das bei verschiedenen Subtypen des Hepatitis-B-Virus unterschiedlich große X-Protein ist in seiner genauen Funktion immer noch unklar, was bereits 1993 zur Bezeichnung mit dem Suffix „X" geführt hat [14]. Sowohl HBx-mRNA als auch HBx-Protein konnten in HCC-Tumorzellen nachgewiesen werden. Das HBx-Gen ist in allen Hepadna-Virusstämmen hoch konserviert und wird sowohl während einer akuten als auch einer chronischen Hepatitis – zumindest in geringen Konzentrationen – exprimiert. HBx scheint ein Regulatorprotein für die Virusreplikation (zumindest im WHV-Modell) zu sein. Im Mausmodell konnte HBx als wichtiger Kontrolleur der Zellproliferation und Zellzyklusregulation identifiziert werden. Im Tiermodell gilt es als sicher, dass HBx die maligne Transformation induziert, einerseits durch die Sensibilisierung der Tiere auf chemische Karzinogene, andererseits durch seine direkte Alteration von

Onkogenen, beispielsweise c-myc. Es scheint, dass die biologische Funktion von HBx direkt von der Expressionsmenge innerhalb der Zelle abhängt. HBx beeinflusst die Tumorentstehung durch vier unterschiedliche Mechanismen:

- Das X-Gen-Produkt transaktiviert HBV-Promotoren (S, C und X-Gen-Promotoren) sowie eine weitere Anzahl von zellulären Transkriptionsfaktoren, die als cis-regulierende Elemente funktionieren. Hier seien neben c-myc auch c-fos, c-jun und EGFR genannt. Durch seine Lokalisation innerhalb des Zytoplasmas scheint HBx nicht direkt an die DNA zu binden, sondern seine Wirkung über Proteininteraktionen promotorvermittelt auszuüben. Dadurch können direkte Signaltransduktionswege aktiviert werden, die ihrerseits wiederum die Genexpression von Apoptose- und Zellproliferation bzw. -reparation regulieren. Zytosolisches HBx scheint zusätzlich die MHC-Expression der Zellen zu beeinflussen.
- HBx greift aktiv in die Degradation von zellulären (und auch viralen) Proteinen durch die Interferenz mit dem Proteasomenkomplex ein.
- HBx mobilisiert intrazelluläres Calcium durch die Aktivierung von Calcium-abhängigen Kinasen, was eine ganze Reihe weiterer Kaskaden nach sich zieht (z. B. Aktivierung multifunktioneller Mediatoren wie NF-Kappa-B oder AP1).
- Schließlich scheint HBx einen direkten Effekt auf die Mitochondrien-Funktion zu haben [1, 12, 18].

Nahezu allen diesen Wirkungsmechanismen ist gemein, dass sie letztendlich einen positiven Effekt auf die Zellproliferation besitzen, deregulierend auf den Zellzyklus wirken und in die Apoptose- bzw. die zelluläre Seneszenzregulation eingreifen. Die Beobachtung, dass HBx p53 durch Komplexbildung inaktiviert, trägt zusätzlich zum Transformationspotenzial bei. Allerdings scheint diese so vermittelte p53-Inaktivierung nur bei wenigen HBV-induzierten HCC eine Rolle zu spielen [3, 4].

Natürliche Mutanten von HBx sind ebenfalls sowohl im Lebergewebe als auch im Serum von Patienten mit HBV-Infektion beschrieben worden. Deletionen des C-terminalen Endes von HBx kommen ebenfalls vor. Die Deletionen führen dazu, dass die HBx-abhängige Transaktivierung, die Induktion des Zellzyklusarrestes oder die Apoptoseinduktion ausbleibt. Die Beobachtung, dass nicht alle HBV-Infizierten ein HCC entwickeln und generell viele Jahre chronischer Infektion und Leberzirrhose vorangehen, könnte darauf zurückzuführen sein, dass HBx-Deletionen vorhanden sind und/oder dass die HBx-Expression alleine nicht ausreicht, ein Karzinom zu induzieren. Darüber hinaus ist die Expression von HBx nicht in allen hepatozellulären Karzinomen nachweisbar, die auf dem Boden einer HBV-assoziierten Zirrhose entstanden sind. Generell ist jedoch das HBx-Protein multifunktionell und spielt eine wichtige Rolle zumindest im Konzert der multiplen Faktoren, die ein hepatozelluläres Karzinom auslösen [4–6].

10.3.2 HBV-splice Proteins (HBSP) und andere HBV-assoziierte Proteine

Kürzlich wurden HBV-Transkripte identifiziert, die durch alternatives Splicing entstehen. Es handelt sich um kleine prägenomische RNA-Basen, die für neue gesplicte HBV-Proteine, so genannte HBV-splice Proteins (HBSP), kodieren. Anti-HBSP-Antikörper wurden in etwa der Hälfte der Patienten mit HBV-Infektion gefunden. Im Zellkulturmodell induzieren HBSP-Proteine Apoptose, ohne den Zellzyklus zu beeinflussen. Darüber hinaus interferieren HBSP mit dem TGF-β-abhängigen Signalweg. Damit scheinen sie zumindest einen indirekten Einfluss auf die HCC-Entstehung zu besitzen, da eine Beeinflussung der Immunantwort durch den TGF-β-Signalweg möglich ist.

Im transgenen Mausmodell konnte gezeigt werden, dass überexprimiertes HBV-L-Envelope-Protein zur Entwicklung hepatozellulärer Karzinome führt. HBV-Envelope-Proteinmutanten wurden im Gewebe von Patienten mit fortgeschrittener Lebererkrankung und auch in HCC-Läsionen beschrieben. Ein direkter karzinogener Effekt beim Menschen ist jedoch bisher nicht dokumentiert [3].

10.3.3 HBV-Infektion und zellulärer „Stress"

Die Replikation von Hepatitis-B-Virus führt zur Expression weiterer immun- und stressmodulatorischer Faktoren, wie z. B. des heat-shock proteins (HSP). Zellulärer Stress, sowohl auf Mitochondrien als auch auf das endoplasmatisches Retikulum wirkend, wird durch die Akkumulation von Virusglykoproteinen induziert. Bei fehlerhaften oder defekten Reparaturmechanismen kann dieser Mechanismus zur (fixierten) Mutation und zur malignen Transformation führen [11, 12]. Darüber hinaus löst der infizierte Hepatozyt eine Immunreaktion des Organismus aus, was den zellulären Stress potenziert. Die Sekretion von proinflammatorischen Zytokinen erhöht das „Stress-environment" zusätzlich. Innerhalb dieser Umgebung wird die Regeneration möglicherweise bereits transformierter Hepatozyten weiter beeinflusst.

10.3.4 Okkulte HBV-Infektion

Auch aufgrund eigener Daten ist die Frage, ob eine persistierende HBV-Infektion bei Patienten ohne nachweisbares HBs-Antigen im Serum eine wesentliche Rolle in der HCC-Entstehung spielt, bisher noch nicht abschließend beantwortet. Derartige okkulte HBV-Infektionen, die am häufigsten bei Patienten mit hepatozellulären Karzinomen beschrieben wurden, müssen im Zusammenhang mit einer möglichen Koinfektion mit Hepatitis C-Virus diskutiert werden [15]. Es sind eine Reihe von Mechanismen möglich, die zu einem „Verschwinden" von (zuvor detektierbarem) HBs-Antigen im Serum der betroffenen Patienten führen können (progressiver HBV-Replikationsverlust, Mutationen innerhalb des HBs-Antigens, Umweltfaktoren). Weiterführende Untersuchungen, insbesondere auch direkt im Tumorgewebe, sind notwendig, um die Rolle der okkulten HBV-Infektion bei der Entstehung von HCC nachzuweisen [11, 16 – 18].

Kurz gefasst: Verschiedene Virusfaktoren begünstigen die Entstehung eines HCC, von denen dem HBx-Protein wahrscheinlich eine wichtige Rolle zukommt. Die Höhe der Virusreplikation mit Induktion einer entzündlichen Reaktion in der Leber hat ebenfalls einen erheblichen Anteil an der HCC-Entstehung.

10.4 Morphologisch fassbare Vorstufen des hepatozellulären Karzinoms

Die Entstehung von HCC wird als mehrschrittiger Prozess verstanden. Einzelne „Vorstufen", wie z. B. dysplastische Knoten oder auch Leberzelldysplasien können histologisch diagnostiziert werden (Abb. 10.**4**, s. Farbtafel II). Das Vorhandensein von großzelligen Dysplasien innerhalb der Leberzirrhose kann als morphologischer Prädiktionsparameter von hepatozellulären Karzinomen angesehen werden. Insbesondere bei HBs-Antigen-positiven Patienten ist die Wahrscheinlichkeit groß, dass sich hepatozelluläre Karzinome entwickeln bzw. bereits vorhanden sind, wenn großzellige Leberzelldysplasien vorliegen. Die im asiatischen Raum häufig beschriebenen kleinzelligen Dysplasien scheinen in der westlichen Hemisphäre keine wesentliche Rolle zu spielen [8].

Dysplastische Knoten sind definitionsgemäß umschriebene Herde von 1 – 1,5 cm Durchmesser, die in zirrhotisch umgebautem Lebergewebe, seltener auch nach (ausgedehnten) Leberzellnekrosen vorkommen. In HBV-assoziierter

Leberzirrhose kommen dysplastische Knoten in etwa 30% der Fälle vor, abhängig von der Art der Aufarbeitung bzw. den angewandten diagnostischen Kriterien. Bei den dysplastischen Knoten handelt es sich nicht um einfache Hyperplasien, verstanden als stationäres Resultat eines einmaligen regeneratorischen Geschehens, sondern um einen dynamischen Prozess im Rahmen des zirrhotischen Umbaus der Leber im Wechselspiel von Zelldestruktion und Regeneration. Atypische Hepatozyten können hellzellig, basophil oder verfettet sein.

Der Übergang in ein hoch differenziertes hepatozelluläres Karzinom ist fließend, histologische Kriterien, die eine eindeutige Abgrenzung erlauben, werden in der Literatur kontrovers diskutiert. So wird der „borderline“-Charakter der dysplastischen Knoten durch zahlreiche Untersuchungen dokumentiert, die zeigen, dass selbst innerhalb solcher Knoten fokale Karzinomherde auftreten können. Daneben werden dysplastische Knoten häufig in der Nachbarschaft insbesondere kleiner hepatozellulärer Karzinome gefunden. Eine fehlende Siderose des Karzinoms im Vergleich zum Umgebungslebergewebe kann differenzialdiagnostisch bedeutsam sein. Erweiterte, molekularpathologische Untersuchungen erbringen jedoch keine sicheren, differenzialdiagnostisch verwertbaren Hinweise. Ebenfalls können sowohl hepatozelluläre Karzinome als auch dysplastische Knoten diploid, hyperploid oder aneuploid sein.

Hinsichtlich der Therapie unterscheiden sich die dysplastischen Knoten nicht von anderen Raumforderungen in der zirrhotisch umgewandelten Leber. Bei gegebener Operabilität kann eine sichere Abgrenzung zum hepatozellulären Karzinom zumeist erst nach (umfangreicher) histopathologischer Aufarbeitung des Resektats erfolgen. Die sichere Diagnose am (prä-)operativ gewonnenen Stanzzylinder ist sicherlich sehr schwierig, wenn nicht sogar unmöglich.

Literatur

1. Llovet JM, Burroughs A, Bruix. Hepatocellular carcinoma. Lancet 2003; 362:1907–17.
2. El Serag HB, Mason AC. Rising incidence of hepatocellular carcinoma in the United States. N Engl J Med 1999; 340:745–750.
3. Brechot C. Pathogenesis of hepatitis B virus-related hepatocellular carcinoma: old and new paradigms. Gastroenterology 2004; 127:56–61.
4. Fattovich G, Stroffolini T, Zagni I, Donato F. Hepatocellular carcinoma in cirrhosis: incidence and risk factors. Gastroenterology. 2004; 127:35–50.
5. Ni YH, Chang MH, Wang KJ, Hsu HY, Chen HL, Kao JH, Yeh SH, Jeng YM, Tsai KS, Chen DS. Clinical relevance of hepatitis B virus genotype in children with chronic infection and hepatocellular carcinoma. Gastroenterology 2004; 127:1733–8.

6. Lok AS. Prevention of hepatitis B virus-related hepatocellular carcinoma. Gastroenterology 2004; 127:303 – 9.
7. Yu MC, Yuan JM. Environmental factors and risk for hepatocellular carcinoma. Gastroenterology 2004; 127:72 – 8.
8. Tannapfel A, Wittekind C. Preneoplasia of the liver. Definition–differential diagnosis–clinical consequences. Pathologe 2001; 22:399 – 406.
9. Tannapfel A, Wittekind C. Genes involved in hepatocellular carcinoma: deregulation in cell cycling and apoptosis. Virchows Arch 2002; 440:345 – 52.
10. Tannapfel A, Anhalt K, Hausermann P, Sommerer F, Benicke M, Uhlmann D, Witzigmann H, Hauss J, Wittekind C. Identification of novel proteins associated with hepatocellular carcinomas using protein microarrays. J Pathol 2003; 201:238 – 49.
11. Uprichard SL, Boyd B, Althage A, Chisari FV. Clearance of hepatitis B virus from the liver of transgenic mice by short hairpin RNAs. Proc Natl Acad Sci USA 2005; 102:773 – 8.
12. Block TM, Comunale MA, Lowman M, Steel LF, Romano PR, Fimmel C, Tennant BC, London WT, Evans AA, Blumberg BS, Dwek RA, Mattu TS, Mehta AS. Use of targeted glycoproteomics to identify serum glycoproteins that correlate with liver cancer in woodchucks and humans. Proc Natl Acad Sci USA 2005; 102:779 – 84.
13. Yu MW, Yeh SH, Chen PJ, Liaw YF, Lin CL, Liu CJ, Shih WL, Kao JH, Chen DS, Chen CJ. Hepatitis B virus genotype and DNA level and hepatocellular carcinoma: a prospective study in men. J Natl Cancer Inst 2005; 16; 97:265 – 72.
14. Kao JH, Chen DS. Global control of hepatitis B virus infection. Lancet Infect Dis 2002; 2:395 – 403.
15. Tischoff I, Markwarth A, Witzigmann H, Uhlmann D, Hauss J, Mirmohammadsadegh A, Wittekind C, Hengge UR, Tannapfel A. Allele loss and epigenetic inactivation of 3p21.3 in malignant liver tumors. Int J Cancer 2005; 115:684 – 689
16. Shi J, Zhu L, Liu S, Xie WF. A meta-analysis of case-control studies on the combined effect of hepatitis B and C virus infections in causing hepatocellular carcinoma in China. Br J Cancer 2005; 92:607 – 12.
17. Ahn SH, Park YN, Park JY, Chang HY, Lee JM, Shin JE, Han KH, Park C, Moon YM, Chon CY. Long-term clinical and histological outcomes in patients with spontaneous hepatitis B surface antigen seroclearance. J Hepatol. 2005; 42:188 – 94.
18. Tennant BC, Toshkov IA, Peek SF, Jacob JR, Menne S, Hornbuckle WE, Schinazi RD, Korba BE, Cote PJ, Gerin JL. Hepatocellular carcinoma in the woodchuck model of hepatitis B virus infection. Gastroenterology 2004; 127:S283 – 93.

Sachverzeichnis

A

B

C

D

E

F

G

H

P

R

S

T

U

V

X

Y

Z

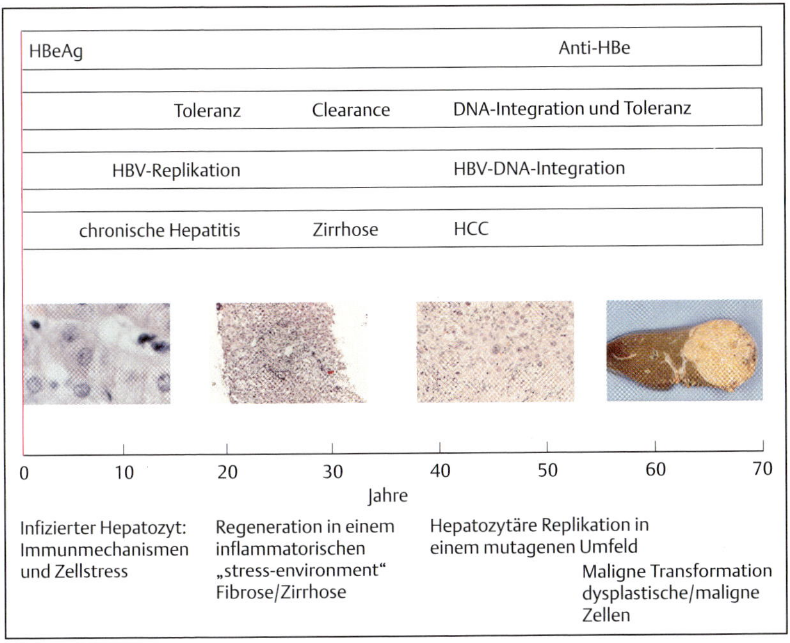

Abb. 10.**2** Verlauf der Hepatitis-B-Virusinfektion (modifiziert nach [9] und [14]).

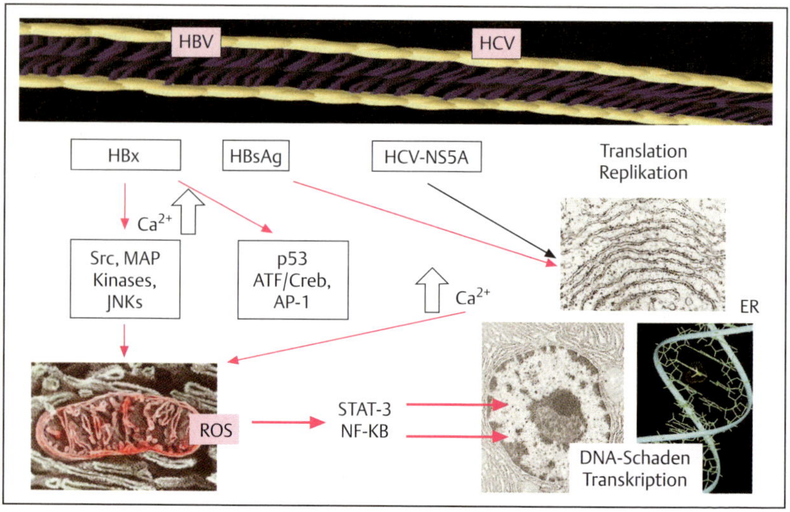

Abb. 10.**3** Intrazelluläre Zielstrukturen der Virusinfektion nach Passage der Zellmembran: Die einzelnen Virusproteine reagieren mit mehreren intrazellulären pathways, um schließlich an unterschiedlichen Zellorganellen direkt und indirekt zur Bildung von ROS zu führen. Über die Aktivierung von NF-kappaB und STAT-3 kommt es schließlich zur DNA-Schädigung, auch zur indirekten Verstärkung des zellulären „stress environment“.

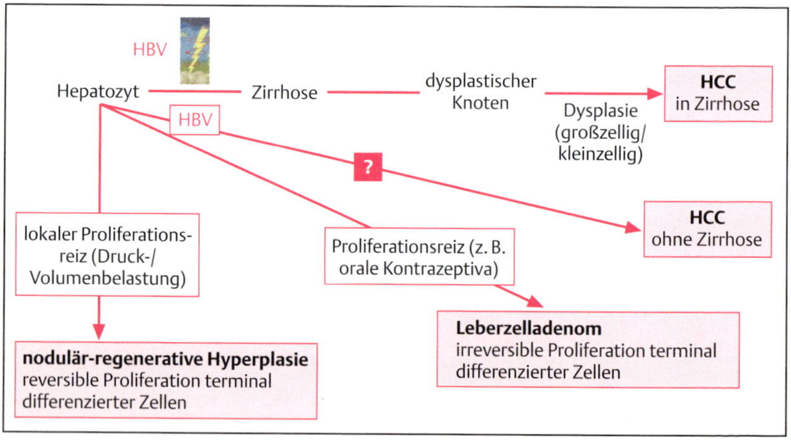

Abb. 10.**4** Formalpathologische Einteilung von fokalen (neoplastischen) Leberläsionen.